無視されている古き友、寄生虫を思い出そう

―大切な忘れ物の勉強―

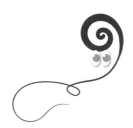

CONTENTS

はじめに

　自分は秋田県の出身。小学生の頃から昆虫に興味を持つようになり、中学の頃にはほぼ完全な昆虫少年に変身、高校時代には蝶の飼育を始めるようになった。山野で蝶の卵を見つけ、孵化した幼虫に餌（食草という）を与える。ヒオドシチョウなどは柳の枝に 100 個以上も卵を生むので、多いときには数百匹を越える幼虫（毛虫）を友としていた。場所は我が家の小部屋。朝に目が覚めると布団の上、あちこちに 4-5 センチの毛虫が這い回っている。餌（柳の葉）を食べつくし、腹を空かして餌探しをしているのだ。さあ、大変。食草を採りに出かけなければならない。授業はサボり。楽しみは多数の蝶が一斉に蛹から這い出し、バタバタと音を立てて我が部屋から飛び出す瞬間。高校 3 年時、真剣に昆虫学の研究をしたいと思っていたが、結局は医学部に入学し、当初は予想もしなかった人体寄生虫学の研究を生涯の仕事とすることになった。

　大学教員を定年退職後、何か心の空白感にとりつかれ、"オモシロイ寄生虫の話"を本にしてみようかなと思うようになったが、やっとその最終決断をしたのは 2018 年（72 歳の時）、長崎に住み始めてからである。決断のタイミングが悪く、次第に老人ボケが自覚されるようになり、思うように能率が上がらず、「ボケ防止のためだ」と言い聞かせつつ、資料集めに打込んで、やっと出来上がったのが本書である。

　人を対象とする医学の分野では、寄生虫学は一般的に言えばあまり日の当たらない世界である。感染者数は非常に多く、大切な学問分野であるのに人気がない。多分、基本的に途上国の問題であり、文明国ではどんどん無くなっているという認識が背景にあるのだろう。しかし、熱帯医学に関与してきた寄生虫学者としては、その重要性が無視されているが故にますます有意義・魅力的であり、また学問的な興味深さ、オモシロさは抜群であると感じている。

　研究者が年取ってから気が付いた「寄生虫のオモシロさ」とは、（1）人だけにしか寄生できないムシが存在すること、そして（2）そんなムシが（何万年か知らないが）今日までなお寄生を続けていること。別の見方をすると、人という動物は「嫌らしい」ムシを排除することなく寄生を許し続けてきたという点である。進化に興味を持つようになって、この事実を熟考してみると、これはもうお互いに生存・繁殖の為のメリットがあって、それを維持する為の共進化をしたと思わざるを得なかった。ムシとヒトが互いに助け合いつつ生きてきたのはほぼ間違いないだろう。このような'助け合い'を単なる驚き（場合によっては不快感）のレベルではなく、生き物が交流することの意義、そしてその素晴らしさを多くの方々に認識して欲しいというのが出版決断の理由である。

　現在、我々の周囲では分子生物学、遺伝学、免疫学など先端科学が隆盛を極めており、かつては常識だった「事実」が次々に「誤り / 時代遅れ」になっている。正直なところ年寄りの自分では、とてもついていけない新分野が本書の主要テーマとして避けがたい現実なのである。つまり"自分はそんな難しいことは、とても理解できないよ"と悲鳴を上げている人間がこの本の著者なのです（頑張って少しでも解り易く書くよう努力いたします）。

　読者の対象としては生物系の学生、研究者だけではなく、様々な生き物の不思議な生活、異なる生き物同士の助け合い、信じがたいような人とムシ（本書では特に寄生虫）との関わり、人を含む様々な生き物の進化などに興味がある方々も考慮している。

　実は寄生虫などが関与する面白い話は既にかなり出まわっている。ただそのオモシロさや意外性など、興味を引く部分だけが一人歩きをしてしまう傾向も見受けられ、うさんくさい内容が真実と看做されてい

る例もいろいろ有るようである。「体重 100 Kg を越えていたとされる世界的ソプラノ歌手、マリア・カラスはサナダムシという寄生虫を体内に寄生させて一年間で 55 Kg まで減量させた」の類である。あくまでもインターネットから得た情報で、科学的な反論ではないが、彼女の元夫メネギーニの著書「わが妻マリア・カラス」下巻（音楽之友社）によれば、95 Kg の体重が 3 年間で 30Kg 減少したことはあったが、サナダムシなどは全く関係なく、サナダムシの駆虫を行った後に痩せ始めたということである。

　本書の内容は科学的な証拠に基づくことを前提としており、その努力をした。しかし残念ながら本書には正しいことのみが書かれているという自信は全く無い。その理由は、科学の進歩により新しい知見がどんどん得られているが、そのスピードに付いていけないこと、少なからぬ研究者は自分が期待した結果が得られないと、研究結果をボツにしてしまい、良い結果が得られた場合にのみ論文として発表する可能性が高いため（出版バイアス publication bias という）、"この治療がよく効いた"などという偏った方向が強調される論文が多いこと、寄生虫学は基本的に華やかで競争の激しい研究分野ではないので研究者数・論文数が少なく、古い論文しか見つからないことがしばしばあること、さらにはいい加減な論文を見抜けずに判断を誤るという完全な自己のドジなど、多くの問題が存在するのである。これらに対処すべく、出来るだけ最新のデータをチェックしつつ、名声が確立している雑誌に掲載された論文（第三者による厳しい評価・判定をされている）には特に注意を払うように努めた。ただし"オモシロイ寄生虫の話を本にしてみようかな"などと思っている自分自体が既にオカシイ（偏っている）ことを素直に認める。

　執筆中に COVID-19 というコロナウイルス感染症の世界的大流行が重なった。人類が初めて経験するユニークな遺伝子を持ったウイルスによる病気と言われているが、そのうち収束するだろうとされているようだ。本当にそうなのだろうか？　本書を作りながら考えたことは、われわれ人類は他の多くの生き物との交流を遮断し、かれらの存在を無視して好き放題、身勝手な生き様を続けているが、その間に何万（〜何百万）年もかけて作り出された"生命界"の微妙なバランスを破壊し、同時に多くの生命を消滅させた。これは同時に、凶悪・凶暴な新しい生命を作り出す原動力にもなっているのではないのか？　コロナが終結した後でも、同様なことがより頻繁に発生するのではないかという不安を感じている。

　本書では、科学的な研究成果の合間に、年寄り（現在 76 歳）の想像やとっさの思いつきをコメントとして書き加えている。厳しいサイエンスをちょっと忘れて、自分の'たわごと'にある程度の共感を頂ければ大変幸せである。

読者の理解を助けるための基本情報

　本書では様々な生き物（特に寄生虫）や病気、それらに関わる多くの蛋白質、糖質、脂質などの化学物質が次々に現れる。専門分野が異なる読者が、それらの詳細を覚える必要性は無いが、馴染んでいただくために、まず最初に代表的な寄生虫の種類、形態、産まれてから成長し、子孫を残すまでの一生（**生活史**という）などの概要を示すので、おおまかなイメージを持っていただきたい。なお、必要な際には各章の本文中で図表などを含めたより詳細な説明をしてある。

　見苦しいと思われる読者には申し訳ないが、学生などの参考のために、大切そうな語にはその英語訳を付けている。

寄生虫とは

　一般に寄生虫と呼ばれる虫は、自分より大きな別種の生き物の体内を住み家としている。“家主”（専門用語は「**宿主**」しゅくしゅ　host＊1　脚注1　次ページ下参照）から栄養をもらうと同時に、そこを棲み家として自己の安全確保をしているのである。そのくせ、寄生が原因で宿主が痛めつけられることも少なくない。例えば長さ20-30cm ほどの細長い**回虫**というムシは、ヒトの腸管に寄生し、カラスやネズミなどに襲われることも無く、栄養たっぷりの生活をしているのに家主にひどい腹痛を起こしたり、子供たちの栄養や発育障害、時には学力低下を起こすこともある。こんなことで特に人に感染する寄生虫はすべからく評判が悪い。そして今日、「寄生虫」は忌み嫌われる存在の代名詞となっている。

　寄生虫は、もちろん人以外のほとんどの生き物に住み着いている。進化の頂点に立っている（と信じている）人間にさえ感染しているのだから、その他の‘下等’動物に寄生があるのは当然だろう。哺乳類は勿論のこと、昆虫、ミミズ、カタツムリなど何にでもありで、勿論、植物の寄生虫も存在する。本書を始めるにあたり、特に専門分野以外の読者の手助けとなるような基本的事項として、人の寄生虫を例に紹介したい。

　実は自分はかなり偏った研究者で、寄生するムシに集中しすぎて、非常に大切な多くのこと（“常識”）を本当に知らないのである。ムシしか知らない人間が、今現在“ムシを知れば世の中が見えてくる”というような本を書いているのである。何かオカシイです。

　とにかく「寄生虫（ムシ）とはどんなものか？」をこの機会に是非知っていただきたい。

形態に基づく寄生虫の分類と生活史

　寄生虫は単細胞の**原虫**げんちゅう protozoa と多細胞の**蠕虫**ぜんちゅう helminth に分けられる。蠕虫はさらに**線虫**せんちゅう、**吸虫**きゅうちゅう、**条虫**じょうちゅうの3つに分類される。おおまかに言うと、線虫の成虫（親ムシ）はウドン様あるいは細長い糸状を呈し、吸虫の成虫は口部や腹部に吸盤を持つ。そして条虫（一般名はサナダムシ）の成虫は真田紐さなだひものように平たく長い紐状である。

　なお、専門分野が異なると、同じ「原虫」が、「原生動物」、「原生生物」、「原虫類」などと様々な名前で呼ばれている。原虫に限らず、同様の例は非常に多い。本書では基本的に医学分野で用いられる用語を使用している。

　最初に各カテゴリーの代表的寄生虫を紹介するが、専門外の読者があまり苦労せずにムシに対するイメージを持てるように出来るだけ簡略にしてある。但し本書の理解に必要な事項に関しては、ちょっとキツイ努力が必要となるだろう。どうか耐えてください。

線虫の代表には**回虫**かいちゅう、**鞭虫**べんちゅう*2、**アメリカ鉤虫**こうちゅうという 3 種類のムシを、吸虫代表には**日本住血吸虫**じゅうけつきゅうちゅうと**肝吸虫**かんきゅうちゅう、さらに条虫と原虫にはそれぞれ**有鉤**ゆうこう**条虫**と**クルーズ トリパノソーマ**（中南米に流行）を選んだ。これら 7 種類の寄生虫は、**図 1-7** に示してある。専門分野以外の読者には、まずヒトに寄生する虫類とはどんなものか、おおまかなイメージを持っていただければ幸せである。本書では、彼らは我が人類の「友」なのである。

以下は本文のテキストの代わりに図の説明文として書かれている。しばし耐えて頂きたい。

図 1　回虫の生活史
ヒトに飲み込まれた虫卵は腸で孵化（ふか）して幼虫となる。幼虫は腸を這い出て、肝臓や心、肺を移行し再び小腸に戻って成虫となる。成虫の体長は、雌 25-35cm、雄 15-30cm。産卵された卵は糞便中に出て発育する。
幼虫包蔵卵とは、ヒトに感染性をもつようになった成熟卵で卵の長径 60 ミクロンほど。卵内には細長いムシ（感染幼虫）がみられる。

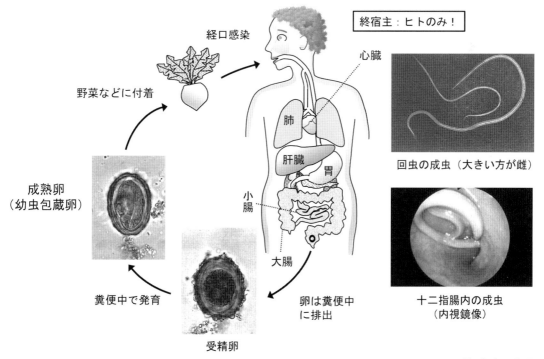

©keikichi UCHIDA
写真(4枚)はすべて「寄生虫学テキスト(第4版)」より転載。文光堂の許可を頂いた。

脚注＊1　宿主しゅくしゅ：寄生虫が住み着いている動物のこと。虫が最終的に成虫にまで発育できる動物を**終宿主**といい、発育途中の幼虫が一時的に寄生し、一定の発育ができる動物を**中間宿主**という。ムシの種類のよって、2 種類の中間宿主を要することもあり、第 1 中間宿主、第 2 中間宿主という。

脚注＊2　医学では習慣的に回虫や鞭虫といえばヒト寄生の回虫／鞭虫を意味する。最近はブタ寄生の回虫や鞭虫などと区別するため、寄生虫学会では‘ヒト回虫／ヒト鞭虫’という和名（わめい）（日本の学会の公用語）を用いている。本書では長い習慣に従い、「ヒト」を削除して回虫／鞭虫を用いているが、種類を明確にする必要があるときにはヒト回虫／ヒト鞭虫としている。なおブタ寄生の回虫／鞭虫の和名は豚回虫／豚鞭虫と漢字が使用されており複雑である。

図2　鞭虫べんちゅうの生活史

　経口摂取された卵が孵化し、幼虫は盲腸を中心に寄生して、鞭型むちの成虫となる。細いほうが頭部側。成虫の体長は、雌 4-5cm、雄 3-4cm。雄の尾部はコイル状に巻いている（交尾で雌に絡みつくため）。産み落とされた卵は回虫同様に糞便中に出て発育する。なお写真の虫卵（長径 50 ミクロンほど）はまだ幼虫包蔵卵まで発育していない（細胞分裂中）。回虫卵参照。

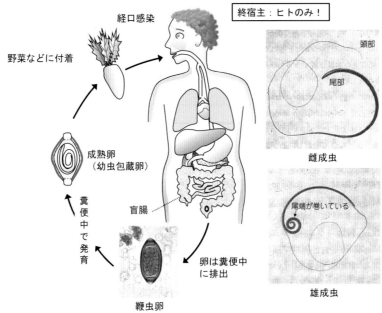

終宿主：ヒトのみ！

経口感染

野菜などに付着

成熟卵
（幼虫包蔵卵）

糞便中で発育

盲腸

卵は糞便中に排出

鞭虫卵

頭部

尾部

雌成虫

尾端が巻いている

雄成虫

©keikichi UCHIDA
写真（3枚）はすべて「寄生虫学テキスト（第4版）」より転載。文光堂の許可を頂いた。

図3　アメリカ鉤虫こうちゅうの生活史

　農作業中などに感染幼虫が手足などの**皮膚から侵入**し、血液に入って肺などの臓器を通過後、腸に至り成虫となる。成虫の体長は、雌 9-11mm、雄 5–9mm。糞便中に排出された虫卵（長径 65 ミクロンほど）は、これまでと異なり、体外で発育・孵化して、成熟した感染幼虫がヒトに経皮感染する（土や野菜などとの接触による）。

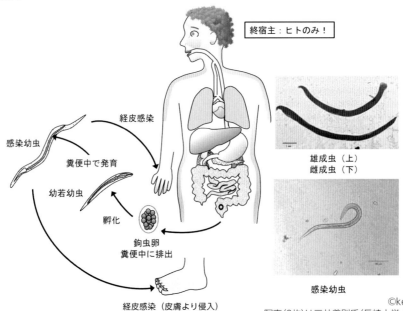

終宿主：ヒトのみ！

経皮感染

感染幼虫

糞便中で発育

幼若幼虫

孵化

鉤虫卵
糞便中に排出

経皮感染（皮膚より侵入）

雄成虫（上）
雌成虫（下）

感染幼虫

©keikichi UCHIDA
写真（2枚）は三井義則氏（長崎大学 熱帯医学研究所）の御好意により提供された。

図4　日本住血じゅうけつ吸虫の生活史

　名前の通り、成虫は血管内に棲む。成虫は雌 25mm、雄 12-20mm。産卵された卵（90 ミクロン）は腸管内に移動し糞便と共に水中に排出される。水中で孵化した幼虫（ミラシジウム）は中間宿主の貝に入って発育し**セルカリア**となって水中に泳ぎ出る。セルカリアは終宿主の動物に経皮的に侵入・感染する。ムシは血流に乗って肺に移動し、最後は肝門脈（消化管から肝臓に入る太い静脈）内で成虫となる。

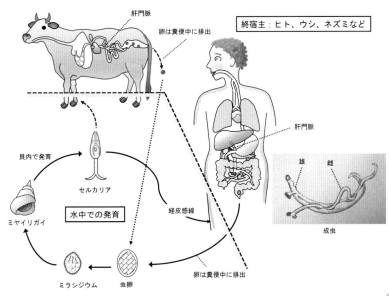

©keikichi UCHIDA
成虫の絵は高橋優三氏(岐阜大学名誉教授)のご好意により提供された。

図5　肝吸虫かんきゅうちゅうの生活史

　水中で第 1 中間宿主の貝より遊出したセルカリアは淡水魚（第 2 中間宿主）の鱗の下より侵入し、筋肉内でメタセルカリア（感染ステージ）となる。ヒトは魚を食べて感染する。**雌雄同体**の成虫（体長 1–2 cm）は肝臓内の胆管に寄生しそこで産卵する。糞便中に出る虫卵は長径 30 ミクロン。

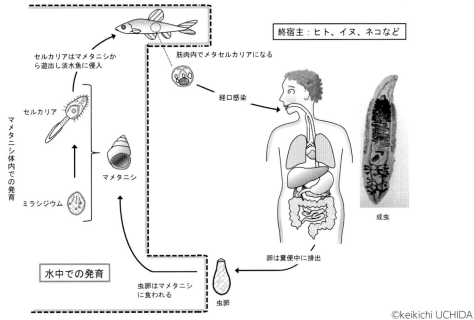

©keikichi UCHIDA
写真は三井義則氏(長崎大学 熱帯医学研究所)のご好意により提供された。

図6　有鉤ゅうこう条虫の生活史

　有鉤条虫の形態は大変ユニークで、**片節**と呼ばれる'雌雄の生殖器官'一式を備えた体節が多数連結されている。条虫頭部近くの片節は未熟で小さいが、虫体中部の片節では生殖器が成熟し、後部の片節（受胎片節）は既に受精卵で満たされており、切れ落ちて便中に排出される。有効条虫成虫の体長は 2-5m といわれ、片節数は多ければ 1000 個に達するという。なお受胎変節のサイズは長さ 1-2cm ほど。豚（中間宿主）に卵が経口摂取されると筋肉内で袋状の**嚢虫**のうちゅうとなる。ヒトが豚の生肉中の嚢虫を食べると感染し腸内で成虫まで発育する。なおヒトが卵を経口摂取した場合は豚と同様に筋肉内に侵入して嚢虫が作られる（ヒトが中間宿主）が、脳などに入ると重症化することがある。

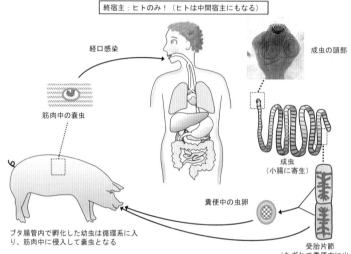

終宿主：ヒトのみ！（ヒトは中間宿主にもなる）

経口感染

筋肉中の嚢虫

成虫の頭部

成虫
（小腸に寄生）

糞便中の虫卵

ブタ腸管内で孵化した幼虫は循環系に入り、筋肉中に侵入して嚢虫となる

受胎片節
（ちぎれて糞便中に出る）

©keikichi UCHIDA
写真は「寄生虫学テキスト(第4版)」より文光堂の許可を頂いて転載。

図7　クルーズトリパノソーマ（単細胞の原虫）の生活史

人体内：**錐鞭毛型**すいべんもうがたは吸血性の媒介昆虫 サシガメの排泄物（糞）の中に出て吸血でできる刺し傷や眼などから人体に入り、近くの細胞に侵入する。細胞内で**無鞭毛型**となり増殖して再び多数の錐鞭毛型に発育して、血中に出る。

サシガメ内：ヒトより吸血して錐鞭毛型を得る。腸管（中腸）で**上鞭毛型**となり、分裂・増殖後、後腸で再び錐鞭毛型となって吸血時にヒトに侵入する。

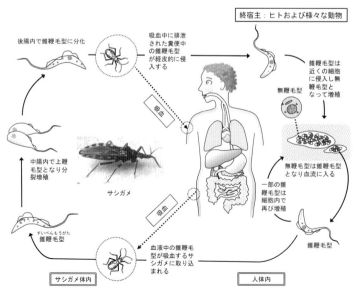

終宿主：ヒトおよび様々な動物

後腸内で錐鞭毛型に分化

吸血中に排泄された糞中の錐鞭毛型が経皮的に侵入する

錐鞭毛型は近くの細胞に侵入し無鞭毛型となって増殖

無鞭毛型

吸血

中腸内で上鞭毛型となり分裂増殖

サシガメ

無鞭毛型は錐鞭毛型となり血流に入る

一部の錐鞭毛型は細胞内で再び増殖

すいべんもうがた
錐鞭毛型

吸血

血液中の錐鞭毛型が吸血するサシガメに取り込まれる

錐鞭毛型

サシガメ体内

人体内

©keikichi UCHIDA
写真は「寄生虫学テキスト(第4版)」より転載。文光堂の許可を頂いた。

病名および専門用語のリスト

　本書には寄生虫感染が直接の原因となる寄生虫病の他、寄生虫がその病態に影響を与える様々な疾患（病名）が多数出てくる。これらの病気に関しては、細かな情報を提供するのではなく、あくまでも専門分野が異なる読者への情報ということで、それぞれの病気の概略（主症状など）をまとめた。いつでも容易に参照できるように、本書の最後に「病名リスト」としてアイウエオ順に掲げている。なお、必要な場合には本文中で病気の説明が行われることも多いので、この場合はリストには説明が無く、索引として用いるようになっている。

　同様に、多くの専門用語の手短な（一般向け）解説のために「用語リスト」を「病名リスト」の次に加えている。必要に応じ文中の脚注での説明もある。本書は専門家以外の読者を考慮しているので、化学物質名など専門的すぎると筆者が判断した用語は省かれている。ご理解頂きたい。

第1章
小さな生物が人を含む大きな動物を操る！

寄生虫が如何に不思議で興味深い生き物なのか、いきなりその例を紹介したい。最初に述べる二つの寄生虫は既に様々な機会に引用されており、かなり広く知れ渡っているものである。ここではオモシロさ、ビックリ仰天を越えた生物学的意義についても簡単に紹介したい。また今後の参考になるように寄生虫に関する各種情報を、図などを用いて解説した。

多細胞の寄生虫の話

（1）ハリガネムシ

既述の如く、子供の頃の自分は全くの昆虫少年であった。勉強もせず昆虫採集に熱中していたのである。その頃の思い出に、不思議な体験がある。道端で動かないカマキリを何となく見ていたら、突然腹から黒い針金のような虫が這い出してきたのである。長さ20cmほどあったろう（**図1**）。最初はびっくりしたが興味深いので、クネクネ動き回るのをじっと眺めていた。その後、別のカマキリを捕まえた時に、腹を押しつぶしたりして同じ虫を見たことがある。勿論当時は寄生虫などという言葉も知らず、ただその珍しさとヘビのような動きに関心があった。

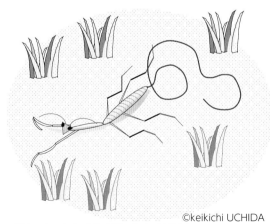

©keikichi UCHIDA

図1　カマキリの尻から這い出るハリガネムシ

さてカマキリから這い出してきたその虫、ハリガネムシが最初のテーマである。線虫に類似す

るが分類上は類線虫という別グループの寄生虫である。雑誌『ナショナル・ジオグラフィック』の「研究室に行ってみた」という記事（2014年11月）で神戸大学・佐藤拓哉氏のインタビューが興味深かった。

絶滅危惧種の渓流魚（アマゴ）に関する研究の一環として、魚の食べ物を調査するため魚が吐き出した腸内容物を調べていたところ、カマドウマ（**図2**）という昆虫がやたらと多く食べられていることに気が付いた。陸上に棲む昆虫がなぜこんなに大量に魚に食べられているのか？　またカマドウマと同時に紐状の生き物も見つかったが、当初は何が起きているのか理解できなかったという。

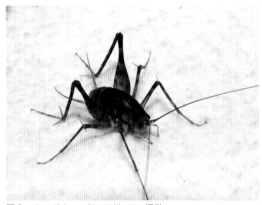

図2　カマドウマ　Photolibrary 提供

後日、佐藤氏は『ナショナル・ジオグラフィック』を読んでいて素晴らしい情報を得た。紐状のものはハリガネムシと呼ばれ、カマドウマの寄生虫であった。驚くべきことにハリガネムシはカマドウマの脳機能を操作し、川面がキラキラ光ると、反射的に川に飛び込むように仕向けていたのである。やっと謎が解けた。でも一体何故ハリガネムシはカマドウマを川に飛び込ませたいのか？　実はハリガネムシは陸上の昆虫（カマドウマ、カマキリ、キリギリスなど）に寄生して成虫まで発育するが、雄雌成虫の交尾や産卵、その後に孵化した幼虫の発育は全て水中で行う生物だったのである（**図3**生活史）。自分の子孫

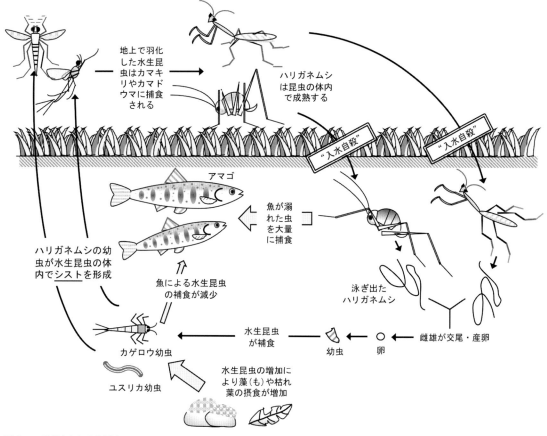

地上で羽化した水生昆虫はカマキリやカマドウマに捕食される

ハリガネムシは昆虫の体内で成熟する

"入水自殺"

"入水自殺"

アマゴ

魚が溺れた虫を大量に捕食

泳ぎ出たハリガネムシ

ハリガネムシの幼虫が水生昆虫の体内でシストを形成

魚による水生昆虫の補食が減少

雌雄が交尾・産卵

カゲロウ幼虫

水生昆虫が補食

幼虫

卵

ユスリカ幼虫

水生昆虫の増加により藻（も）や枯れ葉の摂食が増加

図3 ハリガネムシの生活史　　　　　　　　　　　　　　　　　　　　©keikichi UCHIDA

を残すためには何がなんでも川に戻らなければならなかったのだ。

　でもそんなムシが何故地上に棲むカマドウマやカマキリに寄生しているのだろう？水中から地上に飛び出す"仕掛け"は何かあるの？解ってみれば単純なことであった。水中のハリガネムシ幼虫は、カゲロウやユスリカ（**図4**）などの幼虫（水中で発育する）に飲み込まれ、これらの昆虫

が成熟・羽化して水中から地上に飛び出した後、カマドウマ、カマキリなどに捕食されるという生活サイクルを持っていたのである。ハリガネムシはこんな複雑な生き様を"運よく"成し遂げてやっと子孫を残せるのである。カマドウマ、カマキリなどに水中飛び込みを起こさせる"技"がなかったなら、ハリガネムシという生き物は存在しなかったであろう。何故こんな複雑な生き方

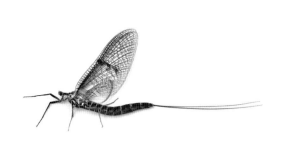

図4　カゲロウの仲間　Photolibrary 提供

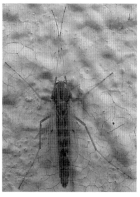

図4　ユスリカの仲間
写真は平林公男氏（信州大学教授）のご好意により提供された。

をしなければならないのか、またどんなメカニズムでそんな生き様が'何万年？'と持続されているのか？

我々が通常、気楽に使用する「自然」という言葉の奥深さを共に感じ、感動しましょう。

さて佐藤拓哉ら[1]・[2]は、ハリガネムシに脳を操作された結果、カマドウマなど膨大な数の陸上昆虫が川に"飛込み心中"を図り、渓流魚の餌となっていることが、自然界でどのような意味を持っているのか研究した。そしてハリガネムシという寄生虫が森林・河川の生態系に大きく重要な影響を与えていることが明らかになったのである（**図3**中空の矢印参照）。すなわち秋になると大量のカマドウマが水中に飛び込み、渓流魚の最も重要なエネルギー源となること、その量は絶滅危惧種アマゴ（マスの一種）が年間を通じて必要とする総エネルギーの6割にも達するというとてつもない結果であった。魚はカマドウマなどのオイシイ餌に引き寄せられるので、通常のエサである水生の昆虫などを食べなくなる。このため水生昆虫の数が増加して水中藻類が消費され、また水生昆虫が摂食・破砕している落ち葉の処理も促進された。河川生態系が大きな影響を受けていたのである。本実験が行われた河川のアマゴ（海に降りたものはサツキマス）は絶滅危惧種とされ

ており、その保護のために"寄生虫"が人知れず大きな寄与をしていたということになる。ただの珍しい'ムシ'の話をはるかに飛び越えて、大変貴重な研究成果・発見として世界的に注目されたのである。

（2）槍形吸虫の話

これも良く知られている例であるが、槍やりがた吸虫という牛や羊などの反芻動物[*1]に寄生している虫がある。ヒトにも寄生できるので少数ながら日本でも感染症例が報告されている。以後、話が複雑になるので、**図5**を参照しつつ読んでいただきたい。この虫の成虫は牛などの肝臓（より具体的には胆管）に寄生しており、雌雄同体（一匹の虫が同時に雌と雄の生殖器を持つ）である。産卵された卵は牛などの糞便中に排出される。この卵はカタツムリ類（第1中間宿主）に摂食されて幼虫となり、**セルカリア**というステージまで発育し、カタツムリの作る粘液の塊りにつつまれて外界に排出される。さらにこれがアリ（第2中間宿主）に摂食されると、その体内で大型哺乳動物に感染可能な**メタセルカリア**に成長し、最後にこのアリが牛などに食べられてやっと、成虫までの発育を可能にする動物（**終宿主**）に到達するのである。前出のハリガネムシに負けないほ

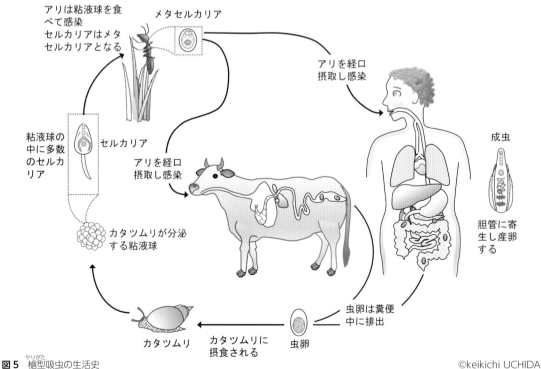

アリは粘液球を食べて感染
セルカリアはメタセルカリアとなる

メタセルカリア

アリを経口摂取し感染

粘液球の中に多数のセルカリア

セルカリア

アリを経口摂取し感染

カタツムリが分泌する粘液球

成虫

胆管に寄生し産卵する

虫卵は糞便中に排出

カタツムリ

カタツムリに摂食される

虫卵

図5 槍型吸虫の生活史

ど長くて複雑な一生（生活史）を完結させるのは大変だろう。特に、あの元気で活発なアリがどのようにして牛に食べられるのだろうか？

ここでも寄生虫が子孫を残すために宿主の操作が行われていた。アリに寄生しているメタセルカリアがアリの行動を操るのである。そしてより多くの感染アリが牛の口に入るという大仕事が実現する。Martín-Vega ら（2018）[3] によれば、カナダ・アルバート州サイプレス・ヒルズ公園における観察では、感染アリは涼しくなった夕暮れに巣を出て植物先端にある花弁[*2]を左右の大顎（おおあご）で挟み自らを固定させ動かなくなる。しかし気温が 18-20 度以上になると顎を花弁から離して巣に戻り、通常の「働きアリ」となる。そして翌日には再び同じ花弁に戻って噛み付き動かなくなるという。また気温が低ければ餌無しで 7 日間も動かずじっとしているという（未発表の観察）。ビックリするほど念の入った操作である。植物の先端で長時間にわたって身動きせずに留まることにより反芻動物への取り込みが促進されるというわけである。

寄生虫が子孫を残すために膨大な時間をかけて完成された宿主アリの操作であるが、こんな複雑なことがアリの了解無しに出来るのだろうか？　両者が互いに情報を提供しつつ共進化した可能性は十分あるだろう。ではアリにも何かメリットがあるのではないだろうか？　残念ながら見つけることが出来なかった。

寄生原虫（マラリア原虫）が操作する例

これまではヒトとは余り関係が無い寄生体による宿主の操作を扱ってきたが、次に人類にとって最も重要な感染症の一つであるマラリアの病原体、原虫（単細胞生物）による操作の例を紹介する。

＜マラリアの勉強を少し＞

理解を助けるためにマラリアという病気を起こす病原体、マラリア原虫、について簡単に説明する（注意：マラリアは病名である）。専門的で細かな話になるが少し耐えていただきたい。ヒト寄生のマラリア原虫（4 種類有り。最近 5 種となった）はハマダラカという種類の媒介蚊がヒトを吸血する際にヒトに注入される（図6）。このときの原虫はスポロゾイト sporozoite という発育

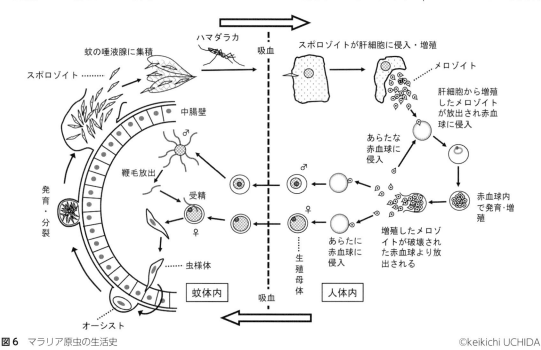

図6　マラリア原虫の生活史
©keikichi UCHIDA

脚注＊1　牛、羊、ヤギなど、一度飲み込んだ食べ物を再び口の中に戻して、再咀嚼（さいそしゃく）する動物。4つの胃を持っている。
脚注＊2　この論文では花弁（petal）と記されているが、花が咲く牧草が多い場所での研究に基づく。他論文では、葉の先端へ移動し固定化するという記載もみられる。

ステージで、直ちにヒト肝細胞に侵入し、そこで分裂・増殖して多数の**メロゾイト**が血液中に放出される。メロゾイトは循環している赤血球に侵入し無性生殖による分裂を繰り返してさらに原虫数を増加させる。この時、一部の原虫は分裂せずに赤血球内で**生殖母体**（gametocyte）と呼ばれる**雄**あるいは**雌**の原虫に発育する。媒介蚊の吸血時に雌性および雄性生殖母体が同時に取り込まれると、原虫は蚊体内で有性生殖を行う。有性生殖で産まれる**虫様体**ちゅうようたいは、蚊の腸壁を突き抜けて腸管外に現れ、そこで**オーシスト**という袋状の増殖ステージをつくって、最終的にヒトに感染性を持つスポロゾイトを"増産"する。このスポロゾイトが媒介蚊の唾液腺に集まり、蚊の吸血時にヒトに注入されて新たな感染が成立し、マラリアという病気が発症そして拡散するのである。

（1）マラリア原虫が媒介蚊を"操作"する

蚊が原虫を非感染の人に注入して感染を広める時

　上記のようにマラリア原虫がヒトに感染するにはスポロゾイトという発育ステージの原虫を持っている蚊が重要である。そして蚊体内のスポロゾイトは蚊の吸血行動をあやつって感染を成功させたいだろう。デンマークの Koella ら（1998）[4] は、タンザニアの流行地において人のマラリア原虫（熱帯熱マラリア原虫という種類で学名[*3]を *Plasmodium falciparum* という）とその媒介蚊（ガンビアハマダラカ：学名 *Anopheles gambiae*）を用い原虫感染が蚊の吸血行動に及ぼす影響を調べた。研究にはマラリア非感染のボランティアのみが参加し、夜間屋内において睡眠中に実際に吸血されるという環境におかれた。吸血した蚊は翌朝に採集できるようにセットされており、採集された蚊のスポロゾイト感染の有無、吸血量などを調査した。また、蚊が複数のボランティアより吸血した場合を考慮し、蚊から得られた血液サンプルで、ボランティアの識別が出来るように個人の遺伝子解析データも準備された。その結果は期待通りで、スポロゾイト感染蚊は、非感染蚊と比較し"お腹一杯に吸血"した蚊の率が有意[*4]に高かった。また、複数のボランティアより吸血した蚊の率も有意に高かった。スポロゾイトは蚊を操作し、マラリ

ア伝搬を促進させるという目的を見事に達成しているようだ。

　この実験ではボランティアにマラリア感染が発生する可能性が有り、実験以後のフォローアップ、必要な治療も行われている。本研究は Tanzanian Commission for Science and Technology の許可を得て実施されている。

蚊体内で増殖中の原虫は蚊の死亡リスクを減らす

　蚊の死亡リスクは吸血中および吸血後に高いといわれている。もしマラリア原虫が本当に計算づくで蚊を操作しているならば、原虫が蚊の体内で発育・増殖をする期間（オーシストの時期など）は原虫にとって極めて重要な時期なので、この間の吸血行為は止めて欲しいだろう。

　やや古い論文であるが、Kurihara ら（1992）[5] はネズミのマラリア原虫を用い、(a) 原虫が非感染の蚊、(b) オーシストに感染している蚊、(c) スポロゾイトに感染している蚊の 3 群の蚊を用いて、蚊が障害物（穴のサイズが 6 mm のメッシュ）をすり抜けて侵入（マウスに接近）する率、マウスを吸血する頻度（吸血率）を比較した。その結果 (b) 群の蚊は侵入、吸血率ともに (a) 群の 1/4 程度で明らかに低いことが示された。逆に (c) 群の侵入、吸血率は共に (a) 群の 5 倍以上も高かった。著者らはこれらの現象はマラリア原虫の「伝播には好都合であろう」と述べている。

　内容的にほぼ同じ論文（Anderson ら、1999[6]）が Kurihara らの結果を補強している。同種のマラリア原虫、媒介蚊が用いられ、上記の (a) (b) (c) とほぼ同じ 3 群があって、それら 3 群の蚊が吸血行動を諦めてしまう経過が観察されている。その結果、(a) の諦め率 33%、(b) では 53% と高率で、(c) では逆に 20% と低い諦め率が観察された。

（2）マラリア原虫が人を操作？

　生き物達は一生を全うし、子孫を次世代に残すため必死の努力を続けている。これはあらゆる生物に共通することであろう。そうならば当然、人間の場合だって例外ではないはず。ヒトも同様に操られてるんじゃないの？ということになる。いよいよ人が"やられる"例を紹介する。

　Lacroix ら（2005）[7] は次ページ**図7**のよう

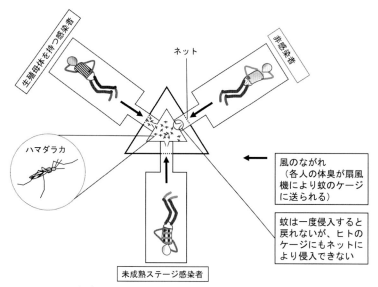

生殖母体を持つ感染者

非感染者

ネット

ハマダラカ

風のながれ
（各人の体臭が扇風機により蚊のケージに送られる）

蚊は一度侵入すると戻れないが、ヒトのケージにもネットにより侵入できない

未成熟ステージ感染者

図7　ヒトに寄生しているマラリア原虫がヒトの臭いを変化させて媒介蚊を引き寄せる？　　　　　　©keikichi UCHIDA

な装置を用い、ケニア人の子供3人をそれぞれ別のテントに収容し、テントの中央に配置されたマラリア媒介蚊（*Anopheles gambiae*）に3人同時に暴露（扇風機で体臭が送られるようになっている）して蚊の吸血行動を観察した。3人はそれぞれ（1）熱帯熱マラリア原虫に感染していない者、（2）感染しているが、血中に存在する原虫は未熟で蚊に吸血されても発育できないステージの原虫を持っている者、（3）感染者の血中に生殖母体（gametocyte）という十分発育した原虫（ヒトから蚊に感染・発育する）が存在する者という異なる特徴を持っている。すなわち（3）の感染者はヒトへの感染性を持つ危険な媒介蚊を作り出してマラリアの伝播に関与するが（1）、（2）の患者は関係しない。

　実験の結果、予想通り媒介蚊は（3）の感染者にのみ興味を示し（1）、（2）に比して約2倍の蚊が集まった。これはマラリア原虫にとって、媒介蚊を通じたヒトへの感染能率が格段に上昇することを示唆している。このような媒介蚊の反応に生殖母体が関与していることは、治療により原虫を除去すると3つのグループ間の

差が消失したことにより間接的にサポートされた。なお、これに関しては別種の卵形マラリア原虫においても同様な報告がブラジルよりあった（Batista ら 2014[8]）。このマラリア種では感染者の血中に生殖母体が存在する場合に媒介蚊（*Anopheles darlingi*）を3倍も多く引き付けること、マラリアの治療によりそれが消失することが報告された。なお生殖母体の存在と同時にマラリアの発熱があれば蚊の誘惑が増強されるが、発熱のみでは効果は無かった。

　以上の結果が原虫による"操作"ならば、一体どのようなメカニズムでヒトはムシに操られるのだろうか。Busula ら（2017）[9]のレビュー（総説）によると（確定はしていないが）二つの可能性がある。すなわち＜1＞マラリアに由来する揮発性臭い物質の放出によってヒトの臭いに変化がおきるという説、＜2＞マラリア感染により人皮膚表面の細菌叢さいきんそう（様々な細菌の集団）に変化がおき、その結果としてヒトの臭いが変化するという説である。

　＜1＞に関しては原虫感染赤血球の培養により様々な臭い物質が出てくること、原虫の代謝産

脚注＊3　学名：国際命名規約に基づく世界共通の種名。二名法と言われ属名と種小名により成り立っており、ラテン語が使用されイタリック体で記載される。熱帯熱マラリア原虫の場合 *Plasmodium* が属名、*falciparum* が種小名である。（用語リストの**「動物分類法」**も参照）

脚注＊4　有意（有意差）：例えば2つの平均値に差があることを確認したい場合、「差あり」という結論の信頼性を示す統計学の用語。「差あり」の判断が 誤っている可能性（危険率：p）が5%未満（正しい可能性が95%以上）である場合に"有意差がある"と判定する。通常 $p < 0.05$ と表現する。なお本文中で有効、無効の判断がなされている場合は、p値の記載の有無に関わらず、統計学的検討がなされた結果に基づく結論である。

物を用いて赤血球（マラリア非感染）を刺激すると同様の臭い物質が作られるなどの実験例が提示されている。しかし、これらの臭い物質はマラリア原虫感染動物の体外ではまだ確認されていない。

一方＜２＞に関しては、人の皮膚に棲む細菌が汗の臭いを変化させ蚊の吸血に影響することが知られている。中途半端となるが、これに関しては第７章「（４）マラリア原虫が菌を利用してヒトを操作している？？」p.98 で説明することにする。

様々な寄生動物が宿主の行動を変えるという現象を、特に寄生虫を主役にして眺めてきた。ムシが自己に有利なように宿主を変えてしまうので、寄生虫学の専門書では、これを「ムシが宿主の**行動を操作**する（manipulation）」という言葉で表現する。いかにもムシが"意図的"な判断をしているかのような感じがするが、この場合の操作とは「あたかも意図的と思わせるほど合目的な行動変化を引き起こす」というほどの意味ととらえるのが良さそうである。寄生関係というのは生き物が子孫を残すために膨大な時間をかけて進化・共進化を積み重ねた結果として出来上がった生存のためのプロセス・技術であり、遺伝子に組み込まれた数多くの本能的戦略が存在するはずである。そのほとんどは「意図」ではなく自然が導いた偶然同士の組み合わせによるものではないだろうか（？）。

しかし、その一部は人が"意図的"と言いたいくらい見事であることに間違いはない。そして、生きることの複雑さ・深遠さを考慮すると、実際に意図的であった可能性を完全に否定できるのか？　科学的な判断としては、安易な否定は軽率であろうという気がする。ということで、本書では操作 manipulation という、やや'曖昧'な言葉を使い続けることにする。

操作は寄生虫以外にも色々有り

（１）モチノキタネオナガコバチという昆虫の話
次にもう一つ、これは我々が対象にしている寄生虫とは異なるが、植物に寄生する昆虫（ハチ）の幼虫によって"開発された"生存テクニックである。"操作"の対象も動物の宿主ではなく植物

である。

慣れないとため息が出るような昆虫の名前が出てきた。モチノキという木の実の種子を食べて育つ、尾の長い小さなハチ（蜂）のことである。東大の Takagi ら（2012）[10] は、通常冬になると赤い実（サイズ約１cm、球形）をつけるモチノキには、寒くなっても赤くならず緑色のままの実が多いことに気が付いた。調べてみると、実の中で発育しているムシが発見され、早速オモシロイ研究が開始された。このムシがモチノキ・・・・コバチの幼虫である。注意深い観察により、まず最初に、未熟で緑色の実に雌蜂が卵を産みつけると、孵化した幼虫は種（たね）の部分を食べて発育すること、そのような実はサイズ、形ともに全く正常に発育するが赤く色が付かないことが確認された。そして幼虫の寄生数が多いほど緑色が鮮明であった。一方、ヒヨドリという野鳥はモチノキの実を餌としている。モチノキにとっては大変有り難い存在で、鳥は木の実の中の種を糞便中に排出して自然界にばらまいてくれる。ところがヒヨドリが食べ物にする"実"は赤色になった実だけなのであった。モチノキにとっては全く迷惑な話であるが、モチノキ・・・・コバチはヒヨドリの犠牲にならずに無事に成長できることになる（翌春成虫として羽化する）。一見、ちょっとした偶然がもたらした結果とも思えるが、著者らは、モチノキ・・・・コバチの幼虫が化学物質を分泌することによって実の緑色が赤色になるのを防いでいるという可能性を得たのである。これまでにみた寄生体による宿主（動物ではないが……）の"操作"と基本的に同じである。なお本論分は Ecological Entomology. 37（1）のなかで"最も興味深い論文"に選ばれたという記録がある。

寄生虫や昆虫以外にも、いたるところ様々な寄生者とその宿主において興味深い「進化の作品」を見ることが出来る。信じがたい話であるが、同様のことはビックリする"生き物"においても観察されている。

（２）ウイルスもやっている！
一般には寄生者とは考えられていない（というよりも生物とすら看做されないこともある）ウイルスだってすごいことをしている。

百年以上も前から Wipfelkrankheit（ドイツ

語 = tree top disease 梢頭病しょうとうびょう）という病気が知られていたという。梢頭とは木の枝先のこと。マイマイガという蛾の幼虫（毛虫）は（病気で）死ぬ前に葉を食べて住み着いている木の一番高いところまで這い登り、そこで死ぬ。このような蛾にはバキュロウイルスと呼ばれるウイルスが感染していることが知られていた。

Hoover ら（2011）[11] はこの病気の原因を調べるためにウイルスの遺伝子解析を行った。その結果、ウイルスが持っている *egt* という遺伝子がこの木登りと樹上の死に関与していることが確認された。遺伝子操作によりウイルスから *egt* 遺伝子を取り除くと、蛾にウイルスを感染させても木登りをしなくなるのである。木登りにはどんな意味があるのか？　樹上では幼虫が死ぬ前に虫体が液状化し、膨大な数の感染性ウイルスをばら撒くのである。ウイルスは下部の葉上に付着して残り、非感染のマイマイガ幼虫はこの葉を食してウイルスに感染する。これは寄生虫に負けないパーフェクトな宿主の "操作" ではないだろうか。

<新情報>
最近またビックリ仰天のすごい話に出会った。北海道大学農学研究院の増田税教授らの研究室発のプレスリリース（2021 年 12 月 7 日）によると、キュウリモザイクウイルスというウイルスにはサテライト RNA（satRNA）とよばれる短い RNA が "寄生している" という。自分のような素人はウイルスに寄生するというだけで驚くが、その satRNA があたかも寄生虫のように振舞うのだ。*5

キュウリモザイクウイルスは植物に寄生しており、農業害虫であるアブラムシ（昆虫）によって媒介されるが、このウイルスに寄生 RNA（satRNA）がいる場合には、当然この RNA もアブラムシ内に移動する。そして何が起きるか？ satRNA は自身の増殖・拡散のためにアブラムシを操るのである！

まず sat RNA 寄生のウイルスがタバコの葉に感染すると、その葉の色が緑から鮮やかな黄色に変色する。アブラムシはこの黄色に引き付けられて葉に集まり、餌としてその汁を吸う。そうするとアブラムシは赤く変色し、数日後、それまで無かった羽が突然に生えてくるというのである！（Jayasinghe ら，2021[12]）。一体何があったのか？　satRNA はアブラムシが持っている羽を作る遺伝子を活性化したのである。このようにして satRNA は飛び回るアブラムシによって分散され、効率よく "子孫" を残すことが出来るのだ！

子孫を残す努力をするということは、短い RNA でも独立した生き物の '一種' なのか？頭が混乱してしまう。

なおアブラムシの羽は生存に必要なもので、satRNA とは関係無しでも生えてくる。例えばアブラムシが増えすぎたタバコの葉から新しい葉へ移動する場合などに利用される。

（3）腫瘍細胞だって動物を操る！
犬や狼の仲間に「可移植性性器腫瘍」という性器の腫瘍がある。移植が可能な腫瘍ということは犬の間で "感染する" ことを示唆しており、実際に犬の性交や病変部を舐めるなどの行為で伝播するという（ウイルスなどは関係なし）。この腫瘍は一万年以上前に出現し、その後今日まで、雌雄のイヌ間で生殖器への感染を繰り返しつつ進化しながら世界中に広がった。この腫瘍が自らの感染を広めるために犬を操っているのだ！

例えばこの腫瘍細胞は雌イヌにおいて、女性ホルモン（エストロゲン）受容体（レセプター recepter）を増加させて性行動に刺激を与え、同時に膣の臭い成分にも影響を与えて雌をより魅力的にする（Tissot ら，2016[13]）。さらに、動物実験の結果によれば、雌の臭いを介して、雄は敵などに対する警戒心を弱めるようになり、より大胆に腫瘍を持っている雌との性行為を行うようになると考えられている（Kavaliers ら，2012[14]）。

自分はこれまで癌などの悪性腫瘍は細胞の "塊り" としか考えていなかったが、ここでは性器腫瘍が意図的に活動する "ムシ" のようにふるまっている。これは特殊な例であろうか？　ところ

脚注＊5　細胞の RNA は、遺伝子である DNA の情報を "翻訳" して新たな蛋白質をつくる。この場合は特殊で、アブラムシの RNA と satRNA が反応することによって羽が作られた。

が、悪性腫瘍というものは健常な組織に侵入したり、転移したりする時には、個々の細胞がバラバラに行動しているのではなく、集団として組織的な行動をとる生き物であるという考え方があることを知った（Deisboeck & Couzin[15]）。長い進化の過程で、個々の細胞が効率の悪い個人プレイを続けているというのは確かに余り理論的ではない。"癌細胞群"が生き延びるためにより効果的な戦略をもっているのはむしろ当然であろう。脳は無くても、複数の細胞が接しているだけで情報交換、状況判断、そして必要・最適な共同の（多分合理的に分担された）行動が有りうるのだ！

　前項の＜新情報＞を読んだ後では、これぐらいは当たり前という感じもするが……。

参考文献

1. Sato T, Egusa T, Fukushima K, et al. Nematomorph parasites indirectly alter the food web and ecosystem function of streams through behavioural manipulation of their cricket hosts. Ecology Letters 2012; 15: 786-793.

2. Sato T, Watanabe K, Kanaiwa M, et al. Nematomorph parasites drive energy flow through a riparian ecosystem. Ecology 2011; 92(1): 201-207.

3. Martín-Vega D, Garbout A, Ahmed F, et al. 3D virtual histology at the host/parasite interface: visualisation of the master manipulator, *Dicrocoelium dendriticum*, in the brain of its ant host. Scientific Reports 2018; 8: 8587.

4. Koella JC, Sørensen FL & Anderson RA. The malaria parasite, *Plasmodium falciparum*, increases the frequency of multiple feeding of its mosquito vector, *Anopheles gambiae*. Proc R Soc Lond B 1998; 265: 763-768.

5. Kurihara T, Kikuchi T & Yamaoka K. Effects of *Plasmodium yoelii nigeriensis* infection on fluctuations in blood-feeding activity of *Anopheles stephensi*. Jpn J Sanit Zool 1992; 43(2): 113-116.

6. Anderson RA, Koella JC & Hurd H. The effect of *Plasmodium yoelii nigeriensis* infection on the feeding persistence of *Anopheles stephensi* Liston throughout the sporogonic cycle. Proc R Soc Lond B 1999; 266: 1729-1733.

7. Lacroix R, Mukabana WR, Gouagna LC, et al. Malaria infection increases attractiveness of humans to mosquitoes. PLoS Biology 2005; 3(9): 1590-1593.

8. Batista EPA, Costa EFM & Silva AA. *Anopheles darlingi* (Diptera: Culicidae) displays increased attractiveness to infected individuals with *Plasmodium vivax* gametocytes. Parasites & Vectors 2014; 7: 251.

9. Busula AO, Verhulst NO, Bousema T, et al. Mechanisms of *Plasmodium*-enhanced attraction of mosquito vectors. Trends in Parasitology 2017; 33(12): 961-973.

10. Takagi E, Iguchi K, Suzuki M, et al. A seed parasitoid wasp prevents berries from changing their colour, reducing their attractiveness for frugivorous birds. Ecological Entomology 2012; 37: 99-107.

11. Hoover K, Grove M, Gardner M, et al. A gene for an extended phenotype. Science 2011; 333: 1401.

12. Jayasinghe WH, Kim H, Nakada Y & Masuta C, et al. A plant virus satellite RNA directly accelerates wing formation in its insect vector for spread. Nature Communications 2021; 12: 7087.

13. Tissot T, Arnal A, Jacqueline C, et al. Host manipulation by cancer cells: Expectations, facts, and therapeutic implications. Bioessays 2016; 38: 276-285.

14. Kavaliers M, Clipperton-Allen A, Cragg CL, et al. Male risk taking, female odors, and the role of estrogen receptors. Physiol Behav 2012; 107(5): 751-761.

15. Deisboeck TS & Couzin ID. Collective behavior in cancer cell populations. BioEssays 2009; 31(2): 190-197.

第2章
トキソプラズマという原虫
―宿主操作の天才！

トキソプラズマとは

　トキソプラズマ（学名：*Toxoplasma gondii*）という寄生虫は、サイズの大きな回虫（雌成虫では25-35cmの線虫）などとは異なり、原虫げんちゅうと呼ばれるグループに属する単細胞の寄生虫で、肉眼では見えない。トキソプラズマはどうも普通の寄生虫ではない。ネコを**終宿主**とするが、ほとんど‘全て’と言われるほど多くの種類の恒温動物（哺乳類、鳥類）を**中間宿主**として寄生しており、それらの動物の脳や筋肉細胞内で**嚢子**のうし（**シスト** cyst）と呼ばれる袋状の発育型となって維持され、きわめて長期間にわたって寄生を続けることができるのである（**図1**）。宿主はトキソプラズマという“異物”排除と関連疾患の防除のために免疫を駆使して全力で戦ってい

るはずなのに、これほど多種多様な動物のそれぞれにユニークな免疫機構を逃れるというすごい能力をもっているのだ。

　本虫はヒトに感染すると脳細胞などに侵入し、致死的から全く無症状まで、実に多種多様な身体的・精神的影響を及ぼす。

　ネコだけは特別で、成熟したトキソプラズマの“親虫”が小腸の管腔内面を覆っている上皮細胞に寄生している。成熟した“雌”（雌性配偶子しせいはいぐうし：卵細胞に相当）と“雄”（雄性配偶子：精子に相当）が受精すると、10ミクロンほどの卵形で小さな**卵嚢子**らんのうし（**オーシスト**）ができる。オーシストは、ネコの糞便に混じって体外に排出され環境中に散らばって次第に発育し、内部に**スポロゾイト**というバナナ形の“小虫”を8個つくる。この成熟オーシストがネズミ、

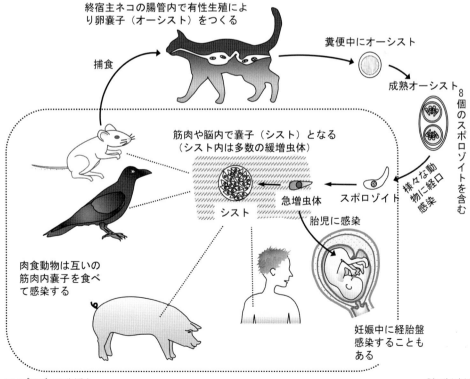

終宿主ネコの腸管内で有性生殖により卵嚢子（オーシスト）をつくる

捕食

糞便中にオーシスト

成熟オーシスト

8個のスポロゾイトを含む

様々な動物に経口感染

筋肉や脳内で嚢子（シスト）となる
（シスト内は多数の緩増虫体）

急増虫体

スポロゾイト

シスト

胎児に感染

肉食動物は互いの筋肉内嚢子を食べて感染する

妊娠中に経胎盤感染することもある

図1　トキソプラズマの生活史　　　　　　　　©keikichi UCHIDA

ブタ、ニワトリ、ヒトなど様々な動物（中間宿主）に経口摂取されると、遊離したスポロゾイトは動物体内で**急増虫体**きゅうぞうちゅうたいに変化し、急激な分裂・増殖が開始される**（感染の急性期）**。寄生された動物がトキソプラズマという病原体の侵入に対して防衛反応（免疫反応）を起こし、病原体を攻撃するようになると、急増虫体は自らを守るために免疫反応の届きにくい宿主の脳や筋肉中に逃れ、そこで新たな防御膜を形成して**嚢子**のうし（以後シストを使用する）となり、その中で**緩増虫体**かんぞうちゅうたいとなって、ゆっくりと分裂・増殖し"静か"に寄生を続けるようになる。この状態は**潜伏感染**[*1]といわれ、通常はほとんど症状が無く、しばしば宿主動物の一生にわたって持続する。しかし、このままではトキソプラズマは**生活史**を完了できない。次の段階として、トキソプラズマに感染しているネズミなどがネコに捕食されると、脳や筋肉中のシストが破れ、トキソプラズマはネコの小腸上皮細胞に辿り着いて、有性生殖を行うことができるのである。これでやっと長く複雑な生活史が完了する。

　ネコとネズミは誰でも知っている天敵とその餌である。読者の方々が既に予想しておられるように、トキソプラズマによるネズミの行動操作が待ち受けている。

トキソプラズマはネズミを操る

（1）死の誘惑

　ネコとトキソプラズマ感染ネズミの行動を調べるために、オックスフォード大学のBerdoyら[1]はラットを用いた実験[*2]を行った。まず2メートル四方の囲いの四隅に①ラットの天敵であるネコの尿を浸みこませた敷き藁（わら）が入った木製の巣箱（nestbox）、②ウサギの尿を浸みこませた敷き藁の巣箱、③実験に使用するラット自身の敷き藁の巣箱、④水を浸み込ませただけの敷き藁の巣箱をセットし、トキソプラズマを人為的に感染させたラットと非感染のラット（計32匹）を一匹ずつ囲いの中に入れて夜間の行動を観察した。繰り返し実験を重ねた結果、トキソプラズマ感染ラットはネコの臭いに引き付けられることが確認されたのである。非感染ラットは当然ながら天敵ネコの臭いを避けた。また、ウサギの臭い、自己の臭い、水処理の敷き藁に対する反応は

感染・非感染ラットで有意差がなかった。

　トキソプラズマ感染ネズミは天敵ネコの臭いに近づいていく！　実験室で生まれ育ったネズミでも猫の臭いを忌避することを考えると、トキソプラズマ感染がネズミの行動に与えた影響は極めて大きく異常であることが解る。研究者はこの現象は、「トキソプラズマが自分の生活史を完成させ、雌・雄による有性生殖によって強健な子孫を残すためにネズミの行動を操作した」と考え、これ以降"死に至るネコの誘惑"（死の誘惑 fatal feline attraction）と呼ばれるようになった。

　ここまでネコとネズミ（ラット）だけの関係を述べたが、実はトキソプラズマの故郷（終宿主）となり得る動物はネコ科の動物であり、ライオン、トラ、チータやピューマなどもネコと同じ役割を果たしていることが確認されている。これらの動物でも「死の誘惑」が起きるのか？　インペリアル・カレジ・ロンドンのグループは、チータとピューマの尿を用いて同様の実験を行い、トキソプラズマ感染ラットは、非感染ラットに比べこれらの尿に強く引き寄せられるという期待通りの結果を得た（Kaushikら[2]）。逆にラットの天敵ではあるがトキソプラズマにとって故郷（終宿主）ではないミンクの尿には反応しなかった（Lambertonら[3]）。

　しかし、このような実験だけでトキソプラズマがネコに戻りたいためにネズミを操作したと言う結論は出せない。例えば、ネコの臭いに近寄るのは事実としても、それが実際の現場でネコの餌食（えじき）になるという証明にはならないからである。例えばネコの存在に気づいたとたんネズミは逃げてしまう可能性がある。かといってネコがネズミを食い殺すような実験を計画することは倫理的にも難しい。どうすればトキソプラズマ感染ネズミはネコに食べられる可能性が高いことを証明できるのか？　手掛かりとなる以下のような実験が行われている。

（2）「死の誘惑」の存在意義をサポートする実験
##　新奇性忌避反応の低下（未知のものを避けない）と易捕獲性（ネズミ捕りに掛かりやすい）

　オックスフォード大学のWebsterら[4]は、野外で捕獲[*3]されたトキソプラズマ感染および非感染ラット[*4]が、馴染の無い環境（食べ物）

に接した時にどんな反応を示すか観察した。野生のラットは未知な環境に非常に敏感な動物であることが知られている。そこで本実験に用いられたラット（雌雄計60匹）は、個別にケージに入れられ、一定期間、同じ金属容器に入った同じ餌（全粒の小麦）が与えられて、食事環境に馴化させられるとともに、基礎的なデータが集められた。その後の実験では3種類の未知な食べ物刺激として（1）白いプラスチック餌容器に入った全粒の小麦、（2）人の臭いがする金属容器に入った全粒の小麦、（3）馴染みの金属容器に入った小麦の餌に油と青い色素を混ぜたものが与えられた。その結果、いずれの実験においても非感染ラットは、見慣れない新奇な餌（あるいは 餌容器）に馴染めず、摂食に抵抗を示して長い日数（5日以上〜最高26日まで）をかけて基準量（刺激開始前に食べていた平均量）をやっと食べたが、感染ラットは3種の"未知な食べ物"を気にすることなく多くは即日中に、あるいは4日以内に基準量の餌を食べたのである。これは新奇性忌避反応という野生動物に必須な防衛行動がトキソプラズマ感染によって低下したことを示している。

さらに著者らは、これと関連した別の実験も行った。野外に設置した広さ266 m²の囲いの中にラット捕獲用の罠（わな）を仕掛けたところ、4日目までに罠にかかったラットの65.2%（15/23）、以後8日目まで、24日目までに罠にかかったラットでは、それぞれ37.5%（3/8）、14.3%（2/14）がトキソプラズマに感染していた。この結果は、感染ラットは罠に掛かりやすいことを示している。さらに別の研究の中では、トキソプラズマ感染ラットが夜間にヒトに50 cm以内まで近づ

いてくるという現象も観察されている（Berdoyら[5]）。

見慣れないものを警戒せず簡単に罠にかかるラット。そういうラットがネコに近づいていくということになれば捕食されやすいだろう。ネコの餌食となる現場は抑えられていないが、その可能性はかなり高そうである。

ネズミの活動性の増加

さらに別の実験がネコによる感染ラットの捕獲増加の可能性をサポートした。ネコは習性として動かない物には興味を示さないという。ラットの行動が活発なほどネコに襲われやすくなるということである。前出のWebster[6]は、野外の小ケージに一匹ずつ野生の感染ラット（雌雄の計50匹）および野生と実験用ラットの交配ラット（感染済み、雌雄の計30匹）を入れてビデオ撮影を行い、非感染ラット（45匹）と行動を比較・分析した。その結果、トキソプラズマ感染ラットは非感染ラットに比べて活動性が高まることが確認された。野生ラットを用いた場合、トキソプラズマ以外に5種類の寄生虫感染が有ったが、トキソプラズマ感染の存在でのみこの変化が見られた。他の種類の寄生虫はネコを"故郷"とする類の寄生虫ではないのでラットを操作する意味が無い。そこで活動性の変化もトキソプラズマによる"操作"であろうと考えられた。

（3）ラットの行動変化はトキソプラズマ症の脳病変による単なる症状ではないのか（トキソプラズマに操られているのではない）

これまでトキソプラズマ感染ラットはネコやチータ、ピューマなどトキソプラズマの終宿主

であるネコ科の動物の臭いに積極的に近寄って行くこと、目新しいものを避けるなど用心深い行動がとれず、ネコに目立つような活発な行動をとるなど、トキソプラズマに操られてネコの餌食になるという流れを見てきた。しかしトキソプラズマが"意図的に"にそんなことを仕組んでいるのか？ 回答はそれほど単純ではない。トキソプラズマはラットの脳に寄生しているため、脳に病気を起こし、その結果として現れた症状がたまたま偶然に行動変化を起こしたのではないのかという考え方はけっして不合理ではない。「死の誘惑」はそんな脳病変による"症状"とは違うのだということを研究者は示さなくてはならない。トキソプラズマが自らのために、ラットからネコに移り住むことを目的として特化された行動変化ならば、その目的に合わない行動変化はトキソプラズマ感染ラットには起きない、起きてはならない、ということになる。この関連で様々な実験が行われた。

死の誘惑以外の行動変化を起こさないか？

トキソプラズマ感染がラットの社会性にどのような影響を与えているのかに関する報告がある。Berdoy ら[5]オックスフォード大学のグループは、野外に 100 m² の囲いをつくり、36 匹のラット（野生ラットと実験用飼育ラットを交配して作成したもの：感染 17 匹、非感染 19 匹、雄・雌ほぼ同数）を放って自然状態で飼育し、食料確保や交尾など自由に競合させて望遠鏡による行動観察（夕暮れより真夜中まで）を行った。その結果、トキソプラズマ感染の有無は、雄同士における優越性（より攻撃的、威嚇的、けんかに強い）や性行動の成功（マウンティング、射精するなど）になんら関係しないことが明らかとなった。また、雌においても出来たての胎児の数や子宮の傷などに差は無かった。すなわち脳に寄生しているシスト（解剖により確認済み）は、ラットの社会生活に影響を与える行動変化を何も起こしていなかったのである。これらの所見は、ラットの行動変化はトキソプラズマ自身にとって直接必要な部分にのみ起きていることを間接的ながらサポートしている。

脳病変の部位との関連

異なる視野に立ったもう一つのサポート論文を紹介する。トキソプラズマによるラットの行動操作は、脳内に寄生するシストと関連があるとされており、特に**扁桃体**へんとうたい（amygdala）と呼ばれる部位を中心に多くのシストが集まっていることが知られている。扁桃体は、**体験・学習**をして得た恐怖や不安などの情動の記憶に関わる部位であるため、トキソプラズマの寄生は「死の誘

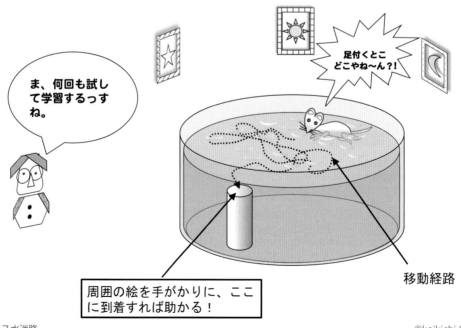

図2 モリス水迷路

©keikichi UCHIDA

惑」以外の"症状"（たとえば経験した恐怖・不安を忘れてしまうなど）を引き起こす可能性がある。この点を調べるためにスタンフォード大学のVyasら[7]は以下のような実験を行った。

[1] 観察室にラットを入れ、最初に一定の音を聞かせ、その音が終了すると同時に足に電気ショックを与えて、体験・学習による恐怖感を誘導した。翌日以降、同じ観察室に'入れる'という刺激、あるいは音を聞くだけで生ずる恐怖反応（筋の硬直など）を記録した。[2] 径150cmの円形プール（モリス水迷路 Morris water maze **図2**）でラットを泳がせ、水面下数cmに隠れているプラットフォーム（ラットが水面から首を出して乗れる台）を見つけ出す"恐怖"トレーニングを行ない、ラットが学習して短時間で台を発見して乗れるようになったことを確認した後、この台を除去してラットを泳がせると、ラットは恐怖の中で台の位置を思い出しながら、台があった場所の近くを泳ぎまわる。しかしトキソプラズマ感染による症状として扁桃体の異常があるときには、台の場所を思い出せずに台が無かった場所を探しまわることになるだろう。

実験の結果、全ての検査において感染、非感染群の間に差を認めなかった。すなわち、脳の扁桃体に多くのトキソプラズマ（シスト）が寄生しているにもかかわらず、トキソプラズマのネコ侵入には関与しない、単なる"症状"は観察されなかったのである。

以上の研究により、トキソプラズマは自分に関わりのある部分だけに関してラットを操作しているという可能性がいっそう高められた。これら様々な実験の結果は間接的ながらトキソプラズマによる精巧な"操作"の実在を確認していると考えて良さそうである。

なお、上述（2）、（3）のオクスフォード大、スタンフォード大による研究結果はトキソが病気を引き起こすこと無く、純粋にネズミの操作のみを誘導していることを強く示唆するもので、信頼出来るデータを得るための研究者の真摯な努力が感じられ、感動的であった。

（4）トキソプラズマはネズミたちを感染症から守っている！

以上見てきたようにトキソプラズマとネズミの関わりは限りなく繊細かつ緊密である。ネズミ無しではトキソプラズマは生存できないかもしれないほどの関係と言えるだろう。それを裏付けるようなデータがまだあった！（ここではマウスが用いられている。）

ネズミにトキソプラズマが感染しているとネズミは感染症にかかりにくい、あるいは病変が改善されるという論文である（Neal & Knoll[8]）。リステリア菌は敗血症や髄膜炎ずいまくえん（いわゆる脳膜炎）などを起こし致命率の高い病原菌であるが、この菌を用いたマウスの感染モデルにおいて、慢性トキソプラズマ感染が存在する場合、あるいはリステリア感染マウスにトキソプラズマの可溶性抗原（虫体成分）を治療薬として投与した場合、病変の明瞭な改善が見られた。例えばリステリア菌の感染によるマウスの死亡率は感染1週間で100％に達するが、トキソプラズマが産生するプロフィリン（profilin）という物質を、遺伝子組換え[*6]によって作製し、投与されたマウスでは100％の生存率が得られた（**図3**）。

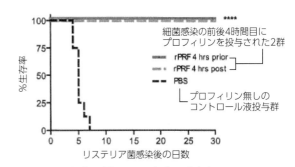

図3 死亡率の高い細菌に感染しているネズミの生存率
グラフ Neal & Knoll の論文[8]
（雑誌 PLoS Pathog, 2014）より引用。

ネズミはトキソプラズマがその生活史を完了させるための重要な宿主なので、ネズミの"健康維持"はトキソプラズマにとって大きな意義がある。著者らは「死に至るネコの誘惑」を引用し、この感染防止は実はトキソプラズマの"操作"ではないのかと考えている。リステリア菌以外でもネズミチフス菌、クリプトコッカス（カビの一種）さらに数種のウイルスなどにもトキソプラズマ感染が有効であるという。トキソプラズマはそこまで"考えて"手を打っているのか！という感じであるが、これまで見てきたように、アレだけ巧

脚注＊6　遺伝子組換え（蛋白質）：用語リスト参照

妙な操作ができるトキソプラズマならば、これはむしろ当然のことだろうという気もする。

トキソプラズマは人も操る！

（1）トキソプラズマに感染している人はネコの尿臭に反応する！

　人間に感染したトキソプラズマ（以後**トキソ**と略すことにする）はラットの場合と同じようにヒト脳内でシストを形成する点は全く同じである。それならば人のトキソ感染でも何か影響が出てくるのではないだろうか。これに関しては、チェコ共和国のチャールズ大学、Flegr ら[9]による「人間（男）でもネコの臭いが魅力的になる」という気味悪いタイトルの研究がある。

　この研究では、ネコ、ハイエナ、トラ、イヌ、ウマの尿サンプルを綿パッドに浸み込ませ、それぞれ蓋付きの不透明な実験用の瓶に保存、102人の女性（トキソ潜伏感染者19人を含む）、66人の男性（感染者15人）に臭いを嗅いでもらいその評価を求めている。評価は、臭は非常に心地よい臭いから非常に心地悪いまで7段階のスケールによる。なお、臭いが弱すぎる時には、スケールを使わず、臭いがしないと答えてもらう。参加者は全てチャールズ大学の学生である。

　その結果、トキソ感染のある人（男性）は非感染者とくらべ、明確にネコの尿を「心地よい臭い」と判断したのである。その他4種の動物尿については感染者、非感染者で差は無かった。少し無理があるが、ネコとネズミの関係を大昔の人類に当てはめれば、トキソ感染の男性は"ネコ"（実際には大型の野生ネコ科動物）に魅力を感じて近づく。そして最後は"ネコ"に食われるということだろう。もしそうならばヒトにも死の誘惑が有ったのか！？

　ここで非常に重要な所見を特記する必要がある。実はネコの尿が「心地よい臭い」と判断したのは男性感染者のみで、女性感染者では逆に非感染者と比べ、**「不愉快な臭い」**と判定した人が有意に多かったのである。一体何が起きているのだろうか？　男には「近寄れ」、女には「近寄るな」という正反対の指示。こんな複雑な"操作"が一体なぜ必要なのだろうか？（p.25の＜空想タイム＞参照）

　なお、本研究では、トキソの終宿主であるトラの尿臭に関し、男女共に大変不愉快という判断をしたとする結果が出ている。これに関しては、トラはヒトの天敵ではなかったためと考えられている（次項参照）。トラは今回の研究対象者が住むヨーロッパには分布していなかった。また著者らはフェリニンという匂い物質が、ネコには有り、トラには無いことも関連があるだろうと考えている。

（2）ヒトに近似しているチンパンジーの反応は？

　2016年に発表されたトキソ感染のあるチンパンジーに関する興味深い論文を紹介する（Poirotte ら[10]）。ヒトとチンパンジーは600万年ほど前に同じ祖先から分かれたという。動物として互いに最も近い関係にあり、遺伝子解析の結果でも両種の差はわずか数％程度しかない。ちょっと怖い話であるが、かつてヒトとチンパンジーの"混血児ヒューマンジー"が生まれたことがあったという話がニュースを賑わした。1920年代にアメリカ・フロリダ州の研究所でヒト男子の精液を使い、雌チンパンジーを妊娠・出産させたという内容である。倫理的な問題となり、生後数週間で安楽死させられたという（真偽の確認なし）。とにかくトキソ感染に関し、現在チンパンジーで起きていることは、多分、初期人類にもあったと考えて良いのではないだろうか？

　実験はガボンというアフリカの国で9匹のトキソ感染、および24匹の非感染チンパンジーを用いて行われた。ヒト、レオパード、トラ、ライオンの尿に対してチンパンジーが①臭いを探る行動（臭いを嗅ぐ、舐める）と②臭いに接近する回数を観察した。4種類の動物のうち、レオパードだけがチンパンジーの天敵で実際に多数が餌食となっている。ライオン、トラは（ネコと同様に終宿主ではあるが）チンパンジーが自然界で遭遇することは無いとされる。実験の結果、感染チンパンジーはレオパード臭に対してのみ探索および接近行動の回数を増加させ、非感染チンパンジーと比べ明らかな差が認められた。ライオン・トラ臭及びヒト臭に関しては、感染と非感染チンパンジーで差はなかった。すなわち天敵レオパードと餌チンパンジーはネコとネズミの場合と内容的に同じ結果が得られたことになる。なおチンパンジーの性差は明記されていない。ヒトでは男女で差があったが……。

ある文献[2)]によれば大型の野生ネコ類が長年にわたりヒトやチンパンジーを含めた霊長類の'天敵'としてふるまっていた可能性は十分有るという。人類が武器を持って狩猟を開始する以前には野生ネコ類はもっとも栄えた動物であり、巨大チータ（180万年前の化石あり）が人類の祖先と共存していたという。現在においても大型ネコ類はヒト以外の霊長類（チンパンジーやバブーン）を食しており、西アフリカの森林に住むレオパード（学名：*Panthera pardus*）の糞便分析によれば、栄養のかなりの部分（10-24%）を霊長類の肉から得ていたという。だとすれば、我が人類の祖先はネズミや他の霊長類と同じようにトキソに操られ大型ネコ類に近づいて捕食されていた可能性を否定できないだろう。

人類の歴史に関する資料にちょっと目を通すと、記述の不一致が多く、素人が立ち入るのは無理という感じになるが、あえて話を進める。現生人類ホモ・サピエンス、その以前に栄えたヨーロッパのネアンデルタール人（数万～30万年ほど前）をさらにさかのぼって、ホモ・エレクトス（約30～200万年ほど前）の時代になると、ヒトは敏感な嗅覚をもち、野生的・動物的な生活をしていたであろう。そして狩猟が開始されていない地域の男性は「死の誘惑」の真っただ中にあったと考えても良いのではないだろうか。なお狩猟は180万年前に存在したという記載はあるが、地域差が大きいだろう。

勿論この場合のトキソは現在の *Toxoplasma gondii* という種類とは異なる古いタイプのトキソであった。国立感染研の永宗喜三郎氏（2012）によれば、現在のトキソは約1万年前に出現したという。

＜空想タイム＞

既にみたようにネコ類の尿に対するトキソ感染動物の反応性は天敵の尿であるか否かに関連している。それならばヒトはなぜ人類の天敵とは思えない小さな"ネコ"の尿に反応するのか？

単純に考えれば、かつての巨大ネコ科動物（ヒトの天敵）が、現存のネコと同様の臭い物質（前出のフェリニンなど）を持っていた可能性があるだろう。或いはまた、原始人と小型の野生ネコ類は、トキソ伝播を促進する非常に密接な関係を維持していたのではないだろうか？

ホモ・サピエンスが大量にアフリカを出て世界に拡散したのは約27万年ほど前といわれているようだが、その後、急激に数を増やし、人間同士の戦い、流行病、飢餓などによる衰弱者・病人、それらによる多くの遺棄死体なども存在したのではないか？　ならばヒトは小形の野生ネコ、その他の小動物の食料源であった可能性があるのでは？　天敵とは言えないがトキソの拡散に強く関わっていた可能性がありそうである。ちなみに、イエネコの祖先は約17万3千年前にヤマネコ種から分れたといわれている。

ここで前出（p.24左下）の「女性はネコ尿に対して男性と全く逆反応を示している」ことの意義・背景についても考えてみたい。トキソの立場から推測すると、経胎盤感染（トキソに初感染した妊婦では胎盤を通じて胎児にトキソが感染する。後出の　先天性トキソプラズマ症を参照）で膨大な数の感染胎児を産出（トキソ拡散には死産でもよいかも）してくれる女性人類は、"身近な感染源"としての野生ネコの活躍も手伝ってトキソ伝播拡大に大きな意味があった可能性がある。そう考えると、ネコの尿臭が女性を不快にさせ遠ざけるということは意味のある"操作"であったかも……。女性が大型ネコ類の餌として消え去るよりも、はるかに効率的なトキソ伝播が期待できそうだ。女性が嫌がるネコ尿は「危険な森に出ないで家庭でがんばってね」というトキソのメッセージではなかったのか？？

一方、トキソはヒトの経胎盤感染を拡大するために自身の改革をしただろう。まず妊娠の継続サポートが重要と思われるが、マウスの実験「（4）トキソプラズマはネズミたちを感染症から守っている！」でみられたような感染防止などあったのかなぁ？？　同時に、胎盤への侵入、胎児へのスムーズな感染プロセスを作り上げたと思われる。なお、妊娠ブタなどでもトキソ初感染の場合に経胎盤感染や流産が見られるようであるが、トキソ伝播には数的にはるかに多い人類の役割が大きかったのでは？

ついでにつまらない妄想を一つ。今から1-2万年前、農耕が始まり穀物の保管が必要になった時、ネズミ対策としてのネコ飼育・ペット化が開始されたという。しかし、ネコの"ペット化"は、

そのはるか以前にトキソに感染をしていた男性が始めていたのではないか？　長期にわたる原始人とペットネコの親密な関係は、女性に対する「家庭でがんばってね」の完成を大きく促進したのではないだろうか？

（3）トキソはこっそりと人を変えている

トキソ感染したヒト（雄）がネコ尿臭に興味を示すというショッキングな結果が示された。しかも人間に非常に近いチンパンジーではラットに見られた「死の誘惑」もどきの反応が存在する。人間の脳でも他の動物と同じようにトキソが寄生しているのだから、他にも何かビックリするような影響があるのではないかというのは当然の疑問だろう。実は信じがたいほど多様な変化を起こしている可能性があるのである。通常では想像も出来ないような"人の変化"に関する研究結果を紹介する。

##　人格 personality が変わる！

トキソはヒトの性格・人格を変えてしまう！これに関しては、チェコの Flegr らのグループが膨大な研究業績を蓄積している。Flegr がアイデアマンであると同時に、チェコはトキソ感染者が比較的多く、人（特に軍人や学生、病院の患者など）を用いた研究がやり易い環境があったようで、他国ではなかなか出来ない研究を次々に発表している。彼によればチェコ共和国では 1992 年よりトキソの潜伏感染者および非感染者（IgG 抗体陰性者）を対象に、人格検査の 16PF 調査票（Cattell's 16-personality factors questionnaire）を用いた 11 の研究が行われたが、それらの結果を以下のようにまとめている [11]。ここでも著明な男女差がみられた。

（1）トキソ感染の男性は非感染の男性と比べて、より規則を軽視する、功利的である、疑り深い、嫉妬深い、独断的である。
（2）トキソ感染の女性は男性と全く逆で、非感染の女性と比べて、より道徳的・良心的で思いやりが有り、社交的で粘り強い。

なお道徳的・良心的という点に関しては、トキソ感染の期間が長いほど男性で著名に低下し、女性では上昇したと報告されている。
（3）感染の男女ともに、非感染者より自信が無く、不安・懸念などが強くみられた。

異なる調査票（Cloninger TCI）を用い、研究対象者に徴集兵や血液ドナーなども含めた研究では、
（4）感染の男女ともに、新しいものを避け冒険をしない、保守的であるという新奇性追求の減少が見られた。

さらに「セルフ・コントロールと衣服への気配り」に関する別の研究では、
（5）男性感染者は外見に無頓着であったが、女性では逆の傾向が見られた（ただし統計学的に有意差は無し）。

＜コメント＞人格検査はむずかしい

上記（2）では女性が「社交的」であったが、（4）では「なじみの無いもの（人）を避ける」という感じとなっており、整合性が気になる。あえてこれを書いたのは、実は今回の執筆中に、このような心理学などで用いられる専門用語が大変デリケートで理解が難しいことを身にしみて感じたからである。性格検査では用いる検査法によって微妙な差が出るようで、専門家の中でも議論があるということである。

ついでながら、素人が常々考えている"変なこと"を付け加えたい。トキソ感染者の特異な脳機能を分析するために、最近よく耳にする機能的磁気共鳴画像法（functional magnetic resonance imaging: fMRI）を応用できないだろうか？　感染者にネコ類の拡大写真を見せたり、尿の臭いを嗅がしたりして脳の機能を分析したら何か面白い・珍しい所見が得られないだろうか。珍しいというのは、数（十）万年前にトキソと協働で作られたヒト脳の古い部分がキラメクかも……？？

また、人格検査などを行う場合でも、単なる質問・質問表に加えて、fMRI を利用すればより正確（客観的）で有益な情報が得られないだろうか？

##　トキソ感染男性は女性にもてる

Flegr グループの Hodkova ら [12] は、男の大学生 89 人の顔写真をとり、関係の無い他学部の女子学生 109 人に見せて、男子学生を一人ずつ評価してもらった。評価項目は、（1）男として

の優越性・支配性（dominance）、および（2）男らしさ（masculinity）に関するもので、それぞれ 7 階級の尺度がある（残念ながら質問票の具体的内容は記載なし）。これと平行して男子学生のトキソ抗体が測定され、その結果 18 名の陽性者が得られた。質問に対する結果を集計すると、この 18 名では（1）、（2）についての平均点（z スコア[*7]）がそれぞれ 0.184、0.171 であった。また、71 名のトキソ陰性男性では、それぞれ− 0.057、− 0.030 であった。統計処理の結果、感染男子は非感染男子に比べ、**優越性**に関しては明らかに高得点を獲得しており、男らしさに関しても、ほぼ同様であった（ただし有意差は無し p ＝ 0.052[*8]）。この結果は、トキソ感染により男はより魅力的になる可能性を示唆している。

　これに関連する別の研究では、トキソ感染男性では男性ホルモンのテストステロンが増加していること（Flegre ら[13]）、また感染男子の平均身長は非感染者と比べて有意に高いことなどが報告されている（Flegre ら[14]）。なお、著者のFlegr ら[13] は、男性ホルモンの上昇による免疫抑制[*9] が先にあって、そのためにトキソ感染が引き起こされたという逆の可能性にも触れている。特に人が対象となる場合には因果関係の追及が困難なため、このような問題が起きる可能性が

あることに留意する必要がある。

トキソ感染雄ラットは雌ラットにもてる？

　トキソ感染は本当に男をより男らしくするのか？　それをサポートする動物実験がある。ほとんどの動物の雌には、不健康そうな雄、遺伝的欠陥を持つ雄、寄生虫など様々な病原体に感染している雄を見分けて性交渉を避けるという"鉄則"がある。将来に健康で病気に強い子孫を残すことが最大の勤めである雌にとっては当然のことであろう（Vyas[15]、Kavaliers ら[16]）。ところが、Dass ら[17] は**図 4** のような装置を用いて、発情期の雌ラットはトキソに感染している雄に引き寄せられ、感染雄の入っている筒の中に長時間留まることを確認した。また、別の装置を用い、実際に多くの交尾機会を持つことを確認したのである。さらに別の実験では、ラットでは交尾中に雄から雌へのトキソ感染が認められること（雄の副睾丸にシストが存在し、交尾後、膣よりトキソのシストが確認されている）、そして感染した妊娠ラットから生まれる新生ラットは高率（43/69）にトキソに感染していることが示された。トキソは雌ラットが好む感染雄をみごとに"作り出す"ことによって、感染のさらなる拡大を達成できる可能性が高いと考えられる。しかしDass らはトキソ感染雄と非感染雌の交尾が増加

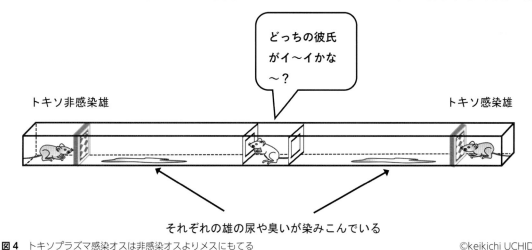

図 4　トキソプラズマ感染オスは非感染オスよりメスにもてる　　　　　　　　　　　©keikichi UCHIDA

することが、自然界におけるトキソの種の維持・繁栄に実際的な貢献しているという証拠は無いことを認めている。

＜コメント＞
　注意深い読者は、本原稿 p.22「＃＃死の誘惑以外の行動変化を起こさないのか？」の中で、Berdoy ら[5] の野外実験の結果、「トキソプラズマ感染の有無は、雄同士における優越性や（雄の）**性行動の成功**になんら関係しないことが明らかとなった」という記述があったことを思い出されたかもしれない。これは上記の「トキソ感染の雄ラットが雌に好かれる」という結果と矛盾しているのではないか？　この点に関しては、Vyas の論文（Ref 15）で、Berdoy らの実験は広い敷地に放し飼いにされた集団のラットを観察したもの、今回の Dass らの研究は隔離された環境で雌の行動が一匹ずつ観察されて得られた結果で、両者を比較することは困難と結論付けている。

従来無視されてきたトキソの感染経路（性行為とトキソ感染）

　トキソ感染している男性が女性にとってより魅力的になるというのはどうも確からしい。ならば、ヒトでも上記のラットと同様に、男性が妊婦に感染をうつし、さらに胎児を巻き込んでトキソの感染拡大に寄与しているのだろうか？　その前に人間の場合、性交渉によるトキソの伝播は有るのか？　**図 1**（p.19）に示したように、通常ヒトへの感染はネコ糞便中のオーシストあるいは生肉中のシストの経口摂取である。事実、臨床の場で性交渉によるトキソ感染の重要性が強調されることはほとんど無いようである。

　しかし、「ヒトでは性感染は無い」と安易に切り捨てるのはまずい。特に我が祖先である原始人のことを思うと、文明国の資料で判断し、過去を無視するのはどうか？　野生動物に近かった原始人では性感染が普通にあったかもしれない。ということで、とにかく話を進めてみよう。

　ほとんど話題にならないが、性交渉による感染が有るという報告は存在する。Medical Hypotheses（医学的仮説）という雑誌があるが、その中で Flegr ら（2014）[18] は、妊娠中にト

キソに感染した 69 名の女性の聞き取り調査において、男性パートナーとの無防備な性交の量が多かった女性ほどトキソ**抗体価**[*10] が高いという正の相関が得られたと報告している。またヒトの精液中にトキソの**急増虫体**が存在することがあり、これが免疫を持たない女性の体内に侵入したら感染が成立する可能性があると考えている。（急増虫体は胎児への経胎盤感染 ―母子感染― にも関与する。）

　これだけのデータでは少し不安なので最近の情報をチェックしてみたところ、Kankova ら（Flegr のグループ）の論文が見つかった（2020）[19]。それによると、出産年齢の女性のトキソ感染率と梅毒、淋病などの性感染症の発生率には正の相関があること、性行動が乱れている人たち、性労働者、同性愛者にトキソの感染率が高いことなど、性交渉との関連をサポートするデータは様々な国で報告されているようである。性感染症としてのトキソプラズマ症は確かに重要そうだ。

　しかし性感染が実際にどの程度の頻度で起きているのか？　ヒトの場合、性交によって妊娠中の母親への感染が起こるならば、重篤な新生児の先天性トキソプラズマ症（後出）の発生増加に関わってくる可能性がある。日本ではトキソ感染率が低く（8%）、また正確な診断・治療が行われる環境が整っているが、発展途上国の状況を考えると、暗闇の中で大きな問題が起きているという可能性があるのではないか、心配である。

世界の文化や経済に及ぼす影響

（1）トキソ感染率が文化を決める？

　トキソ感染で人格や行動が変わるならば、とんでもない大きな影響が起こりうる。なぜならばトキソの感染者数は膨大な数に上るからである。重要な感染症として近代医学が真剣に対策に取り組んでいるのに、推定では世界人口の 3-5 割が感染しているという（Flegr ら[20]）。感染率は国によって大きく異なり、1986-2012 年に 88 カ国で実施された妊娠可能年齢（22 才として調整してある）の女性のトキソ抗体陽性率（**注意：個別調査の結果であり、国の推定平均値ではない**）は 3% から 84% であり、40% 以上の結果が得られたのは 32 カ国もあった（**表 1**）。

　Lafferty[21] は、前出 Flegr らが記載したトキ

表1 トキソプラズマの感染率分類（女性）

国別感染率（%）				感染率による地域別の国数		
70%以上		10%以下			40-69%	11-39%
マダガスカル	84	ノルウエイ	9	（A）大洋州	0	3
コスタリカ	76	米国	9	（B）アジア	3	6
ナイジェリア	71	ベトナム	9	（C）アフリカ	6	8
ガボン	71	アイスランド	8	（D）ヨーロッパ	5	22
カメルーン	70	日本	8	（E）中近東	5	6
		英国	6	（F）北米	0	1
		韓国	3	（G）中南米	8	3
国数の合計	5		7		27	49

国の総数 88（Flegr[20] のデータに基づき再計算したもの。1986-2012 のデータ）

Flegrら[20]のデータ（雑誌PLoS One, 2014)に基づき著者が再計算した。

ソが人格に与える影響（特に男がより男らしくなる；男女ともに、未来や安全に対する不安が強くなる）に注目し、それが文化にまで影響を与えているのではないかという予想をした。そして感染率が高い国ほど、男が幅を利かし、物質主義的で厳格な法律・規則が存在する文化が維持されているであろうと考え、関連する 3 つの文化指標、すなわち（1）男の優位性、（2）不確実性の回避（例えば法の整備などにも関連する）、（3）**神経症傾向** aggregate neuroticism（これは病気ではなく心配性であり良い意味では危険を避けて慎重に行動できるタイプ）に関する 39 カ国の数値データを集めて、それぞれの国のトキソ感染率との関連を検討したのである。

トキソ感染率を横軸に、文化指標のデータを縦軸にとってグラフを作ると、指標（3）では強い正の相関が得られた。また、指標（1）と（2）に関しては、背景がかなり異なる日本、中国などアジアの 5 カ国を除いた場合、同様な結果が得られた。Lafferty の予想通り、トキソ感染率が高い国ほど男性優位の文化で、将来に対する不安などを強く意識する用心深い文化であった。これはトキソ感染が国の文化にまで影響を及ぼしている可能性があるというショッキングなデータである。少なくともトキソ感染が文化形成の要因の一つであることは確かなように思われる。

（2）リスクを伴うビジネスマンのトキソ感染率

最近、トキソ感染とビジネスの意外な関連が報告された（Johnson ら、2018[22]）。アメリカのコロラド大学において経済学部（専攻科として財政学、会計学、マーケティング、経営学・起業がある）、文系・理系の学部（専攻科として心理学、生物学、物理学，化学などがある）に所属する学生 1,495 名を対象にトキソ IgG 抗体を測定したところ、328 人（22%）の陽性者、968 人（65%）の陰性者が得られた（199 人は判定不明瞭なため削除された）。その結果を学部および専攻科別に分析したところ、経済学部の学生はトキソ陽性率が非常に高く（31%）、陽性者が経済学を専攻する確率は陰性者のそれと比較して有意に高かった（オッズ比*[11]1.4）。また経済学部に所属する学生だけに限ると、トキソ陽性者がリスクを伴う経営学・起業を専攻する確率（オッズ）は、経済学の他分野（会計、財政、マーケッティング）を専攻する確率（オッズ）の 1.7 倍高く、経営・起業グループのトキソ抗体陽性率は 42%（24/57）にも達していた。

また学生ではなく既に起業活動を行っている者（197 人）を対象とした調査でも、トキソ陽性者は陰性者に比して自分のビジネスを順調に開始させた確率が 1.8 倍高かった。

さらに 42 カ国のデータを分析し、トキソ感染率が高い国ほど起業を企てている人、あるいは実

脚注＊10 **トキソ抗体価**：トキソに特有な IgG 抗体の量。抗体価はトキソに初感染後の急性期に上昇し、その後慢性化するにつれて次第に減少する。

脚注＊11 この場合のオッズ比とは、トキソ感染があるグループにおける経済学専攻の確率（オッズ）をトキソ感染無しのグループの経済学専攻の確率（オッズ）で割り算したもの。全く差が無ければオッズ比は 1 となる。

際に事業活動をしている人の割合が大きいこと、そして‘失敗のリスクが不安で起業を実施できない’人の割合が少ないことも示された。

<コメント>
　自分は最初の頃、全くの素人で、トキソ感染のため**神経症傾向**があるならば、悩みごとが多く、優柔不断でビジネスには向かないだろうなあと何となく思っていたが、全く逆であった。よく調べ直してみると、神経症傾向というのはそんなに悪いことではなくて、神経質であるが故にかえって周囲によく気遣い、注意深く慎重に事を進めていくタイプということであった。

　もう一つ。人格検査は解釈が難しいというコメントをしたが（p.26）、上記コロラド大学の「リスクを伴う経営学・起業を専攻する学生ではトキソ感染率が圧倒的に高い」という結果は、Flegr がチェコでまとめた人格検査の結果　「トキソ感染者は、新しいものを避け冒険をしないという新奇性追及の減少」を示すという結果と相反する感じがする。この辺り、本当に複雑である。もしかしたら、次のテーマである血液型が関連してるのかなあ……？？？

トキソ感染と交通事故

　チェコにおいて、交通事故を起こした人 146 人とコントロール群 * 12 として事故に関係のない 446 人を対象に、トキソ IgG 抗体および IgM（脚注 * 13 参照）抗体検査が実施された（Flegr ら 23)）。

　調査の結果、事故者の 39.7%、対象者の 18.8% がトキソ潜伏感染者と診断 * 13 され、事故者の感染率が明らかに高く、トキソと事故との関連が見られた（p < 0.0001）。また事故が起きるリスクを比較すると、トキソ感染者は非感染者に比べ明らかに高かった（オッズ比：2.65）。また 60-70 才でのオッズ比は 3.16 であった。

　さらにトルコにおける研究でも、運転中に事故を起こした 185 人と、居住地、性・年齢をマッチさせた事故とは関係のない対照者（185 人）におけるトキソ IgG 抗体陽性率が比較され、事故者では 24.3%、対照者では 6.5% と明確な差がみられた（Yereli ら 24)）

　トキソ感染者に事故が多いのは何故だろうか？

Havlíček ら 25)（Flegr グループ）により、60 人のトキソ潜伏感染者と 56 人の非感染者（総計男性 69 人、女性 47 人）を対象に、視覚刺激に対する反応時間の検査が行われた。黒いコンピュータ画面の中央に 1cm 四方の白い像が 1 〜 8 秒間隔でランダムに 3 分間点滅するので、被験者は瞬時に専用のキーを押して反応するよう求められている。実験の結果、感染者の反応時間は非感染者に比べると有意に延長していた。さらにトキソの感染期間が長いと考えられた患者（トキソに対する IgG 抗体価は次第に低下していく）ほど平均反応時間が長くなることも示された。トキソ感染による反応時間の遅れと事故発生の関連づけはまず問題ないだろう。

　以上の研究結果は、トキソによる“操作”と直接結びつけられてはいないようだ。脳細胞に寄生するトキソ感染の症状と考えてもそんなに矛盾は無いだろう。一方、トキソ感染者は規則を軽視するという人格変化の関与なども考慮すると“操作”を完全に否定することも出来ないような気がする。さらに数（十）万年前の時代においては、トキソ感染により反応速度が遅くなったヒトは大型ネコ類の餌食になるチャンスが高かったと考えられるのでなおさらである。

　でも交通事故という超現代的な事象と進化の中で生まれたムシによる操作を関連付けるのはちょっと抵抗がある。その後、本研究の結果には大きな問題が隠れていたことが明らかとなった。

血液型によってトキソ感染の影響が異なる

　上記 Havlíček ら 25) の交通事故に関する結果は 2001 年に発表されたもので、実は研究対象者の選定に問題があったことが後年になって判明した（血液型が考慮されていなかった）。しかし、得られた結果自体は大変興味深いものであり、研究は継続されて次に述べる新発見に発展したのである。

　2008 年、チェコの Novotna ら 26)（Flegr のグループ）は、トキソ感染により瞬時の視覚刺激に対する反応時間が延長するようになり、交通事故の増加につながるという同グループの成果に関連して、**Rh 血液型** * 14 が反応時間に大きな影響を与えることを確認したのである。すなわ

図5　Rh 血液型が反応時間に与える影響（男性のデータ）

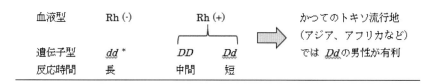

トキソプラズマ感染者（トキソ感染が反応時間に関与）

血液型	Rh (-)	Rh (+)		かつてのトキソ流行地
遺伝子型	*dd* *	*DD*	*Dd*	（アジア、アフリカなど）
反応時間	長	中間	短	では *Dd* の男性が有利

トキソプラズマ非感染者（血液型が反応時間に関与）

* Rh 陰性者数が減少
** Rh 陰性者数が増加

血液型	Rh (-)	Rh (+)		かつてのトキソ非流行地
遺伝子型	*dd* **	*DD*	*Dd*	（ヨーロッパなど）
反応時間	短	長	長	では *dd* の男性が有利

Novotnáら[26]の記載（雑誌 Parasitology, 2008）に基づき著者が作製した。

ち、トキソ感染**男子**の場合（**図5上部**）、Rh 陰性者（Rh（−））では、反応時間が延長するが、Rh 陽性の場合は、感染してもこのようなことは起きない。さらに興味深いのは、Rh 陽性でも遺伝子型が**ヘテロ接合体** *(Dd)* を持つ男性がトキソに感染した場合にはホモ接合体 *(DD)* を持つ男性と比較して**反応時間がより短かい**という発見である。また同論文にはトキソ感染をしていない Rh 陰性の男性（遺伝子型はホモ接合体 *dd* のみ）は、Rh 陽性の男性よりも反応時間が短いという発見も記されている（**図5下部**）。トキソ感染とは関係なく Rh 血液型自体が反応時間に影響を与えていたのである。

Rh 遺伝子は、その役割、存在意義が不明のまま、様々なタイプが異なる頻度で世界に分布している。例えば何故ヨーロッパ人には Rh 陰性者が多いのか？（陰性の比率はヨーロッパ人 20%、アフリカ人 5% など。日本人では、わずか 0.5%）。

Novotna らは瞬発的な反応時間の結果に基づき、次のように考察した（**図5矢印**）：

かつてトキソ感染が存在しなかった地域においては、機敏な野性動物の捕獲、部族間の戦いなどに Rh 陰性（遺伝子型 *dd*）が有利であり Rh 陰性者が増加しただろう。逆にトキソ感染が多い地域ではヘテロの Rh 陽性（*Dd*）が有利であっただろう。そして不利な Rh 陰性者は減少しただろう。かつてのヨーロッパでは野生の大型ネコ類は少なくトキソ感染も少なかったと考えられるので Rh 陰性者が多かったに違いない。一方、アジア、アフリカはその逆でトキソが流行していたため Rh 陰性者は少なかっただろう。後年、ヨーロッパでは飼育されたネコの増加に伴うトキソの増加により Rh 陽性者が次第に増加するようになった。

不明な点も多いが、Rh 陽性／陰性の地域差はトキソが関与して作られたという説明である。ト

脚注＊12　コントロール群：どのような研究でも、治療効果を確認するには治療を受けた人・動物（治療群）に対し、治療無しの人・動物（非治療群）を作り、両者で得られた結果を比較するが、非治療群をコントロール群という。人の場合コントロール群では見た目は同じニセ薬（偽薬ぎゃく）が与えられることも多い。なお、同じ意味で対照群という語もよく用いられる。

脚注＊13　潜伏感染者の診断：無症状の長期感染者の診断には免疫検査が用いられる。既に出たようにヒトはトキソ感染によりトキソ特異的 IgG 抗体を産生するが、感染初期に限って（概ね半年ほど）IgM という抗体も産生される。ここでの潜伏感染者とは IgG 陽性かつ IgM 陰性者である。（IgM 抗体に関しては、5章の「免疫とは：（1）抗原抗体反応による異物排除」の最後の部分（p.64-65）も参照）

脚注＊14　Rh の血液型は大変複雑であるが D 抗原（これは赤血球上にある蛋白質）の有無により Rh 陽性と Rh 陰性に分けられる。すなわち Rh 陽性者の赤血球には D 抗原が存在し、陰性者では存在しない。少しわずらわしいが D 抗原を作る遺伝子を *D*、作らない遺伝子（異なる種類が複数存在する）を *d* とした場合、個人の**遺伝子型**としては**ホモ接合体**では *DD*（父母より同じ D 遺伝子をもらった）と *dd*（父母より同じ *d* 遺伝子をもらった）、**ヘテロ接合体**では *Dd*（父母より異なる遺伝子をもらった）の3型ができる。*D* は *d* に対して優性なので *DD*、*Dd* では D 抗原が作られて共に Rh 陽性となり、*dd* では D 抗原ができないので Rh 陰性となる。

キソ研究に打ち込んでいた Flegr グループならではのアイデアである。

原始時代の人類は生肉の生食などにより、トキソ感染率は次第に上昇したと思われる。また上記のように男は狩猟や戦いに備えなければならない。瞬時に判断し適切な行動を起こす能力は必須であり、Rh 遺伝子型（*Dd* 或いは *dd* の存在）は大きな役割を担っていた可能性がある。

ここでまた妄想。部族の存続・繁栄に重要な *Dd* はトキソによるヒトの操作に関連して生み出された遺伝子ではないのか？　反応時間の短いトキソ感染男子だけで構成された"エリート集団・軍団"が存在し、重要な役割を果たしていた可能性があるのでは……？　そしてもしかしたら、これらのプロセスの中で人類とトキソの"友情"（助け合い）が特に強化されたのでは？？

Rh 血液型のさらなる役割

さて以下はトキソ感染とは直接関係の無い話であるが、2016 年、Flegr はトキソと Rh 血液型の関係をさらに進展させて、これまで知られていなかった、より普遍的なヘテロ接合体の役割を予測した[27]。彼は世界 65 カ国において、125 に及ぶ各種疾患の死亡および**障害調整生存年数**（DALYs [*15]）のデータと、Rh 遺伝子型との関連を解析し、Rh 陰性（*dd*）のヒトでは特定の疾患（様々な悪性腫瘍、アルツハイマー病、パーキンソン病、心血管疾患など）の疾病負荷が増加するが、逆にヘテロ接合体（*Dd*）を持つヒトでは、それが抑制されるというデータを得たのである。すなわち *Dd* は健康上の利点を持っていた。民族あるいは人類全体としてみると、Rh 陰性（*dd*）の不利益は、ヘテロ（*Dd*）の存在によって帳消しとなり、全体としての利益が期待できると考えられた（これもトキソの操作か？）。Flegr は、これが今日なお、人類が Rh 血液型を持ち続けている理由であろうとしている。長年にわたる彼らのトキソ研究が、それまで不明であった Rh 血液型残存の意義付けに結びついたというわけである。

なお Rh 血液型がトキソ感染による反応時間の延長・短縮に関わっているならば、トキソ感染による性格変化などにも影響を与えているのではないか？　それを確認するための実験が既に行われていると思われる。しかし遺伝子の関与する研究は、これまでほとんど考慮されることがなかった。またその効果も不明である。遺伝子が研究結果に大きな影響を与える可能性は無視できないので、今後の大きな課題であるが、実施には困難が伴うだろう。

病気としてのトキソプラズマ症

トキソに関する珍しい話やビックリするような話を紹介してきたが、トキソは寄生虫の一種であり、一般的に想像される病原体としての顔も持っているので手短に紹介する。なお病気・症状はあくまでも現代人のもので、"原始トキソ"の時代の人類がどんな症状で苦しんでいたのか、真実は不明である。

（1）先天性トキソプラズマ症

母親が妊娠中に初めてトキソに感染すると、それを防御する免疫ができてないので、トキソは急激に増殖（急増虫体である）し胎盤を通じて胎児に感染する。特に妊娠早期に感染した場合には出生児の異常が著明となる。低体重、肝障害などのほか、トキソの脳内侵入により、水頭症、脳内石灰化、網脈絡膜炎もうみゃくらくまくえん（視力低下や視野狭窄などの眼症状）、てんかん など重篤な症状が出現する。また、出生時に異常が無くても、生後 10 年以上も経ってから視力障害や精神・運動系の障害が現れることがあるという。

（2）免疫不全者のトキソプラズマ症

トキソ感染者の多くは急性期が過ぎて免疫を獲得すると、潜伏感染となり無症状（或いは軽症）であるが、何らかの原因でトキソを押さえ込んでいた免疫機能が低下するとトキソは勢いを取り戻し、明らかな症状を起こすことがある。例えばエイズ、白血病、ステロイドなど免疫抑制剤の長期使用中の患者では、トキソプラズマ脳炎、肺炎、網脈絡膜炎などがみられる。

（3）トキソと精神疾患

トキソは人の脳に寄生するため、様々な精神疾患にも関連する。この場合は、トキソが自分の生存のためにヒトを操作するということではなく、脳にダメージを与えて症状を起こすと考えなければならない。オランダの Sutterland ら（2015）[28]

は 50 個の論文の**メタ解析**＊16 を行い、統合失調症、双極性障害（躁うつ病）、**強迫性障害**（OCD: obsessive-compulsive disorder）および薬物依存症（主にヘロイン）の患者は、健常人と比べてトキソ感染の確率が高いことを報告した（オッズ比 1.52 ～ 3.4）。但しトキソがこのような精神障害の直接的な原因であることが証明されている訳ではない。

統合失調症の場合は、その発症前にトキソに感染をしている例が多いこと、また、失調症患者ではトキソ抗体価が高いというデータなどにより、その誘因となっている可能性が示唆されている。この結果はさらに別のメタ解析でもサポートされている（Gutierrez-Fernandez ら 29)）。また別の研究では、トキソ感染は統合失調症の症状を引き起こすドパミン＊17 産生を増加させること（Prandovszky ら 30)）、キヌレニン代謝＊18 を促進させ統合失調症の悪化に関わる可能性（Notarangelo ら 31)）が報告されている（但しマウスでの実験）。また、あくまで間接的なサポートではあるが統合失調症の治療薬（ハロペリドールおよびバルプロ酸）はトキソの発育を阻止するとか（Jones-Brando ら 32)）、トキソ感染でラットに誘導される「死の誘惑」行動を消去する（Webster ら 33)）などという興味深い報告も有る。

（4）その他の障害

肥満や関節リウマチとの関連が指摘されているほか、膵臓すいぞうに進入したトキソがインシュリンを分泌するランゲルハンス島（膵臓内に散在する）に障害を与え、糖尿病を起こす可能性も示唆されている。

トキソ研究の問題点（総まとめ）

これまでの研究結果は、綿密な計画と地道な努力によって得られたものであるが、様々な制約により問題点も多い。重要なことなのでここで整理してみる。

（1）研究対象者

トキソ感染の影響を調査するには、目的に適した多数のサンプルを必要とするが、様々な困難に直面する。特に人の場合は性、年齢はもとより、細かな個人情報が必要となる。今回紹介したデータにおいても当初は無視されていた血液型（Rh）が考慮されることによって重要な事実が初めて明らかとなった。個人・集団の遺伝子が関与する研究は実施上の困難も多く、運が悪いと誤った（あるいは混乱する）結果を残す可能性がある。運の悪さが出たついでに細かなことをいえば、「トキソ感染者はネコ尿の臭いを好む」というが、ペット猫が大好きな人はトキソ感染と関係無く、ネコ尿に対する忌避反応は弱いかもしれない。細かすぎる理屈だが、ネコ好きのヒトがハイエナやトラなどの知らない尿の臭いを嗅がされれば、ネコ臭では嬉しくなるかも……。

既に書いたが、こんな時にも前記の fMRI 検査（p.26〈コメント〉）で区別できないのかなあ？

（2）実験動物

研究対象が動物の場合でも、野生のラット、半野生の交配ラット、実験室で生まれ育ったラット（いずれもドブネズミという種類）では結果に差が出るだろう。それどころか同じラットでも生直後に母ラットから分離されるという強いストレスを体験したラットは、ストレス無しのラットと比べ、成長後に不安や恐怖感に対する反応が変

脚注＊15　**障害調整生存年数**（DALYs: Disability-adjusted Life Years）：ある疾患の重要性を評価する際、死亡数の多いことが第一に考慮されていた。しかし、死亡以外に、その疾患に起因する様々な健康障害が患者を苦しめている点も考慮されるべきという立場から、DALYs が用いられるようになった。これは「早死により失われた年数」と「障害に苦しんだ年数（死亡を 1 とすれば障害の程度により 0.5 などと調整する）」を加えたもので"失われた"命および健康の総量（年数）である。

脚注＊16　**メタ解析**：同じ目的で実施された研究でも、得られる結果は様々であることが多々ある。メタ解析では、適切な研究方法（ランダム化比較試験など）を用いて実施された研究のみを複数選び出し、それらの研究結果を統合して統計処理を行うので信頼性の高い結果が得られる。

脚注＊17　ドパミン：神経伝達物質として神経機能に関与しているが（酒を飲んでよい機嫌になるなど）、統合失調症にも関わるという。

脚注＊18　キヌレニン代謝により産生される化学物質（キヌレン酸など）は統合失調症の症状と密接に関わっているという（植村ら 34)）。

化するという。例えば Abdulai-Saiku ら[35]は、トキソ感染ラットに見られる"死の誘惑"反応は消失し、逆に恐怖反応（ネコ臭に近づかない）を示すようになると報告している。

　勿論、動物の種類が異なれば結果は全く異なる可能性がある。トキソ研究ではラットの他にマウスがよく用いられている。ラットは最も新奇性を嫌う動物として知られ、マウスは逆に新しいもの好きである（ref.4）。また、ラットはトキソ感染で記憶力は影響を受けないが、マウスでは著明に低下する（Witting[36]）。このような事情があるため、本書では混乱を避けるためにマウスのデータは一部を除きあえて省いている。

（3）研究に用いるトキソの"種類"

　本書では"トキソプラズマ"（学名：*Toxoplasma gondii*）という語しか出ていないが、遺伝子レベルでは様々な"トキソ"を含んでいる。

　トキソプラズマという種類は大きくタイプ I, II, III の3系統に分けられ、I は強毒性、II は弱毒性、III は無毒とされていたが、最近では遺伝子解析に基づき 16 グループに再分類されるようになった。2020 年、日本のトキソ調査が報告されたが（Fukumoto ら[37]）、それによれば、さらに新しい 2 グループが出てきそうである。

　トキソはほとんどの哺乳動物や鳥類に寄生しているということを前に書いたが、これまで検査されたことのない野生動物に寄生するトキソ遺伝子の解析が進めば今後一体どうなることやら……。様々な動物のトキソが人間に迷い込む可能性も十分あるだろう。最近（2018）、デンマークのトキソ患者 18 人より得られたトキソの遺伝子を解析したところ、デンマークには存在しないと思われていたトキソ株が 5 人より得られたという（Jokelainen ら[38]）。輸入肉類を食べて、海外のトキソに感染したり、場合によっては、未知の動物由来のトキソに（重複）感染していることがあるかもしれない。特に疫学調査などで、このように様々異なるトキソが研究に紛れ込むと、信頼できる結果を得られない可能性がある。

　ところで、本著者自身の＜想像・空想＞などでは単一の「トキソ」があちこちに使われているが、これは完全に非科学的である。現代の *Toxoplasma gondii* は約 1 万年前に出現した

とされているが、我が妄想に出てくるのは数万年、数十万年前の"原始トキソ"であり、これがどんなものかは不明である。しかし、これが無いと自分は"夢見る"ことができないのだ。ゴメンナサイ。

（4）結論の解釈について

　今回紹介した多くの論文は「結論」として「トキソに感染している動物の行動や性格が変わった」と書いている。しかしトキソが原因となって変化したとは一切述べていない。今日インターネットの世界では、「このような結論がありました」という記載があると"単なる関連"と"因果関係"が混同されて、アッという間にそれが真実として拡散してしまうことがあるので注意して頂きたい。実際に Flegr 自身はトキソが性格を変えたのではなく、トキソに罹りやすい性格の人が存在する可能性についても述べている[11]。

　Johnson & Koshy（2020）[39]はトキソ研究の弱点を指摘し、結果の信頼性に首をかしげている。しかし完全な研究環境を期待することは難しい。得られた結果は様々でも、その中に重要な真実が混じっている可能性を信じつつ更なる発展を目指すことが科学的と称する営みの常道であろう。

トキソ最後の結び（妄想）

　原始時代の人間にもどって素人的な想像をめぐらすと、もしかしてヒト（特に男）はトキソによって作り上げられた"ゾンビ（もどき）"ではなかったのか？　男は狩に出て巨大チータの餌食になったり、生肉を食べてトキソに感染し、女に感染を広めると共に、多くの先天性感染児を産ませる（流産・死産の遺体は動物の餌になり感染を拡大させただろう）。特にヒトは人口が比較的多いので、トキソにとっては最高のターゲットではなかったか？　しかし、そんなあくどい寄生虫をヒトが何万、何十万年？もの間"養ってきた"ということは、トキソこそが"人間との生存戦争"における勝利者だったのかも？

　しかし勝ち負けの話では済まないだろう。長い付き合いにおいて、トキソが人類に与えたであろう様々な影響の中には、人類がトキソに感謝すべき多くのメリットがあったのは確かと思われる。

前出のように、トキソは戦いや狩猟に適した強靭な男を多数作ってくれた。男は魅力的になり、女性を惹きつけ多数の子供を作った。もしかしたら人類の人口増加（結果的には繁栄）にも関与しているのではないのか？　また変な空想だが、現代の独身者の増加の一部はトキソさんが居なくなったから……？？　さらにまた、国の文化とか経営や起業などトキソが知るはずも無い現在の世界にまで有益な影響を与えている。トキソ感染による性格変化が全く偶然に人類の社会的・経済的な発展を支えているだけなのかも知れないが、そうだとしても本当にすごいことである。ヒトが気づかずに現在なお、お世話になっている可能性があるのだ。

　現代人が忌み嫌う感染症を引き起こす"悪者"トキソが文明国では減少中であるが、なかなか無くならないことと関係あるかもしれない。現代医学では"有害な"感染症を撲滅することが理想であろうが、ヒトの体は、まだムシを必要と判断しているのかもしれないのだ。いや、絶対に必要としていると思う。

　トキソはヒト以外の動物にも大きな影響を与えたのではないだろうか。以前に書いたようにトキソはほとんど全ての哺乳類および鳥類に寄生でき、これらの中間宿主の生涯にわたり無症状（軽症状）を維持してトキソ自身が生き続けることができる。これは何を意味しているのか？　もしかしたらトキソは自分の気に食わない哺乳動物／鳥類を排除・絶滅させた？？　もしそうなら次々に各種膨大な数の生き物を絶滅させ続けている人類に匹敵する凄い生き物ということになる。

　ここでトキソの独り言が聞こえてくる。

　「べつに、あなたを助けたり殺したりしようと思っている訳じゃないよ。自分が生き延びるために必死になっているだけ」。

参考文献

1. Berdoy M, Webster JP & Macdonald DW. Fatal attraction in rats infected with *Toxoplasma gondii*. Proc R Soc London B 2000; 267:1591–1594.

2. Kaushik M, Knowles SCL & Webster JP. What makes a feline fatal in *Toxoplasma gondii's* fatal feline attraction? Infected rats choose wild cats. Integrative and Comparative Biology 2014; 54(2): 118-128.

3. Lamberton PHL, Donnelly CA & Webster JP. Specificity of the *Toxoplasma gondii*-altered behaviour to definitive versus non-definitive host predation risk. Parasitol 2008; 135: 1143-1150.

4. Webster JP, Brunton, CFA & Macdonald DW. Effect of *Toxoplasma gondii* upon neophobic behaviour in wild brown rats, *Rattus norvegicus*. Parasitol 1994; 109: 37–43.

5. Berdoy M, Webster JP & Macdonald DW. Parasite-altered behavior: is the effect of *Toxoplasma gondii* on *Rattus norvegicus* specific? Parasitol 1995; 111: 403-409.

6. Webster JP. The effect of *Toxoplasma gondii* and other parasites on activity levels in wild and hybrid *Rattus norvegicus*. Parasitology 1994; 109: 583-589.

7. Vyas A, Kim S-K, Giacomini N, et al. Behavioral changes induced by *Toxoplasma* infection of rodents are highly specific to aversion of cat odors. Proc Natl Acad Sci 2007; 104: 6442–6447.

8. Neal LM & Knoll LJ. *Toxoplasma gondii* profilin promotes recruitment of Ly6C[hi] CCR[2+] inflammatory monocytes that can confer resistance to bacterial infection. PLoS Pathog 2014; 10(6): e1004203. doi:10.1371/journal.ppat.1004203

9. Flegr J, Lenochová P, Hodný Z, et al. Fatal attraction phenomenon in humans - Cat odour attractiveness increased for *Toxoplasma*-infected men while decreased for infected women. PLos Negl Trop Dis 2011; 5(11): e1389.

10. Poirotte C, Kappeler PM, Ngoubangoye B, et al. Morbid attraction to leopard urine in *Toxoplasma*-infected chimpanzees. Current Biology 2016; 26: R98-R99.

11. Flegr J. Effects of *Toxoplasma* on human behavior. Schizophr Bull 2007; 33: 757–760.

12. Hodková H, Kolbeková P, Skallová A, et al. Higher perceived dominance in *Toxoplasma* infected men – a new evidence for role of increased level of testosterone in toxoplasmosis-associated changes in human behavior. Neuroendocrinol Lett 2007; 28: 110-114.

13. Flegr J, Lindová J & Kodym P. Sex-dependent toxoplasmosis-associated differences in testosterone concentration in humans. Parasitology 2008; 135(4): 427–431.

14. Flegr J, Hrusková M, Hodný Z, et al. Body height, body mass index, waist-hip ratio, fluctuating asymmetry and second to fourth digit ratio in subjects with latent toxoplasmosis. Parasitology 2005; 130: 621–628.

15. Vyas A. Parasite-augmented mate choice and reduction in innate fear in rats infected by *Toxoplasma gondii*. J Experimental Biol 2013; 216: 120-126.

16. Kavaliers M & Colwell DD. Discrimination by female mice between the odours of parasitized and non-parasitized males. Proc R Soc Lond B 1995; 261(1360): 31-35.

17. Dass SAH, Vasudevan A, Dutta D, et al. Protozoan parasite *Toxoplasma gondii* manipulates mate choice in rats by enhancing attractiveness of males. PLoS One 2011; 6(11): e27229.

18. Flegr J, Klapilová K & Kaňková Š. Toxoplasmosis can be a sexually transmitted infection with serious clinical consequences. Not all routes of infection are created equal. Medical Hypothesis 2014; 83: 286-289.

19. Kaňcová Š, Hlaváčová J & Flegr J. Oral sex: A new, and possibly the most dangerous, route of toxoplasmosis transmission. Medical Hypotheses 2020; 141: 109725.

20. Flegr J, Prandota J, Sovičková M, et al. Toxoplasmosis – A global threat. Correlation of latent toxoplasmosis with specific disease burden in a set of 88 countries. PLoS One 2014; 9(3): e90203.

21. Lafferty KD. Can the common brain parasite, *Toxoplasma gondii*, influence human culture? Proc R Soc B 2006; 273: 2749-2755. .

22. Johnson SK, Fitza MA, Lerner DA, et al. Risky business: linking *Toxoplasma gondii* infection and entrepreneurship behaviours across individuals and countries. Proc R Soc B 2018; 285: 20180822

23. Flegr J. Increased risk of traffic accidents in subjects with latent toxoplasmosis: a retrospective case-control study. BMC Infectious Diseases 2002; 2: 11.

24. Yereli K, Balcioğlu IC & Ozbilgin A. Is *Toxoplasma gondii* a potential risk for traffic accidents in Turkey? Forensic Sci Int 2006; 163: 34–37.

25. Havlíček J, Gasová ZG, Smith AP, et al. Decrease of psychomotor performance in subjects with latent 'asymptomatic' toxoplasmosis. Parasitology 2001; 122: 515–520.

26. Novotná M, Havlíček J, Smith AP, et al. *Toxoplasma* and reaction time: role of toxoplasmosis in the origin, preservation and geographical distribution of Rh blood group polymorphism. Parasitology 2008; 135 (11): 1253–1261.

27. Flegr J. Heterozygote advantage probably maintains Rhesus factor blood group polymorphism: Ecological regression study. PLoS ONE 2016; 11(1): e0147955. doi:10.1371/journal.pone.0147955

28. Sutterland AL, Fond G, Kuin A, et al. Beyond the association. *Toxoplasma gondii* in schizophrenia, bipolar disorder, and addiction: systematic review and meta-analysis. Acta Psychiatrica Scandinavica 2015; 132: 161–179.

29. Gutiérrez-Fernández J, Juan de Dios Luna del Castillo, Mañanes-González S, et al. Different presence of *Chlamydia pneumoniae*, herpes simplex virus type 1, human herpes virus 6, and *Toxoplasma gondii* in schizophrenia: meta analysis and analytical study. Neuropsychiatric Disease and Treatment 2015; 11: 843-852.

30. Prandovszky E, Gaskell E, Martin H, et al. The neurotropic parasite *Toxoplasma gondii* increases dopamine metabolism. PLoS One 2011; 6 (9): e23866.

31. Notarangelo FM, Wilson EH, Horning KJ, et al. Evaluation of kynurenine pathway metabolism in *Toxoplasma gondii*-infected mice: Implications for schizophrenia. Schizophr Res 2014; 152(1): 261-267.

32. Jones-Brando L, Torrey EF & Yolken R. Drugs used in the treatment of schizophrenia and bipolar disorder inhibit the replication of *Toxoplasma gondii*. Schizophr Res 2003; 62: 237–244.

33. Webster JP, Lamberton PHL, Donnelly CA, et al. Parasites as causative agents of human affective disorders? The impact of anti-psychotic, mood-stabilizer and anti-protozoan medication on *Toxoplasma gondii*'s ability to alter host behaviour. Proc R Soc Biol Sci 2006; 273: 1023–1030.

34. 植村富彦，楢林義孝，持田政彦. 統合失調症のキヌレン酸仮説. 日本生物学的精神医学会誌 2015; 26(4): 223-

234.

35. Abdulai-Saiku S, Hegde A, Vyas A, et al. Effects of stress or infection on rat behavior show robust reversals due to environmental disturbance. F1000Research 2018; 6: 2097.

36. Witting PA. Learning capacity and memory of normal and *Toxoplasma*-infected laboratory rats and mice. Z Parasitenkd 1979; 61(1): 29–51.

37. Fukumoto J, Yamano A, Matsuzaki M, et al. Molecular and biological analysis revealed genetic diversity and high virulence strain of *Toxoplasma gondii* in Japan. PLoS ONE 2020; 15(2): e0227749.

38. Jokelainen P, Murat J-B & Nielsen HV. Direct genetic characterization of *Toxoplasma gondii* from clinical samples from Denmark: not only genotype II and III. European J of Clinical Microbiol & Inf Diseases 2018; 37: 579-586.

39. Johnson HJ & Koshy AA. Latent toxoplasmosis effects on rodents and humans: How much is real and how much is media hype? mBio 2020; 11(2): e02164-19.

第3章
寄生虫で癌が治る！

　一般には寄生虫と癌が関係あるなどとは考えないのが普通であろう。ましてや"虫が癌に効く"という話はイカサマと受けとられても仕方が無い。それだけに科学研究として癌治療に虫が有効という結果が得られた場合には、ある種の重みがある。それを無視すると貴重なアイデア、医療の発展を放棄することになるかもしれないのだ。

　以下には有効・無効を含めていくつかの論文を紹介するが、前章のトキソプラズマで紹介されたように、虫と癌の関係にも長い歴史が存在する。単に効く効かないというレベルを脱して、我々の遠い祖先を思い出しつつ読んで頂きたい。

動物の癌を対象とした研究

（1）旋毛虫と癌

　旋毛虫せんもうちゅう（学名 *Trichinella spiralis*）は大変ユニークな生活史を持つヒトの寄生虫（ヒトが終宿主 兼 中間宿主）である。この虫はヒトの小腸内で成虫になり有性生殖を行って、雌は卵ではなく幼虫を産出する。幼虫はヒトのリンパ・血流に侵入し心筋および全身の横紋筋（骨格筋）に散布され、筋肉内で**被囊**ひのうして**シスト**を形成しその中に住み着く。シストは次第に石灰沈着を起こし、中の幼虫は固い"殻"に保護されて感

染力を保持したまま長期間、時には40年間にもわたって生存する。なお心筋内ではシストが作られないという。ムシは自己の伝播維持のため、宿主の心機能を阻害したくなかったのだろう。

　それでは一体どうやってムシは終宿主に到達して子孫を残すのか？　ヒト肉の共食い？（ヒトは中間宿主も兼ねているので多分大昔は感染源でもあっただろう）。実はこのムシはヒト以外にも多種類の終宿主を持っている**（図1）**。ブタ、イノシシ、ネズミ、クマなど様々な動物中で成虫となり有性生殖が出来るのである。そこでは、ヒトの場合と同様に筋肉内でシストを形成して感染性を持つ幼虫が長期間にわたり寄生を続けるので、中間宿主でもある。現代人は通常ブタやクマの生肉などを食べて感染する。また動物同士が生きた餌（あるいは死骸）などを摂食することによってこの虫はヒトがいなくても種の維持が可能なのだ。様々な動物の異なる免疫系に折り合いを付けて上手に種の保存をしている点は前出のトキソプラズマ原虫を思い出させるが、同じ動物を終宿主と中間宿主にしている点は、共食いの世界を利用した"嫌なやつ"という感じもある。その虫が癌を治すという！

　Wang ら（2009）[1]はマウス1匹あたり400匹の生きた旋毛虫幼虫を経口感染させ、そ

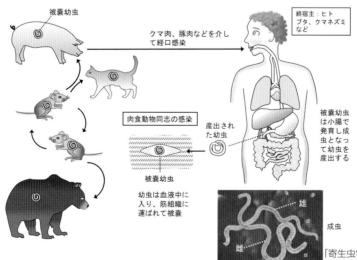

図1　旋毛虫の生活史

被囊幼虫

クマ肉、豚肉などを介して経口感染

終宿主：ヒト
ブタ、クマネズミ
など

肉食動物同志の感染

産出された幼虫

被囊幼虫は小腸で発育し成虫となって幼虫を産出する

被囊幼虫

幼虫は血液中に入り、筋組織に運ばれて被囊

雄

雌

成虫

写真は文光堂の許可を頂き
「寄生虫学テキスト（第4版）」より転載。
（高橋優三氏（岐阜大学名誉教授）
より提供頂いた）

©keikichi UCHIDA

の後 3 種類のネズミの悪性腫瘍（胃癌、肝癌、S180 という**肉腫**にくしゅ*1）の細胞を移植した。あるいは既に癌を持っているマウスの尾静脈より旋毛虫の粗抗原（液に溶かした虫体成分で精製されていない）を注入した。その結果、前者では腫瘍の重量が 59 ～ 78% 減少し、後者では粗抗原の量が多いほどより強く（**量依存的に**）腫瘍の発育が抑制された。さらに動物を用いず、培養した 5 種の腫瘍細胞（前出の 3 種＋ヒトの慢性骨髄性白血病とヒト肝癌）と粗抗原（虫体成分）を反応させたところ、いずれの癌細胞においても抗原の濃度依存的な強い増殖抑制が認められた。また、ヒトの癌細胞 2 種においては細胞の**アポトーシス***2（癌細胞の死を意味する）が確認された。

また、Kang ら [2] は旋毛虫幼虫を経口感染させたマウスに、B16-F10 という悪性度の強いマウスの黒色腫（皮膚癌）細胞を皮下接種し、20 日間にわたり皮下腫瘍のサイズ（面積）の変化を観察した **（図 2)**。さらにマウスの尾静脈より癌細胞注入後、2 週間目に剖検して肺病巣を観察した。その結果、いずれにおいても旋毛虫非感染マウスと比較し、腫瘍サイズの明瞭な縮小が認められた。同様に Vasilev ら [3] は旋毛虫感染および非感染マウスに B16 癌細胞を皮下接種して腫瘍のサイズ（体積）を指標に経過観察をしたところ、接種後 25 日目において、感染マウスで 301mm^3、感染無しでは 2,542mm^3 という著明な効果が得られた。

古い論文であるが、Molinari & Ebersole (1977) [4] は、旋毛虫をマウスに経口感染させて 176 日後（既に筋肉中のシストに幼虫が棲んでいる）、B16 黒色腫細胞を皮下投与して経過を観察した。その結果、非感染マウスは 60 日以内に全て死亡したが、感染マウスには癌の発生が全く認められなかったというものもあり、感染後長期にわたって有効であることが示されている。

旋毛虫の抗癌効果に関してはやや懐疑的な意見も存在する（Liao ら、2018 [5]）。しかし、その引用論文を検討すると、前出の 4 論文を含めて旋毛虫が有効であったとする多数の論文が引用されている一方、実際に感染実験を行って効果なしあるいは有害（発癌性有りなど）を証明して

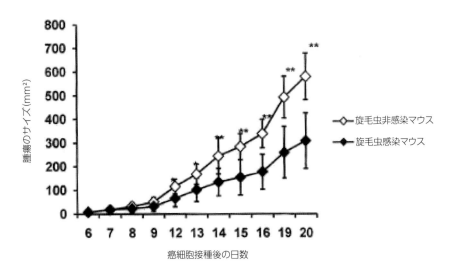

図 2　皮膚癌細胞の皮下接種後の 20 日間における腫瘍サイズの変化（旋毛虫感染の効果）
　　　グラフは Kang ら [2] の論文（雑誌 Veterinary Parasitology, 2013）の出版元 エルゼビアより許可を頂いて転載。

脚注＊1　**肉腫**：骨肉腫、筋肉腫などの悪性腫瘍で**上皮細胞**じょうひさいぼう以外の細胞から発生する。上皮細胞から発生するのは**癌腫**（癌）として区別される。上皮細胞とは、消化器、呼吸器、泌尿器、その他の管腔を持つ臓器の管腔内面を覆う細胞や膵臓や甲状腺などの分泌に関与する細胞、さらには皮膚表面の細胞などを含む（用語リストも参照）。

脚注＊2　**アポトーシス**：細胞が死ぬ時の死に方の一つ。多細胞生物では細胞分裂により新しい細胞が次々と生まれ、一方、古い細胞は計画的に処分されていく（細胞死を起こす）。この処分は遺伝子に組み込まれたプランに沿って行われ、**アポトーシス**という。なお癌細胞の場合は自己を守るため、このシステムが機能しなくなっており、分裂・増殖を繰り返すことができるが、ここでは癌治療によりアポトーシスが誘導された。

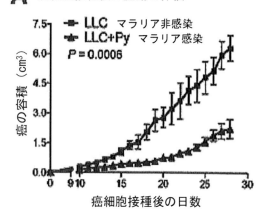

A 癌細胞接種後の腫瘍の体積

LLC マラリア非感染
LLC+Py マラリア感染
$P = 0.0006$

縦軸：癌の容積（cm³）
横軸：癌細胞接種後の日数

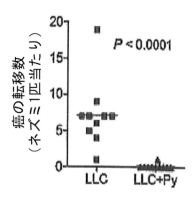

C 腫瘍の転移数

$P < 0.0001$

縦軸：癌の転移数（ネズミ1匹当たり）
横軸：LLC　LLC+Py

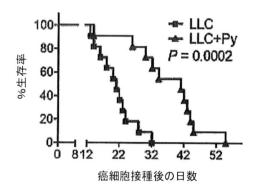

F ネズミの生存率

LLC
LLC+Py
$P = 0.0002$

縦軸：％生存率
横軸：癌細胞接種後の日数

図3　マラリア感染の抗癌効果：グラフはChenら[6]の論文（雑誌PLoS One、2011）より引用

いる論文は無い。有効性を説明できる明確なメカニズムが解明されていないことや、癌患者に旋毛虫感染が発見されているなどという間接的な"無効"報告に力点がおかれた主張であると感じた。勿論無視できるわけではないし、前出（p.3）の「出版バイアス」も考慮する必要が有る。さらに有効のメカニズムが解明されない限り、正論ではありえないという厳しい立場をとる研究者も少なくないであろう。

（2）マラリア感染が癌に効く

　マラリア感染が肺癌に有効であるとする動物実験もある。Chenら（2011）[6]はネズミの肺癌細胞（Lewis lung cancer cell）をマウスに接種し、ネズミマラリア原虫（*Plasmodium yoelii*）の感染が癌に与える影響を調べた。その結果、感染は癌細胞の増殖を抑え、癌転移を著明に減少させた。同時にネズミの生存率の改善も確認された（**図3 A,C,F**）。

　これらの抗腫瘍効果を支えるための免疫反応として、迅速に腫瘍細胞を破壊する**腫瘍壊死因子**tumor necrosis factor（TNF-α）の分泌、NK細胞（natural killer cell）の活性化（共に癌を直ちに認識して攻撃・破壊する自然免疫反応＊3に関与）などに加えて、癌抗原を特異的に認識・記憶して攻撃を開始する細胞傷害性T細胞＊4の誘導・増殖が確認された。

　以上の実験結果を踏まえ、Qinら（2017）[7]はマラリア感染が癌による死亡に与える影響を調査するための疫学研究を実施した。56カ国において30種類の癌を対象とし、国の経済レベル、寿命、地理学的要因など、マラリア感染以外で癌死亡の発生に影響を与える可能性がある様々な要因（交絡こうらく因子という）を考慮した統計解析が行われた。その結果、マラリア感染の数が多い国ほど、大腸・直腸の癌、肺癌、胃癌、乳癌による死亡が少ないことが示されたのである。間接的ながら、ヒトのマラリアの抗癌作用が示されたことになる。さらに最近、同グループのChenら（2021）[8]はマラリア感染による抗癌作用のメカニズムに関する総説を書いている。この中で興味を引くのは、中国ではマラリア感染による進行癌の治療実験が既に認可され現在進行中であるという記載である。有意義な結果が得られることを期待したい。

（3）*Taenia crassiceps* 関連の癌治療

Taenia crassiceps（和名が無いので以後 T.c.）は条虫の仲間で肉食獣の寄生虫である。この虫が産生するペプチド（動物にとっては異物）を人工的に合成した GK-1 というものがある。これを動物に投与すると抗 GK-1 抗体が作られ、この抗体は T.c. に障害を与えること（Nunez et al. 2018 [9]）、また GK-1 を主体とする合成ペプチドワクチン（3種類のペプチドを含み、抗 GK-1 抗体など3種類の抗体ができる）は有鉤条虫（「はじめに」の図6参照）というヒトやブタに有害な条虫の伝播防止に有効であることが知られている（Huerta ら [10]）。このような効果とは別に GK-1 自体が癌に効くという報告が有る。

Torres-Garica ら（2017）[11] は乳癌をもつマウスに GK-1 を静脈内投与しその効果を調べた。治療は腫瘍の重量および体積を著明に減少させ、生存期間の延長も確認された。また縮小した腫瘍では細胞の壊死（えし）がみとめられた。さらに肺転移の数（平均）はコントロール群の 90.5 に対して 5.7 以下と著明に減少した。

また Vera-Aguilera ら [12] の別の実験が有る。癌細胞は自らを宿主の攻撃（免疫）から守るために PD-L1 という物質を細胞表面に持っている。そこで PD-L1 を不活化するために抗 PD-L1 抗体を作製して癌治療に応用された（**図4**）。B16-F10 という黒色腫細胞（悪性の皮膚癌）を接種されたマウスにおいて、抗 PD-L1 抗体による治療を行ったマウスの生存率は 6.08%（わずかに上昇）、上記の GK-1 治療のみでは 21.7% であった。ところが GK-1 と抗 PD-L1 抗体を併用した場合の生存率は 47.8% と大幅に上昇した。

GK-1 治療は、明らかな抗癌作用が観察されているが、その作用機序はかなり複雑なようである。

なお、PD-1 の発見など癌免疫療法の発展に貢献したことにより、本庶 佑（ほんじょたすく）京都大学特別教授は

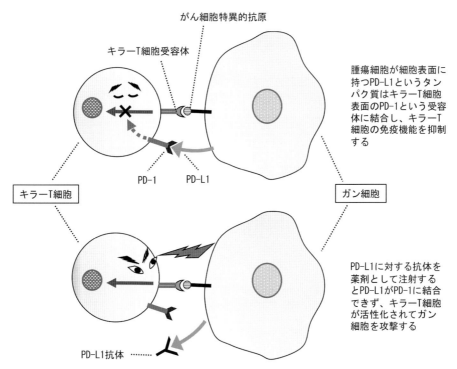

がん細胞特異的抗原

キラーT細胞受容体

腫瘍細胞が細胞表面に持つPD-L1というタンパク質はキラーT細胞表面のPD-1という受容体に結合し、キラーT細胞の免疫機能を抑制する

PD-1　PD-L1

キラーT細胞　　　ガン細胞

PD-L1に対する抗体を薬剤として注射するとPD-L1がPD-1に結合できず、キラーT細胞が活性化されてガン細胞を攻撃する

PD-L1抗体 ⋯⋯⋯

図4 癌細胞は免疫細胞の攻撃を阻止する仕掛け（PD-L1）を持っている　　　　©keikichi UCHIDA

脚注＊3　**自然免疫**：詳細は5章のはじめにある「免疫とは：（1）抗原抗体反応による異物排除」を参照。特に NK（ナチュラルキラー）細胞に関しては **5章図1上部**を参照（p.64）。

脚注＊4　細胞傷害性 T 細胞：細胞表面に CD8 という分子を持つ T 細胞の一種。樹状細胞（**5章図1下部参照**）からの指示（抗原提示）を受け、異常細胞（がん細胞、ウイルス感染細胞など）を認識し、たんぱく質の1種であるパーフォリン（細胞に穴をあける）を放出して異常細胞を破壊する。なお細胞傷害性 T 細胞は「キラー T 細胞」ともいう。

ノーベル賞を授与された（2018年）。

GK-1の応用に関しては次のような例も有る。Pinon-Zarateら[13]は樹状細胞ワクチンという癌治療法をマウスの黒色腫（皮膚癌）に応用した。このワクチンでは、まず実験室で培養し数を増やした樹状細胞に、標的となる黒色腫抗原を取り込ませて攻撃目標を明確にする操作を行うが、この反応にGK-1を添加することよって改善・強化された大量の樹状細胞が作製されたのである。このワクチンの使用により、黒色腫細胞を特異的にそしてより強力に攻撃・破壊する免疫（キラーT細胞などが関与）が誘導され、コントロール群の癌マウスは24-25日で100%が死亡したのに対して、ワクチン接種群では1.5年まで40%が生存するという素晴らしい効果が得られたのである。

なお同じPinon - Zarateの論文では、GK-1の利用が人の癌の手術後における再燃予防などにも応用できる可能性が示唆されている。

（4）単包条虫 Echinococcus granulosus の抗癌作用

単包条虫は、イヌ、オオカミなどを終宿主とする寄生虫である（**図5**）。小腸に寄生し、成虫（雌雄同体）のサイズはわずか2-7 mm程度。虫卵の経口摂取によりヒト（中間宿主）に感染すると肝臓や肺などに包状の大きな腫瘤（単包虫たんほうちゅうとよばれ、時には10cm以上となる）を形成し、中には多数の**原頭節**（初期の幼虫）が見られる。Guanら（2019）[14]のレビューによれば、この生きた幼虫をネズミ繊維肉腫〈悪性腫瘍の一種〉の培養細胞（肉腫細胞を試験管内で増やしたもの）と直接反応させると肉腫細胞の死が誘導されたという（Darani[15]）。また大腸癌を持ったマウスモデルに単包虫液をワクチンとして投与すると腫瘍の縮小が見られた（Berriel[16]）。さらに原頭節の腹腔内投与によってラット乳癌の発育が阻止されたという報告も紹介されている（Altun[17]）。

動物実験では、マラリア原虫など思いがけない寄生虫も含めて抗癌作用が示された。自然界においては、多くの野生動物が生延びて子孫を残すため、様々なムシ類に助けられるという場面が現在でもかなり日常的なのではないだろうか。「自分達人間は違う」というヒトが少なくないだろうが、それは下等生物に対するヒトの'ホコリ'か？　著者自身も含め、下等なヒトも少なくないと思うが……。ヒトもムシのお世話になっているのでは？

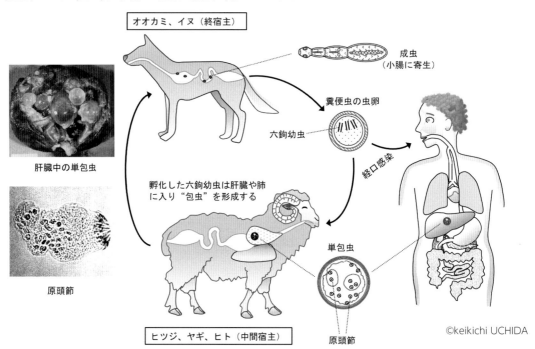

肝臓中の単包虫

原頭節

オオカミ、イヌ（終宿主）

成虫（小腸に寄生）

糞便虫の虫卵

六鉤幼虫

経口感染

孵化した六鉤幼虫は肝臓や肺に入り"包虫"を形成する

単包虫

原頭節

ヒツジ、ヤギ、ヒト（中間宿主）

©keikichi UCHIDA

図5　単包条虫の生活史　　単包条虫　写真(2枚)は、吉田幸雄 原著、日本寄生虫学会「図説人体寄生虫学」編集委員会 編、図説人体寄生虫学 改訂10版, p.201, 203, 南山堂, 2021として許諾を得て転載された。

ヒトの癌（細胞）を対象とした治療実験

（1）単包条虫がヒトの癌細胞に効く

前出の単包条虫の卵はヒトの癌細胞によく効くという報告がある（Ranasingheら，2018[18]）。虫卵が発育して卵内に六鉤幼虫というヒトに感染性のあるステージになると、その幼虫は EgKI-1 と呼ばれる蛋白分解酵素の阻害物質を産生する。遺伝子組換えで作製した EgKI-1 は抗癌作用を持っており、投与量依存的に、ヒトの乳癌、皮膚癌（黒色腫）、子宮頸癌けいがんの培養細胞にたいして発育の抑制をすると同時にアポトーシスの誘導が観察された（癌細胞が破壊される）。さらにマウスを用いた実験では、乳癌の腫瘍内に EgKI-1 が投与され、著明な増殖抑制（体積で 57.7% の減少）を認めた。

（2）トキソプラズマが抗癌作用を持つ

トキソプラズマが癌でも活躍している。ヒトの肝癌細胞とトキソの**急増虫体**（5 種類の異なる数）を 96 穴のプラスチックプレートを使用して共培養した実験がある。結果は急増虫体数依存的に癌細胞の増殖が抑えられた（急増虫体が 16×10^7/ml のとき抑制率は 83.7%）。また癌細胞にはアポトーシス（細胞死）がみとめられた（Wang G & Gao M[19]）。

韓国の漢陽大の Ye-Ram Kim ら（2018）[20]は、トキソプラズマの分泌する蛋白質の一つ（GRA8）が宿主細胞のミトコンドリアを活性化し、あるいは障害のあるミトコンドリアの修復・回復に関与することを確認した。一方、異常なミトコンドリアは様々な疾患で認められるが、特に癌細胞内では顕著な蓄積が見られるという。これはトキソが癌治療に関与できる可能性を示唆している。最近、同グループは GRA8 が癌細胞中の異常ミトコンドリアと直接，強力に反応できるように改造したペプチド（rATRAM-G8-M/AS）を作製しヒトの大腸癌由来細胞（HCT116）と反応させた。その結果、GRA8 よりはるかに強力な殺癌細胞効果が得られたのである。さらに、癌細胞を移植されたマウスモデルに同治療を応用（腹腔内投与）したところ、著明な効果と同時に癌細胞中の異常なミトコンドリアの回復がみ

られ、これが抗癌作用に必須であることが確認された。なお改造ペプチドによる副作用は認められなかった（Jae-Sung Kim, 2020[21]）。

これらの研究は、合成ペプチドによる癌治療ということで実際の治療に近づいている。虫の分泌物が強力な抗癌剤に生まれ変わり、安価かつ容易に多くの命が救われるようになることを祈りたい。

トキソとヒトとの様々な相互作用は既に述べたが、'賢く器用'なトキソが抗癌作用を示すという点でヒトと関わりを持っている（過去に持っていた）という可能性は無いのだろうか。トキソがネズミの細菌感染を抑えてくれたように、宿主の健康はムシにとっても死活問題なのである。

ここで公平を期すために追加するが、長期にわたるトキソの脳内寄生が、脳の癌発生を増加させる可能性があるという報告が存在する。Thomas ら（2012）[22]は疫学データを基にトキソ感染が脳の癌の発生リスクを 1.8 倍増加させることを示した。また、Abdollahi ら（2022）[23]は 8 個のデータを用いたメタ解析を行い、トキソ感染は脳腫瘍の発生に有意な関連を持つことを報告した。さらに Samojlowicz ら（2019）[24]は法医学的な剖検が実施された 97 例の男性を用い、死に繋がった危険行動とトキソ感染（脳内のトキソ検査が実施されている）には有意な相関が有ることを示した。なおこの研究は、脳腫瘍ではなく、トキソが関与する異常な行動や精神状態がまとめて検討されている。

（3）トリパノソーマと癌

動物の細胞にはカルレティキュリン（calreticulin: CRT と略す）という大変重要な蛋白質が存在する。これは細胞内で新たに作られる様々な蛋白質の"折りたたみ"（立体構造）が正しく形成されることをサポートする蛋白質であるが、そのほかにも実に多様な機能を持っていることが報告されている。クルーズ・トリパノソーマ（*Trypanosoma cruzi*）という原虫（「はじめに」の図7）は中南米に流行する**シャーガス病**という重要な熱帯病の病原体であるが、この寄生虫のカルレティキュリン（TcCRT）に抗癌作用があることが報告されている。

はじめに動物モデルを紹介する。南米チリ大学の Lopez ら（2010）[25] はネズミの乳癌細胞（TA3 MTXR）を接種したマウスに TcCRT あるいはヒトの CRT を皮下投与し、腫瘍の体積を指標にその効果を比較した。その結果、前者がはるかに強い抗腫瘍効果を示した。同時に TcCRT は毛細血管の新生を強く抑制することも示された。これは癌の成長や転移を抑える可能性を示唆するデータである。

Lopez と同じグループの Abello-Caceres ら（2016）[26] は、TcCRT を正確に認識してそれに結合し、その機能を消去するような抗 TcCRT 抗体を作製し、前出のマウス乳癌モデルを使用してその効果を調べた。その結果、TcCRT の抗癌作用は消失し TcCRT が抗癌効果の主役であったことが確認された。[*5]

増殖・転移を続ける癌細胞にとっては、血管を介して大量に補給される"栄養"が必須であり、新しい血管の造成が必要となる。このため癌細胞は自らが様々な血管新生物質を産生しているという。TcCRT は癌細胞に対抗できる強力な抗血管新生作用を持っていたのである。同じ研究グループの Ramirez ら（2012）[27] は、マウス（宿主）は原虫の TcCRT のお世話になってピンチを切り抜け、同時に原虫は宿主の延命により長期にわたる自己増殖を維持できる。共に生きるための長年にわたる共進化の結果として作り上げられたものであろうと述べている。

ところが同種の原虫が抗癌作用を持つということは既に 1931 年にソビエトで報告されていた（Kallinikova ら、2001[28]）。それどころか 2 種類の抗癌薬（ロシア名 cruzin とフランス名 Trypanosa。ともに原虫名に由来）ができていたという。また人体にも用いられたという記載がある。その後研究が途切れていたが 2000 年、抗癌作用に関与する原虫由来の蛋白が同定されたのである。それは TcCRT だった（Aguillon[29]）。

残念ながら、その後の進展に関する報告を見つけることは出来なかったが、繰り返すように、遠い昔、かつてのシャーガス病流行地において、人類にも何らかのメリットを与えていたかもしれないという可能性を思い出そう。

（4）ヒトのカルレティキュリン（CRT）は効かないのか？

人にはヒト独自の CRT が存在するが、マウスにヒトのバーキットリンパ腫（悪性）の細胞を移植したモデルを用いてヒト CRT と vasostachin（CRT の構造の大切な一部分）による治療が実施され、腫瘍発生率の低下、腫瘍サイズの減少、血管新生の阻害が観察されている。なお vasostachin と CRT の比較では同様の結果が得られた（Pike SE ら 1999[30]）。

また vasostatin を用いた別の治療実験がある。ネズミあるいはヒトの肺癌細胞を材料にマウスモデルを用いて実施されたが、前出の TcCRT と同様に、血管新生を抑制するとともに明確な抗癌作用（サイズの減少、癌転移の抑制、生存日数の延長）を示した（Cai KX ら 2008[31]）。

ところがヒトの癌患者を対象とする研究では、ヒトの CRT 増加による癌化の促進を含め、悪化に関わる報告が少なくない。Han ら（2019）[32] によれば、様々な悪性腫瘍（乳癌、腎臓癌など）を持つ患者の追跡調査（5-10 年間）において、CRT 量の多い患者の生存率が明らかに低下していた。また Lu Y-C ら[33] のレビューでも CRT 増加と癌転移の促進や、生存率の低下が関連しているという論文が多く取り上げられている。但し CRT の影響は癌の種類によって大きな差が見られ、大腸癌、前立腺癌、膣癌では CRT 増加の影響が無く、卵巣癌、**神経芽細胞腫**（neuroblastoma）では逆に CRT 増加が有効という結果になっている。CRT 効果には非常に複雑な背景があるようで、今後の展開を見守る必要がある。

勿論これらの結果は、寄生虫の CRT を用いる癌治療の将来性を否定するものではない。何度も述べてきたようにヒトとムシの長い関係を思えば、人の癌には寄生虫などヒト以外の CRT がより効果的である可能性があってもおかしくないだろう。前出 Abello-Caceres らの論文（マウスモデル使用）では、クルーズ・トリパノソーマの TcCRT は遺伝子組換え（用語リスト参照）により人工的に合成され"医薬品"のように用いられて効果を発揮している。いつの日か、ムシ CRT のヒトへの応用が実現するかも……。

<蛇足コメント>海外では非常に高価な癌治療薬が販売されている。月に＄17,050も要するようなロシュ社のRozlytrekという薬が、同様な効果を示すバイエル／イーライリリー社のVitrakvi（$32,800/月）と比較し半額であると宣伝されていたが、日本のような保険制度が無い国では深刻な問題であろう。日本でも白血病などに有効なノバルティス社のキムリアの薬価が、1回当たりなんと3349万円と書かれているが信じられない。それぞれの事情が有るのであろうが、ヒトの命が極端なビジネスに利用されているのならこんな悲しいことはない。

寄生虫が癌を起こすこともある

一部のムシに抗癌作用があることを示したが、実はその逆もあることは既に知られていた。van Tongら（2017）[34] はそのようなムシのリストに13種類の人の寄生虫名を挙げている。そのうち2種（ビルハルツ住血吸虫、タイ肝吸虫）についてはWHOの外部組織、国際がん研究機関（IARC）により「発癌性あり」と分類されており、また他の2種（日本住血吸虫、肝吸虫）は「その可能性有り」とされている。残りの9種類は国際機関には認められていないが、癌の誘導や悪化の可能性が報告されているということになる。この中にはマラリア原虫（ヒト感染の報告がある5種類を含む）やクルーズ・トリパノソーマなどが含まれている。マラリア感染は、サハラ以南のアフリカの子供たちに多いバーキットリンパ腫の病因とされるウイルス（Epstein-Barr virus）の増殖を促進させるなどして、リンパ腫を悪化させることがあるといわれている。また中南米にみられるクルーズ・トリパノソーマによって引き起こされるシャーガス病では、巨大結腸症や巨大食道症などユニークな症状を起こすことで知られているが、巨大化した消化管にしばしば癌が見られるようである。本トリパノソーマが産生するTcCRTの抗癌効果がすぐ直前に示されたばかりなのに……。

でも「だからムシの治療効果など信じられない」という早合点はしないで欲しい。治療の難しさ、混乱は現在のモダンな薬物療法において

も経験されることである。寄生虫の世界では、マラリア治療薬のクロロキンは素晴らしい特効薬であったが、副作用の網膜症（眼病）のため、訴訟問題にまで発展し、使用禁止薬となってしまった。ところが最近では全身性エリテマトーデス（SLE systemic lupus erythematosus）や関節リウマチなどの自己免疫疾患（後出6章）の有望な治療薬として（ちょっと構造が異なるが）ヒドロキシクロロキンの使用が推奨されているのである。

古代人にとって癌は重要であったのか？

さて、ヒトとムシは、膨大な年月を費やして、互いのメリットを認識し共に生きる道を確立したという推論に立ってムシと癌との関係を眺めてきたが、そもそもヒトの祖先にとって癌はどれほど重要なものであったのか、数（十）万年を遡って考える必要が出てくる。

ムシがヒト体内において抗癌作用を発揮するという"奇跡的"な出来事が生じるには、多数のがん患者が発生し、人類の存在が脅かされるなどという大ピンチが存在したのではないだろうか？しかし、そのようなデータはもちろん見つからない。最も古い時代のヒトの癌として確認されているのは160-180万年前のヒト足指の骨に発見された骨肉腫であるらしい（Odesら2016[35]）。これは南アフリカのスワートクランズ洞窟で発掘された化石を用いマイクロトモグラフィという特殊なX線断層検査により診断された。同じ研究グループのRandolph-Quinneyら[36] は南アフリカのサラパ遺跡（スワートクランズ洞窟の近く）より発掘された198万年前のセディバ猿人（アウストラロピテクス・セディバ：*Australopithecus sediba*）という猿人の脊椎の化石より良性腫瘍を発見した。また紀元前2600年頃の乳房癌（疑い）や1000年ほど前のミイラの悪性腫瘍などもあるという。しかし、これらのデータは人類の大ピンチを示唆してくれるものではない。

想像の範囲を出ないが、例えば、原始人が裸に近い状態で移動しながら狩猟・採集の生活を続けていた時代には、出生まもなく朝から晩まで屋外

脚注＊5　ある生物活性を持つ物質（抗原）に、対応する抗体が結合すると生物活性が消失する現象はよく見られる。例えば、PD-L1に対する抗体は癌細胞の免疫抵抗性を抑えた（p.41 **図4**）。

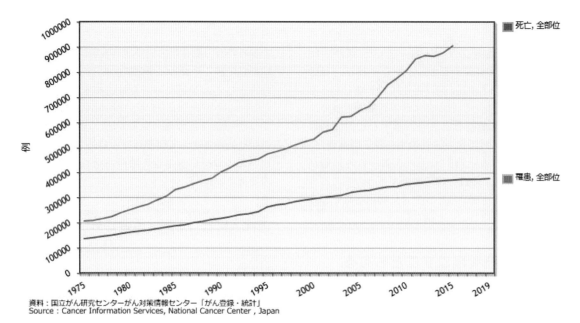

資料：国立がん研究センターがん対策情報センター「がん登録・統計」
Source : Cancer Information Services, National Cancer Center , Japan

図6 癌患者数・癌による死亡者数の推移　　　　　　　　　　　　　　　　　　国立がん研究センターの資料を引用。

の紫外線に暴露されていた可能性がある。もしか
したら皮膚癌はあちこち普通にみられた？　あ
るいはフサフサした体毛がそれを防いでいた？

　ナショナル ジオグラフィック 2014.3.10 に
よれば、最初の人類の肌はみな白く、その後みな
黒くなり、かなり最近になって一部が白くなった
ようである。ロンドン大学の調査によれば、アフ
リカの**先天性白皮症**（アルビノ）では紫外線を防
ぐ皮膚のメラニンが少ないため若くして皮膚癌
が発症し、短期間のうちに死亡しているという。
この結果から、白肌はアフリカのサバンナでの生
存に不利なため次第に黒い肌の人が生き残った
らしい（約 120 万年前に黒肌が一般的となった）。
そして約 5-10 万年前に人類が寒冷な地方に住み
着くようになってから、再び白肌が出現したとい
う。少なくとも皮膚の「癌」は人類全体の生存を
左右する大問題であった可能性があるようだ！

　これに加えて、火山の大規模な噴火が集中的に
起きるなどの状況下では、紫外線を吸収してくれ
るオゾン層のオゾン量が低下し、紫外線による癌
化作用がさらに増強するということもありうる
ようだ。さらに発癌作用のあるガンマー線が宇宙
から地球に照射される（最近では 774-775 年に
宇宙の彼方で発生したブラックホールの衝突に
より世界的に強烈な放射線が照射されたという
Miyake[37] の仮説がある）など、長い歴史の中

では地域的、あるいは広範囲な癌の"大発生"が
あったとしても不思議は無いのかもしれない。ま
た、今日的な想像だが、飲料水や食料としての野
性動植物中に存在する発癌性化学物質、発癌性カ
ビが産生するアフラトキシンに汚染された食品
等々、癌が人々を苦しめていた可能性は結構あっ
たのではないだろうか。とりわけ怖そうなのは、
はるか昔、未知の発癌性ウイルスの流行など、す
ごい微生物が色々存在していた可能性も有るだ
ろう。もしかしたら発癌性のヒト寄生性のムシも
沢山あったかも……。

　古き時代のヒトにおける発癌に関し、紫外線、
ガンマー線、アフラトキシン、その他の発癌性物
質を論じたが、ちょっと表層的過ぎた気がする。
次ページに出てくるように癌は寄生虫のような
"下等"な生き物にでも発生するのだ！　原始人
の癌がどのようにして発症したのか？　我々の
見知らぬ化学物質や生物毒など、山ほどあったの
かもしれない。

　図6は現代病としての癌の増加を示すグラフで
あるが（日本の例）、診断法の目覚しい改善や急
速な高齢化の影響など、様々な現代的な癌'増加'
要因の影響が反映されたものである。一方、我々
は、わずか百年前のグラフを思い浮かべることす
ら出来ないのだ。自分は、上図には余り興味を持

てないが、意義あるデータが皆無の過去を振り返ることのむなしさを思い、あえて本書に加えた。

治療効果以外の虫と癌の関わり

虫と癌との相互作用、特にムシの抗癌作用など興味深い話題を扱ってきたが、ちょっと脇道に入って話を続けよう。

（1）ムシ自体が癌になることはあるのか？

癌は様々な動物に発生するだろうと考えている読者は多いと思われる。でも寄生虫の場合は？　もし有るとしたら、人間に寄生を続けているムシが癌になったら一体どんなことが起きるのだろうか？

アメリカ疾病管理予防センター（CDC：Centers for Disease Control and Prevention）が関与している報告がある（Muehlenbachs ら [38]）。男性（41才、コロンビア人）はエイズに感染していて体調不良であった。様々な検査を受け、あちこちのリンパ節が腫れていること、レントゲン検査では肺、肝臓、副腎などに多数の影（腫瘍しゅりゅう）が存在することが確認された。頚部リンパ節（大きなものは径 5cm にもなった）、肺の生検[*6] を行い、組織を採取して病理検査を実施したところ、多数の癌細胞が検出されたのである。これらの細胞の形態は単一で未成熟であり、組織への侵入性がみられた。癌細胞には間違いない。ところがヒトの癌細胞にしてはサイズが小さすぎた。それでは一体どんな癌なのか？　約半年後、患者が死亡する 72 時間前、これは**小形条虫**（学名：*Hymenolepis nana*　最近 *Rodentolepis nana* と改名）という寄生虫であることが確定した。ただし虫が発見されたわけではない。遺伝子検査を行い、間違いなく条虫の癌化した細胞であると断定されたのである。

特記すべきは、当初、この患者の検便で小形条虫卵が発見されていた。本来このムシはヒトの**腸管内寄生虫**なのである。関係者はこの癌と小形条虫が関連するとは夢にも思っていなかったであろう。CDC もヒトの癌との誤診の問題、治療の問題（駆虫薬は効くのか？　あるいは抗癌薬は効くのか？　不明のままである）を取り上げている。

ムシ自体に癌細胞が発生し、それによって患者が死亡するということが頻繁に起こっているのか？　多分それは無いと思われるが、人知れず命を落としている患者がいないと断言は出来ない。Muehlenbachs らによれば世界の小形条虫感染者数は 7,500 万人と推定されており、特に途上国の子供たちに多い。

癌という言葉は出てこないが、多数の腫瘍が肝や腹腔・胸腔のリンパ節に認められて死亡したエイズの患者において、死後の遺伝子検査により小形条虫の感染が確認された例が有る（Olson ら [39]）。腫瘍の組織には多数の**嚢状**のうじょうの構造が存在し、その中には大きな核を持つ独特な小型細胞が見られた。条虫の構造と思われる組織も観察されるので"幼虫"の一部とみなされたが、著者らはこのような幼虫が臓器・組織に侵入したことが患者の死亡原因であったのだろうと考えている。感じとしては明らかに異常であり、幼虫とするよりも"癌もどき"と言って良いかもしれない。そしてこのような診断困難な"癌もどき"を含めるならば、症例数はさらに多いかもしれない。

＜空想＞このような状況にある患者では、診断などのために放射線を浴びる機会が多かったのではないだろうか。X 線検査時にムシが放射線を浴びて"癌化"してしまう可能性はないのだろうか？？　様々なムシの放射線感受性を調べてみる必要性は？

勿論エイズとの関連も興味深い。寄生虫は宿主の免疫反応という複雑極まりない"攻撃部隊"と対峙しつつ、長年にわたる進化を続けてきた。やっとのことで共に生きる'生命'を作り上げたのに、宿主に入ってみたらその免疫部隊がいない！　パニックを起こしても不思議は無いだろう。細胞間の情報交換など共同作業も支離滅裂となり、終には一部が勝手に動き出す……。何か癌細胞が生まれそうな感じだ。免疫不全の動物に寄生虫を感染させたら、通常はムシの発育、増殖が増進しそうだが、一寸した何か？が機能して予期せぬことが起きるかも……。

もしかしたら現代医療で用いられる様々な薬剤がムシの癌化に関わるということもあるかも？？

脚注＊6　**生検**とは：腫瘍などの病変部より小さな組織を採取すること。それを材料にして顕微鏡観察を行い（病理検査という）正確な診断や進行状況の判定が行われる。

（2）癌もどきの話

　"癌もどき"など意味不明の造語にとまどう読者が多いと思う。実際に不思議でよく理解できない奇妙な寄生虫を紹介する。

　患者は 48 才、尻の部分に強い痛みがあり、腰椎ようついの椎間板ついかんばんヘルニアの疑いで入院（5 月 23 日）。症状が継続しているのに検査所見では異常が少なく、6 月 17 日になってコンピュータ断層撮影（CT 検査：computed tomograpyh）で骨盤部の腫瘍が疑われた。さらにその後の検査で転移性悪性腫瘍、または悪性リンパ腫が考えられ、腫瘤しゅりゅうの生検が行われたが、その病理検査で寄生虫の断面と考えられるものが認められた。また免疫診断ではマンソン裂頭条虫[7]（学名：*Spirometra erinaceieuropaei*）と反応したので、その**幼虫移行症**[8] と診断された。7 月末に外科的に切除。病理標本では腫瘤内に多数の虫体断面がみられた。8 月末、咳と血痰が出現し X 線で胸水貯留、両肺に浸潤影しんじゅんえい[9]が認められた。さらに CT 検査で両肺に多発性の結節影[9]が認められ**マンソン孤虫症**こちゅうしょう（上記の幼虫移行症と基本的に同じもの）が疑われた。9 月 25 日

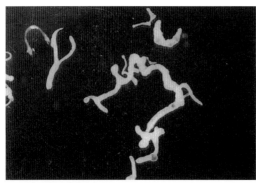

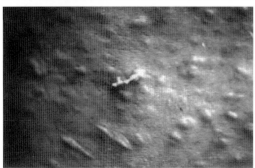

図 7　芽殖孤虫　　写真(2枚)はKikuchi & Maruyama[41]の論文(雑誌 Parasitol Int, 2020)より引用。

には呼吸障害が出現、4 日後、肺塞栓そくせん（肺動脈の閉塞）で死亡した（青島[40]）。

　上記の症例は実はマンソン裂頭条虫の感染ではなく、**芽殖孤虫**がしょくこちゅう（学名：*Sparganum proliferum*）と呼ばれる別種の寄生虫の症例であった！　患者は日本人である。大変稀な疾患で、本例は世界で 13 例目にあたる。最近（2020）宮崎大学の丸山グループにより芽殖孤虫に関するレビューが出版されたが、それによると世界で 18 例の患者が報告されている。そのうち日本で感染したと推測されているのは 6 例もある（アジア全体では 13 例）。様々な症状があるが、皮膚型と分類される症例（**図 7 下**）では、皮膚表面にばら撒いたように小さな多数の隆起病変がみられ（顔には出ないという）、病変部を引掻いたり、押し付けたりすることによってムシが這い出してくることもある。また、ムシの体内移行により腹腔内、後腹膜、肺などで発見されることもある（Kikuchi & Maruyama[41]）。

　芽殖孤虫はとにかく不思議な寄生虫である。まず成虫が発見されていない、というより成虫が存在するのかどうか？？　当然ながら終宿主はわからないし、感染経路は不明である。さらに特筆すべきはその形態と生殖である。虫体は"ワサビ根様"と形容されるように定まった形が無く、体表には芽が出ていたり、枝分かれがあったりするのである（**図 7 上**）。芽や枝がちぎれると新たな虫体ができる。すなわち無性生殖で増殖する。そして感染者のほとんどは死亡する（早期発見し切除が出来た場合は治癒）。

　こんなの寄生虫病なの？　一固体から形が異なる"同じ"ムシが分かれ、どんどん増殖して体内に分散（"転移"）していく。そして高い死亡率。これはもう"癌"ではないのか。ヒトの癌と言えば癌細胞であるが、ムシのような形の癌があっても良いのではないか？　長い地球の歴史の中で細胞を越えて形や機能をもった様々な"癌"があっても不思議はないような気がするが……？　自分自身ちょっと妄想がひど過ぎるかも……。"癌"は言い過ぎなので"癌もどき"に戻そう。

　芽殖孤虫のヒト感染例はほんのわずか、おまけに感染者のほとんどが死んでしまうのだから、ヒト以外の動物の寄生虫が偶然ヒトに入り込ん

だものであることは確かだろう。芽殖孤虫が成虫にまで発育できる終宿主を殺すはずはないから、終宿主内では優しいムシなのかもしれない。一体どんな生活史を持っているのだろうか。解明が楽しみである。

<空想>

　全くの想像であるが、芽殖孤虫が本物のムシならば、終宿主以外の発育環境が悪い動物に入ったときに、癌もどき活動を開始して少しでも多くの子孫を残そうとしているのではないのか？癌もどきになった芽殖孤虫はマウスで継代できるので、もしかしたら動物同士の共食いなどでも増殖・拡散しているのかもしれない。とすれば、ヒトへの感染はカエルやヘビ、その他の不明生物の生食によるのではないのか？（だから日本人に多い？）　寄生虫の繁殖といえばすぐ産卵を思い出すが、芽殖孤虫はもしかして産卵と癌もどきの両刀使いで増えている寄生虫なのかも……。

　もしそうならば終宿主以外の動物に侵入した場合、いかにして癌もどきに変身するのか？　アイデア皆無の状態なので、このメカニズム（一応ヒトだけに限る）に関しては、やはり放射線などを浴びて癌化するというアイデアが出てくる。野生動物に寄生する未知の裂頭条虫（もしかしたらマンソン裂頭条虫）の幼虫が人体に侵入後、医療目的のX線を大量に浴びたとか、強い紫外線に曝されたなどの体験は無かったのか？　度も繰り返すが、とにかくマンソン裂頭条虫幼虫の放射線感受性を調べてみたらどうだろうか？

　ついでに興味深い情報を追加する。ヒトのレントゲン照射だけでなく、寄生虫も放射線照射を受けていることを最近知った。東京大学、食の安全研究センターの資料に、"食品照射"という語が出てくる。医療品の殺菌目的に放射線が使用されるように、食品の殺菌などにも利用されているらしい。日本で実施されているのは収穫されたジャガイモの照射だけということだが、アメリカでは実に多くの野菜、果物、肉類などが日常的に照射されているようである。興味深いことに、豚肉の寄生虫に対しての照射が行われている。多分、筋肉中に幼虫が寄生しており、それを食べた人が大変な被害を受ける可能性がある**有鉤条虫***(Taenia solium)* を対象とし、その殺虫効果を期待したものであろう。

　照射された肉類に変なムシが紛れ込んでいて、強い放射線を浴び"癌もどき化"したものが、偶然に野生動物の口に入って増殖しさらに、人に摂食される可能性は無いのだろうか？　産業として大規模にX線照射が実施されている場合には有りうるかも……。

　そんな馬鹿げたことを、と思われる読者も多いだろうが、世界でわずか20人足らずを殺している芽殖孤虫が話題となった直後では、参考になる話であろうと考える。でもアメリカで多数の患者は出ていない。

　ところが以上のようなことを書いた後に、芽殖孤虫には成虫が存在しない可能性が非常に高いということを知った。ネズミで継代されている芽殖孤虫の幼虫を用いた遺伝子研究に基づいて、菊池ら（丸山グループ，2021[42]）が得た結論である。絶対確実ということではないようなので批判を覚悟しつつ、上記の我が<空想>を削除しなかった。

エレガンス線虫による癌診断

　虫による癌治療やムシと癌との関わりを見てきたが、また寄り道をして、虫を用いた癌診断に関する情報を紹介したい。

　お馴染みのアニサキスという寄生虫の幼虫は、海産魚の刺身を食べた数時間後に強い腹痛を引き起こす虫で、日本では特に患者数が多い。それ

脚注＊7　**マンソン裂頭条虫**：この裂頭条虫の成虫はイヌ、ネコなどの腸管に寄生する。ヒトが本条虫の中間宿主（カエルやヘビなど）を生食すると、取り込まれた幼虫は発育せずに体内を動き回り、皮下に移動性の腫瘤を形成する。稀には肺、眼、脳などにも侵入し部位に応じた障害を引き起こす。これを**マンソン孤虫症**という。この場合の幼虫数は一匹あるいは数匹程度（生食で飲み込んだ数）が普通である。すなわち、幼虫が分裂・増殖することはない。

脚注＊8　**幼虫移行症**：上記マンソン裂頭条虫のように、ヒト以外の動物を終宿主としている寄生虫が偶然ヒト体内に侵入した場合には、成虫には発育できず幼虫のままでヒト体内を移行することがある。移行部位に応じ、様々な障害が引き起こされ幼虫移行症と総称される。

脚注＊9　**浸潤影および結節影**：前者は、胸部レントゲン写真で境界が不明瞭な白色の異常影。後者は境界鮮明で円形（楕円形）の白色 異常影。

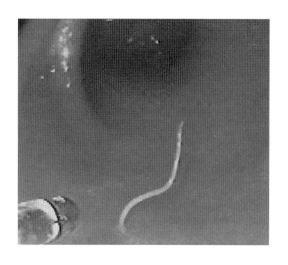

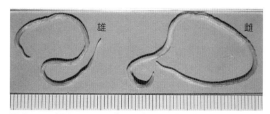

にもかかわらず、日本人は刺身を食べ続けるので患者数はなかなか減少しない（厚生省によれば2017年、全国で242の報告例があった。ただし未報告症例が非常に多いはず）。強烈な腹痛で医者に駆け込み、「刺身を食べた」となると、**アニサキス症**が疑われて内視鏡検査が実施されることが多い。そして胃粘膜に頭を突っ込んだ体長

2cmほどのアニサキス幼虫が発見されるのである（**図8左**）。この検査のなかで、アニサキスが突き刺さっている部位に早期胃癌が見つかることがしばしばあった。虫は偶然に小さな窪みに突き刺さっただけなのか？　もしかしてアニサキスは胃癌を誘発するのではないのか？　臨床医はいろいろ想像を巡らした。しかし鋭い観察力、

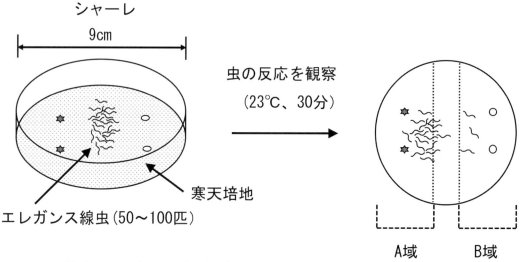

シャーレ
9cm

虫の反応を観察
（23℃、30分）

寒天培地

エレガンス線虫（50〜100匹）

A域　B域

✦ 検査サンプル（ガン細胞、患者の尿）

○ コントロール

©keikichi UCHIDA

図9　径9cmの丸いシャーレに寒天培地を作り、その中央に50-100匹のエレガンス線虫を置く。中央から等距離、向き合うように検査サンプル（癌細胞／患者尿など）とコントロールを置き、時間を追って虫の動きを観察すると虫は癌細胞に向かって動きだしその周囲に集まるのである。癌と関係のない様々な物質（コントロール）には集まらない。癌細胞の代わりに癌患者の尿を用いても、同じ結果が得られる。A域とB域の虫数を数えて統計的な解析を行う。(Uedaら[44]の原図を参考に装置の概略を示した。)

斬新なアイデアを持つ人達は胃癌に虫が引き寄せられるのではないかと考えたのである。このアイデアを基に、扱いやすいムシ（エレガンス線虫：学名 *Caenorhabditis elegans* カエノ・ラブディティス　エレガンス）が応用され、癌診断の分野で見事な大成功をおさめることとなった。この線虫は体長 1mm ほど、寒天上で大腸菌を餌として培養・飼育されている（詳細は次の 4 章を参照）。

　九州大学の広津ら（Hirotsu ら，2015[43]）のグループは、**図 9** に示すような簡単な装置を用い、エレガンス線虫が癌患者の尿に対してどのような反応を示すのかを調べた。その結果、虫は尿中の癌の臭いに強い興味を示して、近寄っていくことが明らかとなったのである。ところが、エレガンス線虫は好きな臭いでもその濃度が非常に高いと回避するという。非常に微量の癌臭でも感知するという利点がある一方、濃度の調整には多大の御苦労があったようである。7 種類の癌を含む癌患者 24 人（そのうち早期癌患者は 12人）と健康な対照者 218 人を用いて得られた「ム

シ診断」の癌検出の**感度**（癌有りの被検者尿を陽性と判断する率）は 95.8%、**特異度**（癌無しの被検者尿を陰性と判断する率）は 95.0% であった。診断が困難な早期癌も含めて、こんな高い数値が得られたのは大変なことである。エレガンス線虫は寒天培地上で大量に飼育でき、臭いに反応する行動も容易に観察できるので、診断のために複雑・高価な機器を要しないという大きな利点をもつ。もちろん、ムシをトレーニングする必要は無い。ユニークで素晴らしい診断法としてマスコミでも大きく取り上げられた。

　広津らは癌の早期診断という現代医療のネックを切り崩すべく、2016 年 8 月に企業を立ち上げた。尿を用いた診断で、胃、大腸、肺、乳房、肝臓など 15 種類の癌の同時診断が考慮されている（2019 年 8 月現在）。癌検査を希望する人が自宅で尿を採取し，その検体を検査機関に送付すると数日で結果がわかるというようなシステムが考慮されているということである。今後は癌の種類を同定するなどの改良が進められるのであろう。今後の発展を心より祈りたい。

参考文献

1. Wang XL, Fu BQ, Yang SJ, et al. *Trichinella spiralis* – a potential anti-cancer agent. Veterinary Parasitology 2009; 159: 249-252.

2. Kang Y-J, Jo J-O, Cho M-K, et al. *Trichinells spiralis* infection reduces tumor growth and metastasis of B16-F-10 melanoma cells. Veterinary Parasitology 2013; 196: 106-113.

3. Vasilev S, Ilic N, Gruden-Movsesijan A, et al. Necrosis and apoptosis in *Trichinella spiralis*-mediated tumour reduction. Central European Journal of Immunology 2015; 40(1): 42-53.

4. Molinari JA & Ebersole JL. Antineoplastic effects of long-term *Trichinella spiralis* infection on B-16 melanoma. Int Arch Allergy Appl Immunol 1977; 55(1-6): 444-448.

5. Liao C, Cheng X, Liu M, et al. *Trichinella spiralis* and tumors: cause, coincidence or treatment? Anticancer Agents Med Chem 2018; 18(8): 1091-1099.

6. Chen L, He Z, Qin L, et al. Antitumor effect of malaria parasite infection in a murine Lewis lung cancer model through induction of innate and adaptive immunity. PLoS One 2011; 6(9): e24407.

7. Li Qin , Changzhong Chen , Lili Chen , et al. Worldwide malaria incidence and cancer mortality are inversely associated. Infectious Agents & Cancer 2017; 12: 14.

8. Xiaoping Chen, Li Qin, Wen Hu, et al. The mechanisms of action of *Plasmodium* infection against cancer. Cell Communication and Signaling 2021; 19: 74.

9. Núñez G, Villalobos N, Herrera CP, et al. Anti-GK1 antibodies damage *Taenia crassiceps* cysticerci through complememt activation. Parasitology Research 2018; 117: 2543-2553.

10. Huerta M, de Aluja AS, Fragoso G, et al. Synthetic peptide vaccine against *Taenia solium* pig cysticercosis: successful vaccination in a controlled field trial in rural Mexico. Vaccine 2002; 20: 262-266.

11. Torres-García D, Pérez-Torres A, Manoutcharian K, et al. GK-1 peptide reduces tumor growth, decreases metastatic burden, and increases survival in a murine breast cancer model. Vaccine 2017; 35: 5653-5661.

12. Vera-Aguilera J, Perez-Torres A, Beltran D, et al. Novel treat of melanoma: combined parasite-derived peptide GK-1 and anti–programmed death ligand 1 therapy. Cancer Biother Radiopharm 2017; 32(2): 49-56.

13. Piñón-Zárate G, Herrera-Enríquez MA, Hernández-Téllez, et al. GK-1 improves the immune response induced by bone marrow dendritic cells loaded with MAGE-AX in mice with melanoma. Journal of Immunology Research 2014; Article ID 158980, 12 pages.

14. Guan W, Zhang X, Wang X, et al. Employing parasite against cancer: A lesson from the canine tapeworm *Echinococcus granulosus*. Frontiers in Parasitology 2019; 10: Article 1137.

15. Darani HY, Soozangar N, Khorami S, et al. Hydatid cyst protoscolices induce cell death in WEHI-164 fibrosarcoma cells and inhibit the proliferation of baby hamster kidney fibroblasts *in vitro*. J Parasitol Res 2012; 2012: 304183.

16. Berriel E, Russo S, Monin L, et al. Antitumor activity of human hydatid cyst fluid in a murine model of colon cancer. Scientific World Journal 2013; 2013: 230176.

17. Altun A, Saraydin SU, Soylu S, et al. Chemopreventive effects of hydatid disease on experimental breast cancer. Asian Pac J Cancer Prev 2015; 16(4): 1391-1395.

18. Ranasinghe SL, Boyle GM, Fisher K, et al. Kunitz type protease inhibitor EgKI-1 from the canine tapeworm *Echinococcus granulosus* as a promising therapeutic against breast cancer PLoS ONE 2018; 13(8): e0200433.

19. Wang G & Gao M. Influence of *Toxoplasma gondii* on *in vivo* proliferation and apoptosis of hepatoma carcinoma H7402 cell. Asian Pacific Journal of Tropical Medicine 2016; 9(1): 63-66.

20. Kim Y-R, Kim J-S, Yun J-S, et al. *Toxoplasma gondii* GRA8 induces ATP5A1-SIRT3-mediated mitochondrial metabolic resuscitation: a potential therapy for sepsis. Experimental & Molecular Medicine 2018; 50: e464. doi:10.1038/emm.2017.308

21. Kim J-S, Lee D, Kim D, et al. *Toxoplasma* gondii GRA8-derived peptide immunotherapy improves tumor targeting of colorectal cancer. Oncotarget 2020; 11(1): 62-73.

22. Thomas F, Lafferty KD, Brodeur J, et al. Incidence of adult brain cancers is higher in countries where the protozoan parasite *Toxoplasma gondii* is common. Biology Letters 2012; 8: 101-103.

23. Abdollahi A, Razavian I, Razavian E, et al. *Toxoplasma gondii* infection/exposure and the risk of brain tumors: A systematic review and meta-analysis. Cancer Epidemiology 2022; 77: 102119.

24. Samojłowicz D, Twarowska-Małczyńska J, Borowska-Solonynko A, et al. Presence of *Toxoplasma gondii* infection in brain as a potential cause of risky behavior: a report of 102 autopsy cases. European Journal of Clinical Microbiology & Infectious Diseases 2019; 38: 305-317.

25. López NC, Valck C, Ramírez G, et al. Antiangiogenic and antitumor effects of *Trypanosoma cruzi* calreticulin. PloS NTD 2010; 4(7): e730.

26. Abello-Cáceres P, Pizarro-Bauerle J, Rosas C, et al. Does native *Trypanosoma cruzi* calreticulin mediate growth inhibition of a mammary tumor during infection? BMC Cancer 2016; 16(1) : 731.

27. Ramírez G, Valck C, Aguilar L, et al. Roles of *Trypanosoma cruzi* calreticulin in parasite-host interactions and in tumor growth. Molecular Immunology 2012; 52: 133-140.

28. Kallinikova VD, Matekin PV, Ogloblina TA, et al. Anticancer properties of fllageate protozoan *Trypanosoma cruzi* Chagas, 1090. Biology Bulletin 2001; 28(3): 244-255.

29. Aguillón JC, Ferreira L, Pérez C, et al. Tc45, a dimorphic *Trypanosoma cruzi* immunogen with variable chromosomal localization, is calreticulin. Am J Trop Med Hyg 2000; 63(5,6): 306-312.

30. Pike SE, Yao L, Setsuda J, et al. Calreticulin and calreticulin fragments are endotherial cell inhibitors that suppress tumor growth. Blood 1999; 94(7): 2461-2468.

31. Cai KX, Tse LY, Leung C, et al. Suppression of lung tumor growth and metastasis in mice by adeno-associated virus-mediated expression of vasostatin. Clin Cancer Res 2008; 14(3): 939-949.

32. Han A, Li C, Zahed T, et al. Calreticulin is a critical cell survival factor in malignant neoplasms PloS Biology 2019; 17(9): e3000402.

33. Lu Y-C, Weng W-C & Lee H. Functional roles of calreticulin in cancer biology. BioMed Research International 2015; Article ID 526524

34. van Tong H, Brindley PJ, Meyer CG, et al. Parasite infection, carcinogenesis and human

malignancy. EBioMedicine　2017; 15: 12-23.

35. Odes EJ, Randolph-Quinney PS, Steyn M, et al. Earliest hominin cancer: 1.7-million-year-old osteosarcoma from Swartkrans Cave, South Africa. South African Jornal of Science 2016; 112(7/8): DOI: https://doi.org/10.17159/sajs.2016/20150471

36. Randolph-Quinney PS, Williams SA, Steyn M, et al. Osteogenic tumour in *Australopithecus sediba*: Earliest hominin evidence for neoplastic disease. South African Journal of Science. 2016; 112(7/8): DOI: https://doi.org/10.17159/sajs.2016/20150470

37. Miyake F, Nagaya K, Masuda K, et al. A signature of cosmic-ray increase in AD 774-775 from tree rings in Japan. Nature 2012; 486: 240-242.

38. Muehlenbachs A, Bhatnagar J, Agudelo CA, et al. Malignant transformation of *Hymenolepis nana* in a human host. N Engl J Med 2015; 373: 1845-1852.

39. Olson PD, Yoder K, Fajardo LF, et al. Lethal invasive cestodiasis in immunosuppressed patients. J Infect Dis 2003; 187(12): 1962-1966.

40. 青島正大，中田紘一郎，松岡正裕ら． PIE 症候群，肺塞栓症を合併した芽殖孤虫症の 1 例．日胸疾会誌 1989; 27(12): 1521-1527.

41. Kikuchi T & Maruyama H. Human proliferative sparganosis update. Parasitology International 2020; 75: 102036.

42. Kikuchi T, Dayi M, Hunt VL, et al. Genome of the fatal tapeworm *Sparganum proliferum* uncovers mechanisms for cryptic life cycle and aberrant larval proliferation. Communications Biology 2021; 4: Article number 649. https://doi.org/10.1038/s42003-021-02160-8

43. Hirotsu T, Sonoda H, Uozumi T, et al. A highly accurate inclusive cancer screening test using *Caenorhabditis elegans* scent detection. PLoS ONE 2015; 10(3): e0118699.

44. Ueda Y, Kawamoto K, Konno M, et al. Application of *C. elegans* cancer screening test for the detection of pancreatic tumor in genetically engineered mice. Oncotarget 2019; 10 (52), 5412-5418.

第4章
人の健康に対するエレガンス線虫の素晴らしい貢献

第3章でエレガンス**線虫**というムシが 癌の診断に用いられていることを書いた。しかし、癌診断だけでこのムシとお別れするのでは、なにか失礼な気がする。少なからずの読者には既に馴染みの内容が少なくないと思われるが、本章ではエレガンス線虫の素顔を紹介したい。

エレガンス線虫は、医学・医療分野において大変な貢献をしているが、実は本書のテーマである寄生虫ではない。自然界で自由生活をしている虫なのである。しかし**線虫**というのは回虫や鉤虫、鞭虫などの寄生虫類と同じ仲間で、多くの共通点を持っている。それどころか、このムシは（極端に言うと）我々人間とも数多くの共通点があるのだ！ その長所を生かしたエレガンス研究は、他では得られない、貴重な情報を数多く生み出している。本章ではこのムシの凄さに迫る。

体長わずか1ミリの小ムシの利口さ

我々は感覚能力や記憶能力、さらには学習・判断ということを考える時、ある程度高等な動物を思い浮かべる。例えば、ハエやカなどの有害昆虫にどれだけこのような能力が有るのか？ ミミズのようなもっと下等（失礼！）な動物ではどうか？などと思いを巡らすと、次第に否定的になっていくのが普通であろう。

エレガンス線虫（以後エレガンスあるいはムシ）は体長が 約1mm、平均寿命はわずか20日程度で、餌である土壌中の細菌が出す臭いを嗅ぎ分けて食料にありついている。驚くことにこの虫は非常に"利口"で、様々な化学物質や光、温度などの物理的刺激を感知・評価するだけではなく、それらを良く記憶し、得られた情報に基づいた判断と行動をとることが出来るのである。記憶は訓練により24時間以上持続するという。寿命を考えると大変な長さである。

例を挙げよう。細菌を培養するのに用いる寒天プレート上で、寒天の温度15℃で大腸菌の餌を与えられて育ったエレガンスのグループと、20℃で餌を与えられたグループのそれぞれを、餌は無しで温度勾配のある寒天プレート上に置くと、前者は寒天温度が 15℃付近に、後者は20℃付近に集まることが示されている（Mori & Ohshima, 1995[1]）。虫は微妙な温度差を感知し、餌の存在する温度を記憶していて、餌を得るために行動したのである。

またエレガンスは食塩（NaCl）などのナトリウムイオンを好み、（一定範囲内で）濃度依存性に誘引され、高濃度の領域に集まる（松浦, 2006[2]）。ところが高濃度の NaCl 存在下で虫に餌を与えず飢餓を体験させると、虫は次第に高濃度 NaCl が嫌いになり、ついには忌避するようになってしまう（**図1**、飯野&廣津, 2000[3]）。ナトリウムイオンの認識、濃度検知、それに加えて自分の生存に有利・不利を判別し、とるべき行動を決定するという複雑な"連合学習"をしているのである。

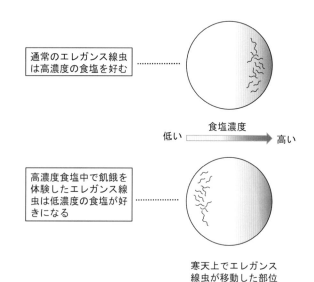

通常のエレガンス線虫は高濃度の食塩を好む

食塩濃度
低い ➡ 高い

高濃度食塩中で飢餓を体験したエレガンス線虫は低濃度の食塩が好きになる

寒天上でエレガンス線虫が移動した部位

図1 エレガンス線虫の利口さ・計算高さ　©keikichi UCHIDA

この複雑な"頭脳"作業を実行するメカニズムに関しては、Ohno ら[4]（前出の飯野らのグループ）の研究により、神経細胞の接合部（シナプス）に存在する**インスリン受容体**が重要な役割を果たすことが示された[*1]。この受容体にムシのインスリンが結合することで、エレガンスの学習活動が開始されるというのだ！　自分の乏しい知識ではインスリンは糖（グルコース）代謝、糖尿病などと関わるものだったが、このムシにおいては高度な精神機能に関わっていたのだ。素人の自分にとっては、落差の大きいビックリである。

ところが、類似のメカニズムは人の記憶力などにも関わっている事が既に知られていた。Kellar & Craft（2020）[5]のレビューによれば、インスリンは様々な脳機能に影響を与えており、アルツハイマー病を引き起こす有毒物質（**アミロイドβ**ベータや**タウ蛋白**[*2]）の処分などにも関わっているという。またインスリンの不足／機能不全が引き起こす糖尿病では、アルツハイマー病の発症リスクが 2〜4 倍も増加するという報告も存在した。

エレガンスの利用により記憶や判断という高度な神経機能に関して、細胞レベルでのインスリン情報が得られることで、ヒトの認知症治療などに貢献する可能性があると期待されている[*3]。

人の疾病モデルとしてのエレガンスの長所

エレガンスは利口な虫ではあるが、それだけでは研究者に注目される存在にはなれない。人間が教えてもらうようなすごい"技"をもつ生き物は実は山ほどいるのである。なぜエレガンスなのか？

（1）選び抜かれた特別な虫

医学的な研究、特に治療などに関わる仕事は、いきなり人を研究対象とすることは出来ない。まず最初に動物を用いた実験を行う。しかし動物実験と言っても決して容易ではない。倫理規定を考慮しつつ、動物の種類、性別、年齢、飼育環境、など様々な点に配慮した注意深い研究計画の作製が必要である。さらに治療実験などの結果を検討する段階では、動物の解剖、病理標本の作製、遺伝子の解析など大変な労力を要する。このような多くの難問、高価な実験費用などを一気に解決することを目ざして開発されたのが、エレガンスという多細胞生物の線虫モデルであった。

ノーベル賞受賞者 Sydney Brenner は、実験動物としてのエレガンスのすばらしさに、いち早く目を付けた。成虫の体長わずか 1mm ほど、餌の大腸菌を蒔いた寒天上で、1 個のシャーレがあれば数千匹の虫を飼育できる。またこのムシは体の表面が透けていて、外から体内で起きる変化を生きたまま観察できる。さらに寿命が短く、卵から孵化した幼虫は 2.5 日以内で成虫となり、その後 10 日ほどで老化が始まり、運動量や嗅覚の低下などが見られるようになる。成虫の寿命はわずか 20 日程度、この短時間に高齢に伴う様々な身体的、精神的症状に関する実験や観察ができるのである。Brenner らの研究グループは、多くの利点を持つこの虫を実験材料として利用すべく、研究に必要な基礎データを集積し、そして膨大な遺伝子情報、解剖学的情報などを調べつくしたのであった（Dexter ら[6]）。なお Brenner とそのグループは、特にアポトーシス（p.39）の解明により 2002 年にノーベル賞を受賞している。

（2）虫の構造・遺伝子

当然のことながら、体が小さくても成熟したエレガンス線虫は表皮（**角皮**かくひという）、筋肉、消化器、排泄器、生殖器など生存に必要な臓器を全て持っている。そしてこれらの機能を統制するための複雑な神経系も存在する（**図2次ページ**）。解剖学的な詳細によると、1 個の卵細胞が分裂を繰り返し、最終的に成虫では 959 個の体細胞をもつが、その全細胞**系譜**[*4]が明らかになっている。約 1/3 の 302 個は神経細胞で神経細胞の解剖学的な位置と神経細胞同士の接続（シナプス結合）の詳細も明らかになっている。また

脚注＊1　**シナプス**については用語リストの図参照。
脚注＊2　アミロイドβとタウ蛋白：本章後出（p.57）の「（1）アルツハイマー病とその原因や治療に関する研究」を参照。
脚注＊3　ムシのインスリンの種類：ヒトとムシのインスリンは勿論同じではない。エレガンスには 40 種類のインスリン様遺伝子が同定されており、上記の"複雑な学習"に関わったムシのインスリンの種類は INS-1 というものであるという。
脚注＊4　**系譜**：一個の受精卵が孵化すると分裂を繰り返し、細胞数は急激に増加して最終的に成体となるが、その過程で様々な機能をもつ細胞集団が出来あがっていく。その細胞分裂の詳細な過程が記録されたもの。

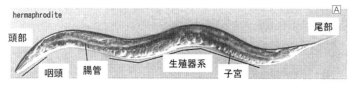

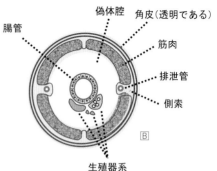

図2 エレガンス線虫の形態
エレガンスの写真、飯野雄一氏（東京大学教授）より写真掲載の許可を頂いた。

©keikichi UCHIDA

前述のように**角皮が透明**であるため、上記の体細胞は全て顕微鏡下で観察・同定できるという。その後実用化された緑色蛍光蛋白質（GFP:green fluorescent protein）による"染色"によって、生きているエレガンスの細胞・神経や遺伝子産物（蛋白質）等の観察が容易となり、研究が大きく促進された。本虫は、Brenner 以来 40 年以上にわたり様々な研究に利用され、その成果が積み重ねられているので、関連する情報は膨大であり、また技術面でも多くの問題がすでに解決されている。

なお、GFP の発見により下村脩ボストン大学名誉教授は 2008 年のノーベル化学賞に輝いた。

実験動物エレガンスにおいて特に注目すべきことは、その遺伝子である。エレガンスは人の遺伝子数にかなり近い 1 万 9 千個ほどの遺伝子をもっているが（ヒトの遺伝子数は 2 万数千個ほど）、その半数はヒトにもよく似たものが存在し、さらにヒトの疾病に関連するとされる遺伝子に限って言えば、その 70％ 近くに関してムシはよく類似するものを持っている。これらの遺伝子は、相同分子種（オルソログ orthologue）と呼ばれ、ヒトとムシが同じ先祖を持つことを示唆しているという（信じたくない人が多数いるのでは……？）。

また神経系の情報伝達システムに関しては、ムシはヒトと同じ神経伝達物質（ドパミン、セロトニン、γ - アミノ酪酸 GABA、アセチルコリンなど）を利用し、それぞれの伝達物質に結合する受容体が機能している。そして何よりも様々な遺伝子操作が比較的容易にできるという大変貴重な長所を持っている。

さらにエレガンスは雌雄同体（雄も少数存在する）で自家受精をするので、その子孫は遺伝的に安定しており多様性が少ない。また 1 匹あたり総計約 300 という多数の受精卵を産む。例えば遺伝子操作により、斬新でユニークな性質を持ったエレガンスが作製された場合には、短時間で大量にそれを準備できるということである。石井のレビュー[7] の中に、世界で初めての長寿遺伝子 *age-1* がエレガンスで発見されたという記載があった。この遺伝子があると寿命が 2 倍に延びるという。さすがエレガンス！　人間なら確認のために 150 年以上かかる研究がわずか 40 日で完了するのだから……（すみません。この部分は馬鹿げた言葉の遊び。*age-1* のオルソログはヒトにも存在しており、老化制御に関わっているようだが、ヒトの寿命が 2 倍にも延びるなどという馬鹿げたことはない）。

さらにエレガンスは、哺乳類の神経**変性**[*5] を引き起こす多くの毒物に感受性があるので、神経と毒物（あるいは薬物）に関する遺伝的、化学的要因の分析に利用可能である。もちろんエレガンスとヒトの遺伝子の類似性は、動物同士のそれと比較するとずっと小さいが、ヒトの病気に関わる研究には十分有用であり、得られた結果は神経変性疾患などへの応用が期待できる。

エレガンスは具体的にどのように利用されているか

エレガンスの便利な特徴を利用した様々な研究があるが、特にボケなど現代医療の大問題である高齢者の精神的疾病に関する研究に焦点を当てて、虫がヒトの病気研究にどのように役立っているのかを、アルツハイマー病を例に紹介しよう。

（1）アルツハイマー病とその原因や治療に関する研究

本病は進行性で、認知機能の低下、記憶障害、判断力低下、うつ症状などがみられ、2012年時点で65歳以上の7人に1人が発症していた。その原因には**アミロイド ベータ**（amyloid β：アミロイドβと略す）という**ペプチド**と**タウ蛋白**といわれる2つの化合物が関与すると考えられている。ただし**確実な原因（メカニズム）はまだ解明されていない**ようである。

アミロイドβは細胞膜上に存在するが、酵素反応によって細胞膜から遊離し、脳の神経細胞表面に凝集してこびりつき、人では**老人斑**と呼ばれる斑状の病変を形成して発症に関わるとされていた（**図3左**）。

一方、タウという細い糸状の蛋白が神経細胞や**グリア細胞**（脳神経細胞の生存、機能発現を支援している細胞で神経細胞を取り巻いている）の細胞内に存在する。この蛋白は細胞骨格として細胞の形を支えている**微小管** microtubule の安定化に役立っているが、タウ蛋白が異常な化学反応（リン酸化）を受けると互いに絡み合って細胞内で凝集し繊維の塊（**神経原繊維変化という。図3中央**）となって細胞の死をまねくとされていた。

近年では少数のアミロイドβあるいはタウ蛋白同士が結合した可溶性のオリゴマーが病原性に関与するとされている。

エレガンスは、アルツハイマー病の発症に関わるヒト遺伝子と非常に良く似た遺伝子（共通祖先に由来）を少なくとも322個持つとわれ、疾病の発症機構の解明、治療法の発見などの研究に必須な虫である。

（2）人のアルツハイマー病のモデルとなりうるエレガンスを作る
＃＃　アミロイドβを持つ遺伝子改変エレガンスの作製（Griffin らのレビュー、2017 [8]）

エレガンスは人アルツハイマー病（以下アルツハイマー）に関わる多くの類似遺伝子（相同

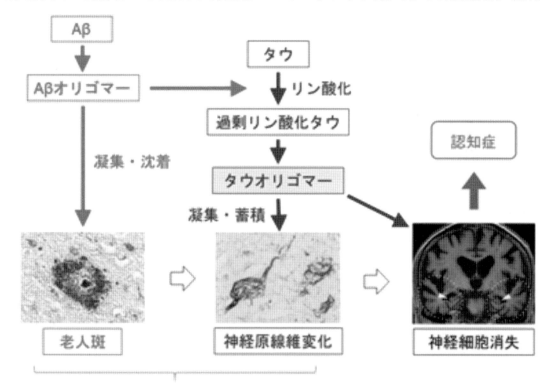

図3　アルツハイマー病の発症メカニズム　富山 貴美氏（大阪公立大学教授）のご好意で図の掲載許可を頂いた（認知症病態学のHPより）。

脚注＊5　**変性**：医学・病理学で用いられる言葉で、動物の細胞や組織中に異常物質の出現や蓄積などの病的反応が見られること。

分子種）を持っているが、そのまま実験に使用できるわけではない。そこで例えば、病因の究明や治療薬の開発など研究目的に合った様々なエレガンスが遺伝子の改変によって作られている。例えば、アミロイドβの発現部位がエレガンスの全神経とか、特定の神経（例えば筋肉の神経）にのみ限局するなどである。いずれにしてもアミロイドβは神経細胞の表面に沈着し虫に"病気"を起こす。

ではムシの病気とはどんなものか？　前述のようにエレガンスは臭いを識別したり、温度差を認識し、さらにはそれらを統合して判断・行動をする知恵を持っている。これらを指標として症状の評価が可能となるのである。また、アミロイドβがエレガンスの筋肉に蓄積すると筋肉麻痺が生じて、回転運動やくねくねする運動を示さず、こわばって反応性が無くなる。研究者はこれらの麻痺をアミロイドβの毒性の量的な変化として観察し、経過を追うことができる。Griffin らのレビューでは、11 の異なった遺伝子型を持つアミロイドβエレガンスがリストアップされている。

タウ蛋白を持つ遺伝子改変エレガンスの作製

アミロイドβ同様に、エレガンスはタウ蛋白の場合でもヒトに類似の遺伝子を持っているが、全く同じものではない。この場合も、遺伝子改変により研究目的に合ったタウ蛋白を産生するエレガンスを作ることが出来る。このようなエレガンスでは協調性の欠如した運動、産卵数減少、寿命の短縮などの症状を示すという。Griffin らのリストには遺伝子型の異なる 16 のタウ・エレガンスが載っている。

（3）治療薬研究
アミロイドβを持つエレガンスを用いた研究

遺伝子操作をされたアミロイドβエレガンス（以後 Aβエレガンスと略す）を用い、薬物治療がアミロイドβの毒性にどのような影響を及ぼすかを検討した最近の報告を、一つ紹介する。Zhuら（2019）[9] によれば治療剤（pyridine amine 誘導体）の投与により、アミロイドβ蓄積が引き起こす筋肉麻痺が用量依存的に軽減され、様々な細胞に傷害を与える**活性酸素種**（ROS）[6] の産生が減少して、ミトコンドリアの機能が保護され

た。そして細胞をストレスから守る熱ショック蛋白質（HSP: heat shock protein：アミロイドβの病害を軽減することが知られている）の増加がみられた。さらに A βエレガンスの神経の神経伝達物質（アセチルコリン）を分解して症状を悪化させているアセチルコリンエステラーゼの減少も観察された。

タウ蛋白を持つエレガンス（タウ・エレガンス）を用いた研究（ref. Griffin ら）

ムシを用いる治療実験は、いつでも簡単に実施できると思われるだろうが、実はそんなに単純ではない。エレガンスの体表は透明であると書いたが、透けて見えるというだけで、治療薬物が体表から容易に吸収されるわけではない。角皮かくひという硬い膜で覆われており薬剤吸収に問題があるのである。しかし、さすがはエレガンス、遺伝子操作により角皮の薬剤透過性を高めたタウ・エレガンスが既に存在した。

ムシの運動障害改善を指標として、アメリカ食品医薬品局（FDA）に認可されている 1,120 種に及ぶ薬物がスクリーニングされ、ブチロフェノン系の**抗精神病薬**（butyrophenone antipsychotics 市販されている）は虫の運動障害を改善すると同時に、虫体の神経変性や不溶性タウ蛋白の減少（病変の改善）を起こすことが報告されている。

（4）Mitophagy（マイトファジー）が A βエレガンス、タウ・エレガンスの症状を改善する

マイトファジーの前に**オートファジー**autophagy [7] と呼ばれる生体の"ゴミ処理"システムを説明しよう。一つの細胞内に破損したミトコンドリアなど様々な"ゴミ"が溜まると、それをまとめて除去するための膜（ゴミ袋）が作られる。集められたゴミは袋ごと同じ細胞内のリソソーム（袋状のゴミ処理器官）と融合し、リソソームの酵素によって分解・溶解された後、リサイクルなどの適切な処置がなされるというものである**（図4上）**。

オートファジーでは様々な種類のゴミが除かれるが、ゴミとなったミトコンドリアmitochondria だけを選択的に排除するシステムがマイトファジー mitophagy である**（図4下）**。

なお"ゴミ"という言葉を繰り返したが、脚注

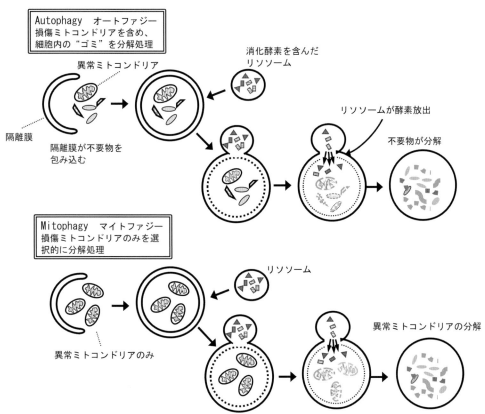

Autophagy　オートファジー
損傷ミトコンドリアを含め、
細胞内の"ゴミ"を分解処理

異常ミトコンドリア

消化酵素を含んだ
リソソーム

リソソームが酵素放出

不要物が分解

隔離膜

隔離膜が不要物を
包み込む

Mitophagy　マイトファジー
損傷ミトコンドリアのみを選
択的に分解処理

リソソーム

異常ミトコンドリアの分解

異常ミトコンドリアのみ

図4　体内不要物の処理法　　　　　　　　　　　　　　　©keikichi UCHIDA

7にも有るように大切なアミノ酸などはしっかりと再利用され蛋白質となる。"ゴミ処理"の一言は解りやすいが適切ではないかも……。ゴメンナサイ。

ミトコンドリアは、生命の維持に必須なエネルギー源ATP（アデノシン三リン酸）を産生する場であり、その障害が起きると神経細胞は正常な機能を維持することが出来ない。アルツハイマーなど加齢が関連する人の神経変性疾患では、破損したミトコンドリアの蓄積が見られると同時にそれを処理するマイトファジーが損傷されているのである。アルツハイマー患者の海馬かいば（脳内部にあり記憶などに関わる部位）では健康者に比しマイトファジー機能が30-50%も低下しているという。またマウスのアルツハイマー・

モデルでも同様の情報がある。

Fangら[10]はアルツハイマー治療にはマイトファジーを活性化し、損傷を受けたミトコンドリアのリサイクル / 処分を促進させることが重要と考えた。そこでアミロイドβとタウ蛋白が関与する2種類のアルツハイマー・エレガンスモデルを用い、様々な薬物を使用してマイトファジーを活性化させる実験を行った。

Aβエレガンスではヒトと同様にアミロイドβの増加とマイトファジーの減少がみられ、嗅覚の高度な記憶障害が確認された。これに対しウロリチンAなど、老化に伴う神経細胞の損傷等を抑える薬剤を用いて、マイトファジーの活性化を試みたところAβエレガンスの記憶障害が大きく改善するとともに、虫全体のアミロイドβが減少

脚注＊6　活性酸素種 reactive oxygen species（ROS）非常に反応性の強い酸素の分子で過酸化水素（H_2O_2）、ヒドロキシラジカル（・OH）、スーパーオキシドアニオン（・O_2^-）などを含む。DNAや脂質、酵素など様々な生体の化合物と反応・酸化して、それらの正常な機能を破壊し老化現象や生活習慣病、癌などの発症に関わっている。

脚注＊7　オートファジーの役割として、ここではゴミ処理を強調したが、"ゴミ"のリサイクルにも関与しており、アミノ酸などの再利用で我々の生命の維持に大きな貢献をしている。また、細胞内に侵入する微生物の処理にも関与する。なお、オートファジーの研究には日本人の貢献が大きく、大隅良典東京工業大学栄誉教授は2016年ノーベル生理学・医学賞を受賞された。

した。同様にタウ・エレガンスでも強いミトコンドリア異常とマイトファジーの減少があったが、ウロリチンＡの使用によりマイトファジーが刺激され記憶障害が回復した。またウロリチンＡ治療ではミトコンドリアの損傷に関わる活性酸素種（脚注＊６にあり）の減少もみられた。

このような治療薬は加齢や神経変性疾患の予防・治療薬の候補あるいはシーズとして期待されている。その後の報告ではウロリチンＡはヒト（高齢者）に応用され、安全性とミトコンドリアや細胞の健全性の増進が認められている。またウロリチンの前駆体であるエラジタンニンはザクロやベリー類、ナッツ類に含まれているので、健康食との関連も議論されているようである。なおザクロのエラジタンニンがウロリチンに変換される際には、腸内細菌が関与しているという（Yuan ら、2016 [11]）。

いかにもエレガンスらしい楽しい研究

老人性の精神疾患は社会的にも大きな問題であり、これらに関するエレガンス研究、特に治療に関するものは非常に多い。このような状況からちょっと目をそらせて、目の覚めるようなすっきりしたエレガンス研究の結果を紹介したい。

社会には健康維持のためと称して膨大な数量の薬剤、健康食品などが出回っている。一方、適度で持続的な運動は、健康の基として広く認識されている。前者はいわゆるサイエンスとして、またビジネスを支える要素として活発な研究活動が行われているが、後者を支えるエビデンスはあまり強くない。どんな運動をどれだけやれば、希望する好結果が得られるのか？　食餌・その他との関係は？　効果の個人差は？　例えばスポーツに向いている体質の人なら良いだろうが、弱いヒトはかえって悪いのではないかなど、いろんな疑問が出てくる。

さて若いときの習慣的な運動は、特に運動停止後、次第に高齢化する過程で、どのような効果があるのだろうか？　その効果はいつまで持続するのか？　このような疑問にエレガンスがまとめて答えを出してくれたのである。勿論ヒトとムシは全く異なる。でもヒトを用いてはなかなか出せない答である。

ちょっと思いがけない発想だが Laranjeiro ら（2019）[12] は、（陸上に住む）エレガンスに"水泳"という全身運動をさせて興味深い結果を得た。しかし、エレガンスにとって規則正しい適度な水中での運動とは一体どんなものだろうか。それを見出すために、エレガンスを泳がせ、その筋肉に存在する 10 種類の遺伝子の量的変化を指標とした予備実験が行われた。エレガンスの幼虫（卵が孵化して幼虫が出てくる）が最後の脱皮を終えて完成した成虫（これを１日目の成虫とする）を４日間にわたり１回 90 分間、総計 10 回の運動スケジュールが適当と判断され、この運動がエレガンスの健康にどんな影響を与えるのかが検討されたのである。（なおムシの寿命は 20 日ほどなので４日間はかなりの長期である）。その結果はびっくり。

筋肉やその運動性の改善のみならず、様々な健康指標が改善したのである。学習能力の上昇は、運動終了後の５日目の成虫で観察された。また高齢期（概ね 12 − 20 日目の成虫）の生存率増加もみられた。さらに高齢のエレガンスでは咽頭のポンプ機能（動物の心臓に類似する機能）が衰えるが、水泳を完了した 11、15 日目の成虫でも改善が認められた。重要な所見として、ミトコンドリア病変の改善も確認された。**図５**に筋肉運動の改善の例を示す。この実験ではムシは非常に"柔らか"なゲルの底に沈められており、元気で力強いムシだけゲル内を上昇移動できるような仕組みになっている。ゲルの表面にムシが好きな大腸菌の餌を置くと、10 回の運動を終えたムシは運動無し群と比較し、より多くのムシが餌に集まることができたのである。

これらは、ムシが成虫に成りたての若い時に受けた水泳運動による成果であるが、ムシが年寄りになってから開始される運動の効果を知るための実験も行われている。すなわちムシの生殖時期が終了してもう少し年寄りになった 6 - 8 日目のエレガンスを用いた水泳訓練（60 分間を６回/3 日）である。その結果、12 日目となった成虫でも訓練有りは無しに比してより活発な活動が観察された。

以上は、正常のエレガンスを用いた実験結果である。同じ水泳運動を、タウ・エレガンス、Ａβエレガンスなどにやらせたらどうなるか？　この場合は症状を持つ虫を用いるので、正常エレガンスとは異なる調整が必要であるが、ヒトのタウ

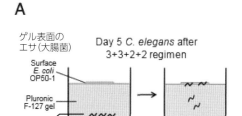

A

ゲル表面の
エサ（大腸菌）

Surface
E. coli
OP50-1

Pluronic
F-127 gel

ムシ

Day 5 *C. elegans* after
3+3+2+2 regimen

図 5A 成虫になって 5 日目のムシ（トレーニング 4 日間）。餌のあるゲル表面に移動する（予備実験）。

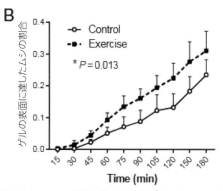

B

ゲルの表面に達したムシの割合

○ Control
■ Exercise
*P = 0.013

Time (min)

図 5B トレーニング有り（Exercise）群とトレーニング無し（Control）群の比較。前者でより多くのムシがゲル表面に移動できた。
図とグラフは Laranjeiro ら [12] の論文（PNAS, 2019）より引用された。

蛋白を持つエレガンスに応用したところ、運動速度の改善が 5、8、11 日目の成虫で認められた**（図6）**。また A β エレガンスやハンチントン病のエレガンスモデルでも有効性が示された（実験法、その評価法はそれぞれ異なる）。

　運動するだけで、こんなに様々な効果が得られているのである。なお、同様な効果は、ヒトにおいても確認されている。

　もう一つ、最近の論文を紹介する。ナノマテリアルという粒子で径が 100 nm ナノメートル（0.1 ミクロン）以下の極微小の素材（ナノ粒子）を研究の対象とする雑誌『Nanomaterials』に掲載されていた（von Mikecz A ら，2020[13]）。空気中には膨大な数のナノ粒子が浮遊しており、我々は日常的にそれらを全く気にすることなく吸い込んでいる。そして予想される通り、

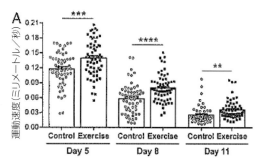

A

運動速度（ミリメートル／秒）

*** **** **

Control Exercise　Control Exercise　Control Exercise
Day 5　　　Day 8　　　Day 11

図 6 水泳の効果（タウ・エレガンスの場合）
運動したムシ（黒色）は、運動無し（白色）に比べ、運動の完了後 5 日、8 日、11 日目の液中における運動速度（mm/sec）が改善した。
　　　　グラフは Laranjeiro ら [12] の前出論文より引用。

大気中のナノ粒子がヒトの脳より検出されるという。

　車両が混雑しているところでは、擦り切れた車のタイヤなどから珪土 けいど（シリカ）のナノ粒子が放出されており、これがアルツハイマーなどの発生に関連している可能性があるという報告がある。自分はマイクロプラスチック汚染のことはいつも考えているのに、大気中の超微粒子と人の健康に関しては、まるで無知であった。そこにもエレガンスが登場していたのである。

　シリカのナノ粒子は、エレガンスの腸管粘膜や生殖器の上皮細胞を通して侵入する。その後、神経細胞の核に移動し、**核小体**（nucleolus）[*8]中でアミロイド蛋白の産生を誘導する。これによりムシは栄養の吸収が出来なくなり、成長が停止し、若くして加齢現象を起こすという。そして何よりも　アミロイド蛋白の蓄積により　神経の変性や**セロトニン**および**ドパミン作動性神経細胞**が傷害されるのである。その結果、ムシの運動障害、麻痺などが出現することになる。

　このようなエレガンスの研究結果から判断すると、いつの日か、ナノ粒子が関与する様々な"難病"が人に発生するという事態が危惧される。

　実は、様々なナノ粒子が、アルツハイマーの治療薬を脳細胞まで届けるための運搬役として研究されているようである（脳は特別に防御されており、通常の薬は入れない）。このような新薬研究は多いが、空気中の危険ナノ粒子'情報'など欲しいなあ。

脚注＊8　核小体は、細胞の核内に存在し、DNA と共同してリボソームという重要な細胞内器官の産生に関わる。リボソームは核外に出て遺伝子情報（DNA）に基づいて蛋白質を産生する場となる。この場合はアミロイド蛋白の産生がアレンジされている。

医学的に重要な発見

< Exopher の発見>

これまでのデータを見ると、エレガンスさん有難うと言いたくなるが、彼／彼女（雌雄同体）は、近年またまた脚光を浴びる発見に貢献した。これまでと全く異なる新しい疾病機序の解明とそれに基づく疾病対策を示唆するもので、exopherエキソファーと名付けられた小胞によるもう一つのゴミ処理システムの存在である。

Melentijevic ら[14]は、エレガンス成虫の神経の表面に突出している膜性の小胞（4μm程度）を発見した（Nature, 2017）**図7**。そしてその中には神経毒性のある蛋白や凝集して有害・不必要な蛋白が選択的に取り込まれていることが確認された。この小胞は神経細胞中の有害物質や異常なミトコンドリアを除去する役割を持っており、加齢に伴う様々な疾患に対処するための新しい防御機構であると考えられた。それを裏付けるように、生体が所有する他の"ゴミ処理機構"例えばオートファジー**（図4参照）**、あるいはユビキチン・プロテアソームシステム（ユビキチンという特殊な蛋白質が目印として付着してい

る不要となったタンパク質を選択的に除去する）がうまく機能しない時、あるいはミトコンドリアの質の低下が起きた時にはexopherの産生が増加したのである。

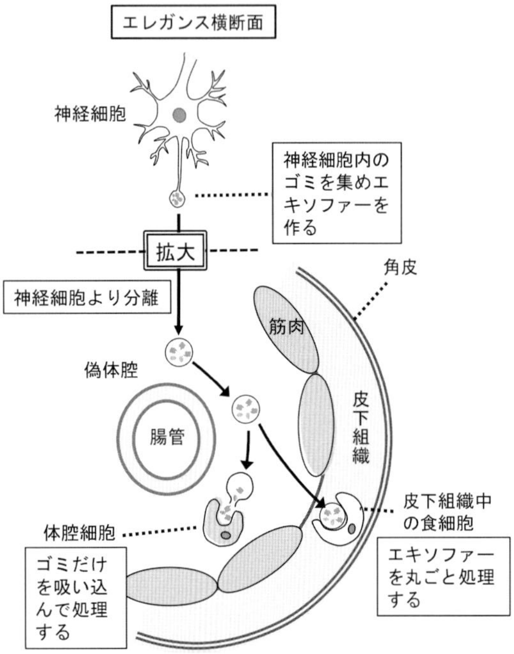

アミロイドβが蓄積するアルツハイマー・エレガンスではexopherの増加が起きており、障害されたミトコンドリア（"ゴミ"）を除去している。なお、ゴミはexopher内でも処理されるが、最終処理場はムシの皮下組織に存在する食細胞や、偽体腔ぎたいくう（ムシの内臓が収まっているスペース）に存在する**体腔**たいこう**細胞**[*9]などとされている。

ヒトにも同様のexopherがあるならば、その機能異常がヒトの神経変性疾患や脳の加齢に加担している可能性があるだろう。exopherを活性化する新しい神経病治療法の発見、若返り薬の発見などに繋がるかも知れない。

そんなことを書いた後に凄い論文が見つかった！！

神経細胞は普通の細胞と異なり、簡単に分裂を繰り返すようなことは出来ない。このような細胞では代謝産物などの老廃物が溜まりやすいと考えられる。それならば、四六時中休み無く重労働を続けている心臓の筋細胞はどうだろうか？　心臓は体の中で最もエネルギーを消費する場所で、心筋にはミトコンドリアが詰っている。古くなり壊れたミトコンドリアなどが山ほどあっても不思議ではない。一体どのようにして心筋細胞はゴミ処理を行い活動を維持しているのだろうか？　Nicolás-Ávila ら（2020）[15]はマウスの心臓を用いてその解明に挑戦した。その結果、心筋周囲には非常に多数の**マクロファージ**（壊れた細胞、異物などを取り込み消化する）が集積していること、そしてそのマクロファージを除去すると心機能が阻害されることを確認した。さらにマクロファージには心筋細胞のミトコンドリアが取り込まれていることを発見した。このプロセスにおいて、ミトコンドリアはまず心筋の外に出されなければならないのだが、その役割を担っていたのが心筋細胞の膜から作られる"exopher"だったのである（著者らはこれを"cardiac exopher 心臓のエキソファー"と呼んだ）。エレガンスの神経細胞に存在した

エレガンス横断面

神経細胞

神経細胞内のゴミを集めエキソファーを作る

拡大

神経細胞より分離

角皮

筋肉

偽体腔

皮下組織

腸管

体腔細胞

ゴミだけを吸い込んで処理する

皮下組織中の食細胞

エキソファーを丸ごと処理する

図7　エキソファー　　　©keikichi UCHIDA

exopherと全く同じように、心筋内の異常ミトコンドリア、あるいはその他の不要代謝産物などの"ゴミ類"を集めて細胞外に運び、マクロファージに配達していたのである。大変重要な発見として大きく取り上げられた。またもやエレガンスがやってくれたのである。

<おわりに一言>
　野外でバイキンを食べて生きている小ムシが、こんな凄いことをしているのである。ヒトの寄生虫は、長い年月にわたり、ヒトの細胞、遺伝子などと取引をしながら進化してきたのだから"野宿暮らし"のエレガンスよりもっと凄いことを様々できるのかもしれない。ムシを悪党として排除してきた人類は、未だに寄生虫の凄さのほんの一部しか知らない可能性がある。地上で共に生き延びるための知恵・技術を放棄し、人工知能に頼るような未来は、人類にとって本当に幸せなのか？自分のような"原始人もどき"にはちょっと怖い。

参考文献
1. Mori I & Ohshima Y. Neural regulation of thermotaxis in *Caenorhabditis elegans*. Nature 1995; 376: 344-348.
2. 松浦哲也　　線虫の化学感覚と行動　比較生理生化学　2006；23 (No. 1): 10-18.
3. 飯野雄一、廣津崇亮　線虫における化学感覚と化学走性行動. 実験医学　2000；18 (17): 2314-2319.
4. Ohno H, Kato S, Naito Y, et al. Role of synaptic phosphatidylinositol 3-kinase in a behavioral leaning response in *C. elegans*. Science 2014; 345(6194): 313-317.
5. Kellar D & Craft S. Brain insulin resistance in Alzheimer's disease and related disorders: mechanisms and therapeutic approaches. Lancet Neurol 2020; 19: 758-766.
6. Dexter PM, Caldwell KA & Caldwell GA. A predictable worm: Application of *Caenorhabditis elegans* for mechanistic investigation of movement disorders. Neurotherapeutics 2012; 9: 393-404.
7. 石井直明. 老化研究モデル動物としての線虫, *Caenorhabditis elegans*（レビュー）. 東海大学先進生命科学研究所紀要　2017；vol. 1: 28-32.
8. Griffin EF, Caldwell KA & Caldwell GA. Genetic and pharmacological discovery for Alzheimer's disease using *Caenorhabditis elegans*. ACS Chemical Neuroscience 2017; 8: 2596-2606.
9. Zhu Z, Yang T, Zhang L, et al. Inhibiting Aβ toxicity in Alzheimer's disease by a pyridine amine derivative. European Journal of Medicinal Chemistry 2019; 168: 330-339.
10. Fang EF, Hou Y, Palikaras K, et al. Mitophagy inhibits amyloid-β and tau pathology and reverses cognitive deficits in models of Alzheimer's disease. Nature Neuroscience 2019; 22: 401-412.
11. Yuan T, Ma H, Liu W, et al. Pomegranate's neuroprotective effects against Alzheimer's disease are mediated by urolithins, its ellagitannin-gut microbial derived metabolites. ACS Chemical Neuroscience 2016; 7: 26-33.
12. Laranjeiro R, Harinath G, Hewitt JE, et al. Swim exercise in *Caenorhabditis elegans* extends neuromuscular and gut healthspan, enhances learning ability, and protects against neurodegeneration. PNAS 2019; 116(47): 23829-23839.
13. von Mikecz A & Schikowski T. Effects of airborne nanoparticles on the nervous system: Amyloid protein aggregation, neurodegeneration and neurodegenerative diseases. Nanomaterials 2020; 10: 1349.
14. Melentijevic I, Toth ML, Arnold ML, et al. *C. elegans* neurons jettison protein aggregates and mitochondria under neurotoxic stress. Nature 2017; 542(7641): 367-371.
15. Nicolás-Ávila JA, Lechuga-Vieco AV, Esteban-Martínez L, et al. A network of macrophages supports mitochondrial homeostasis in the heart. Cell 2020; 183: 94-109.

脚注＊9　**体腔細胞**：本細胞はエレガンスの偽体腔に6個のみ存在し、exopherで部分処理された"ゴミ類"を取り込んで最終処理を行う。なお、体腔は"たいくう"と発音されることもある。

第5章
アレルギーと寄生虫

アレルギーとは

　高度に近代化・工業化の進んだ国では子供達の5人に1人は喘息、アレルギー性鼻炎、湿疹などのアレルギー疾患に罹患しているという。家族歴が強いリスクファクター（遺伝的素因が関与する）であるが、それだけでは近年の**急激な増加**を説明できない。大気汚染、食品添加物、農薬など様々な環境因子の変化が重要な要因と考えられているが、一方では清潔な生活環境が整い、寄生虫、細菌などの感染が減少・消滅したこともアレルギー疾患増加の要因と考えられている。

　アレルギーに入る前に、その病因の基礎となっている免疫反応について勉強しよう。

免疫とは（i）：抗原抗体反応による異物排除

　専門外の読者が、この章以降、頻繁に遭遇する

免疫関連の情報を理解するための手助けとして、ここで簡単に免疫に関する基礎的な説明をしたい。なお自分自身も免疫学の素人で、本書の原稿作りに大変な苦労をしています。

　免疫とはどんなものか？　例えばバイキン（細菌、ウイルスなど非自己の異物）がヒトの体内に入ると、人体は異常な危険物の侵入を察知し、バイキンを排除しようとする生まれつきの防御機構を持っている。これは**自然免疫（図1上部）**といわれ、マクロファージ、好中球などの免疫細胞が菌を食べて処分してくれるのである。ただ、自然免疫はやや効率が悪く、バイキンの種類を正確に確認するのも苦手である。そこで、自然免疫からバトンタッチされて次に出てくるのが、**獲得**かくとく**免疫**である。これによって侵入したバイキンは正確に種類が識別され、直ちに強力な排除体制が整えられることになる。まず、バトンタッチに関わるのは**樹状細胞**じゅじょうさいぼうなどの**抗原提示細胞**である**（図1下部）**。ここ

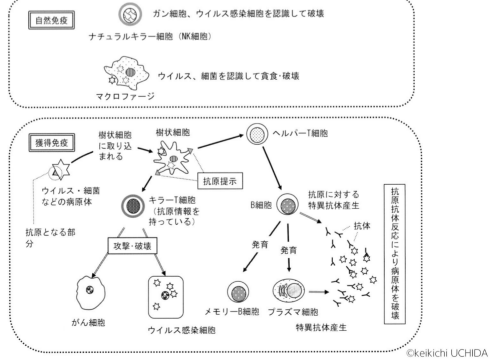

図1　**自然免疫**と**獲得免疫**による異物の排除

©keikichi UCHIDA

抗体が結合したバイキンはマクロファジー、補体で処理される

で**抗原**とは侵入異物が持っていて異物の目印となる特徴的な蛋白質、糖、脂質などで、抗原は以後の免疫反応の開始点となる。樹状細胞は、まず異物を捕食して細胞内に取り込み、目標となる「抗原」を決定し、その結果をヘルパーT細胞に**提示**するのである。この提示に基づき、ヘルパーT細胞は次に待ち構えているB細胞に働きかけ、提示された抗原にのみ結合できる**抗体**（特異抗体という）を産生・分泌できるB細胞を誕生させる。B細胞は発育して、**形質細胞**けいしつさいぼう plasma cell あるいは**メモリーB細胞**に分化する。前者は、リンパ節などに留まり特定の抗体のみを産生・分泌する作業に特化した細胞、後者は異物侵入の見張り役として、体内循環をしつつ、提示された抗原が侵入すると直ちに反応して特異抗体を産生・分泌する。このような経過を経て抗体が抗原に結合（**抗原抗体反応**という）すると、バイキンなどの異物はマクロファージに貪食どんしょくされたり、血清中に存在する**補体**ほたいというタンパク質の協力により破壊・処理されるのである（用語リストの**補体**を参照。**7章図5** p.96 にも同様の図有り）。

なお3章で説明したが、癌細胞やウイルスが感染した細胞の処理には、樹状細胞の抗原提示を受けた**細胞傷害性T細胞（キラーT細胞）**が関与する。抗体の関与無しに異常細胞の抗原を認識し、直ちにその細胞を破壊することができる。この反応も獲得免疫の一つである。

ちょっと紛らわしいが、癌細胞を見つけ出して処分してくれるナチュラルキラー（NK）細胞（natural killer cell）というのがある。この細胞は、生まれつきの防御機構を持っており、**自然免疫**の仲間である。

抗体は免疫グロブリン（immunoglobulin：Igと略す）というタンパク質で、上記の異物排除には**IgG**アイジージー（免疫グロブリンG）や**IgM**が関与する。抗体は膨大な種類が存在する細菌の種類まで識別してくれるので、そのような抗体がヒトの血液中に発見された場合は、特定の菌に感染した（感染している）ことを示す。これを利用して、特定集団を対象に抗体検査を実施すると、その集団における種別の細菌感染率を把握することができるので、疫学調査などに利用される。これは様々な種類の寄生虫感染において

も同様である。なお IgM は感染の初期に出現して活躍するが、次第に IgG に置き換えられ、一定期間を経て陰性となるので、集団の感染率の調査には IgG が用いられる。

<ちょっと追加>

B細胞やT細胞というのが何度か出てきた。抗体産生に関与するB細胞は骨の内部にある骨髄（英語で bone marrow）で生まれ、そこで発育するので bone の b を採ってこの名が付いたとされる。T細胞の生まれは同じく骨髄であるが、その後、前胸部の中央にある胸骨の裏側に存在する**胸腺**（thymus）という臓器に移動して発育するので同様にして T 細胞となった。なお B細胞という語のそもそもの起源は鳥類のファブリキウス嚢のう bursa Fabricii（B細胞を作る鳥に特有の器官）の b に基づくという。

免疫とは（ii）：アレルギー発症のメカニズム

アレルギーは一般に I 型（即時型）〜 IV 型（遅延型）の4種類に分類されているが、アレルギー患者のほとんどは I 型に属するので、それを中心に説明する。

ヒトの体内にアレルギー起因物質（**アレルゲン**という抗原の一種：通常はヒトが持っていない他の生物の様々な蛋白質など、例えば植物の花粉やダニ、ハチ、寄生虫などの成分、分泌物などを含む）が侵入すると、**図2**のような免疫反応が惹起される。**アレルゲン**という異物の侵入に対しても、前節のバイキン排除と同様の経路を経てB細胞による抗体が作られるが、この場合の抗体はIgE（免疫グロブリンE）という特殊なタイプである。

抗原提示細胞（樹状細胞）がアレルゲン（抗原）を認識し、ヘルパーT細胞に抗原提示すると、そのヘルパーT細胞の指示を受けたB細胞（成熟すると形質細胞になる）は、アレルゲンに特異的に結合する**IgE抗体**を産生する。さらにこの抗体が肥満細胞（mast cell マスト細胞ともいう）の表面に結合するが、この状態を**感作**かんさされているといい、アレルギー反応が起きる準備ができたことを意味する。感作状態で同じア

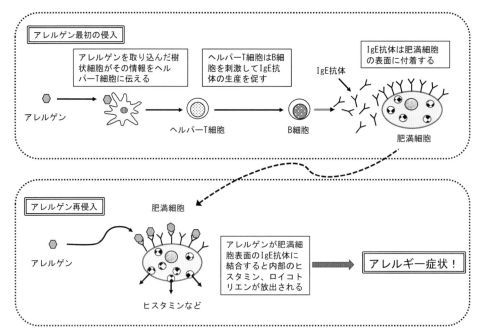

図2 アレルギー発症のメカニズム　　　　　　　　　　　　©keikichi UCHIDA

レルゲンが繰り返し侵入すると、アレルゲンはマスト細胞上の IgE 抗体と結合＊1 し、マスト細胞が活性化されてヒスタミン、ロイコトリエンなどの化学伝達物質（気管支収縮、<u>血管透過性亢進</u>、粘液分泌作用などがある）を放出し、アレルギー症状が引き起こされるのである。同時に別の経路（Th2 細胞経由、**図3 参照**）を通じて多数の**好酸球**が病変部（アレルギー性鼻炎なら鼻粘膜など）に集積し、炎症反応が増強される。なお、全身性の蕁麻疹じんましんやショック症状（低血圧が関与）などを伴う強いアレルギー反応は**アナフィラキシー**と呼ばれ、時には死に至ることも有る。

免疫とは（iii）：寄生虫（特に蠕虫ぜんちゅう）感染が引き起こす免疫反応

　さて、寄生虫（蠕虫ぜんちゅう）がヒトに感染した場合には、どんな免疫反応が起きるのだろうか？　驚くことに、アレルギーのように著明なIgE 反応が起きるのである。ムシは様々な異種蛋白質（抗原）を持つ"巨大"な異物であり、ヒトはムシの侵入・定着（寄生）を阻止するための行動（防御反応）を起こす必要がある。それには

ヘルパー T 細胞を中心とする反応が起きるが（**図3**）、この反応の中では、**Tfh 細胞**（濾胞性ヘルパーT 細胞＊2）が分泌する IL-4（インターロイキン - 4＊3）という物質が関与して、B 細胞は抗ムシIgE 抗体を産生する。そしてこれがムシ体表面の抗原と結合する。一方 **Th2 細胞**＊2 が分泌するIL-5（インターロイキン - 5＊3）は好酸球の産生を促進する。好酸球はムシに結合している IgE抗体に結合し（結合の仕方は脚注＊1 と同じ）、駆虫（殺虫）作用がある物質をムシの表面に分泌してムシを排除するのである。

　前出のアレルギー疾患を引き起こす免疫反応は、IgE 産生と好酸球増加という点では、この寄生虫感染阻止の反応と同様である。図3は、ヒトを宿主とする寄生虫を考慮しつつ図2をより細かく記載したもので、図2のヘルパー T 細胞が 3 つの小グループ（Tfh 細胞，Th2 細胞，Treg 細胞）に分けられており、Tfh 細胞は IgEの産生＊4 に、Th2 細胞は好酸球の増加に関与している。

　これら 2 つのヘルパー T 細胞は寄生虫の排除に関わるものであり、これだけではヒトの寄生虫がヒトに寄生できないことになってしまう。そこでヒトのムシ感染では 3 つ目の **Treg 細胞**（制

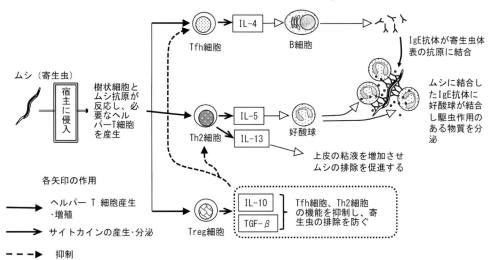

抗ムシIgE抗体を産生

Tfh細胞 — IL-4 — B細胞

IgE抗体が寄生虫体表の抗原に結合

ムシ（寄生虫）

宿主に侵入

樹状細胞とムシ抗原が反応し、必要なヘルパーT細胞を産生

ムシに結合したIgE抗体に好酸球が結合し駆虫作用のある物質を分泌

Th2細胞 — IL-5 — 好酸球

IL-13

上皮の粘液を増加させムシの排除を促進する

各矢印の作用

→　ヘルパーT細胞産生・増殖

➡　サイトカインの産生・分泌

- - →　抑制

Treg細胞 — IL-10 / TGF-β — Tfh細胞、Th2細胞の機能を抑制し、寄生虫の排除を防ぐ

図3 寄生虫排除のメカニズム＋排除を抑止するメカニズム　　　©keikichi UCHIDA

御性 T 細胞 regulatory T cell：以後 Treg）が誘導されるのである。Treg はムシの排除に関わる強い免疫反応（ムシの排除）を適切に抑制し、ムシの持続的な寄生を可能にしてくれる細胞である。なお、この Treg 反応は、アレルギー反応の抑制にも関わっている。

アレルギー症の場合は、一部の"敏感"な人だけに発生するなど、異常な免疫反応である。では運の悪い"敏感"なヒトとは、一体どんなヒトなのだろうか？　単純に答えを出せるような質問ではないが、衛生仮説といわれる判りやすく興味深い説があるので、次に紹介する。

ちょっとその前に、今後、本書のあちこちに出てくる主要な免疫細胞、ヘルパー T 細胞の種類とその位置づけを理解するための系譜（**図4**　次ページ）を若干の説明を加えて提示する。

説明：未熟な T 細胞（ナイーブ T という）は、樹状細胞より様々な抗原を提示され、同時に様々な**サイトカイン**の刺激を受けて Th1, Th2, Tfh, Th17, Treg などのヘルパー T 細胞に発育・分化する。本書に関連する部分を大まかに説明すると、Th1 細胞はウイルス、細菌、癌細胞などの排除に関わり、強い炎症反応を誘導する。Th2 細胞は、寄生虫の排除やアレルギーの発症に関わる。なお Th1 と Th2 の反応は、バランス調整のためにお互いの反応を抑制しあう。Treg は炎症性の免疫反応を抑制する（抗アレルギー作用も含む）。Th17 は自己免疫（6 章）の発症にも関与する。サイトカインの詳細は用語リストを参照。

なお **図4**（次ページ）の内容（各種ヘルパー T 細胞を誘導する**サイトカイン**の種類，それぞれのヘルパー T 細胞が産生する**サイトカイン**の種類など）は、出版物により実に様々である。ここは素人ながら著者の判断で作製した。

衛生仮説とは

Strachan（1989）[4] は、アレルギー性疾患が産業革命以降、近代社会が急成長する中でどんどん増加する理由を知るために、1958 年3 月の 1 週間内に産まれたイギリス人の子供

脚注＊1　IgE 抗体は**図2**のように Y 字形をしており、2 つに分かれた上部は抗原と結合し、下部の一本足は関連する免疫細胞に結合する。これは IgG でも同様である。

脚注＊2　様々なヘルパー T 細胞に関しては図 3, 4 参照。

脚注＊3　**図3**には IL-4, 5, 10, 13 の 4 種類の**インターロイキン**（interleukin：IL）が出ているが、それぞれ特有で複雑な生物活性（機能）を持っている。用語「**サイトカイン**」参照。

脚注＊4　**IgE 産生**に関しては、従来、Th2 細胞が産出している IL-4 が関与するとされていた。最近では Th2 細胞ではなく Tfh 細胞が分泌する IL-4 がより重要であることが確認されている。(Kubo, 2021 [1]；Crotty S. 2019 [2]；堀内周ら 2015 [3])。

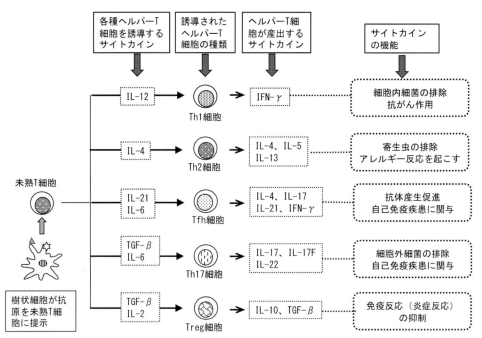

各種ヘルパーT細胞を誘導するサイトカイン／誘導されたヘルパーT細胞の種類／ヘルパーT細胞が産出するサイトカイン／サイトカインの機能

IL-12 → Th1細胞 → IFN-γ	細胞内細菌の排除 抗がん作用
IL-4 → Th2細胞 → IL-4、IL-5 IL-13	寄生虫の排除 アレルギー反応を起こす
IL-21 IL-6 → Tfh細胞 → IL-4、IL-17 IL-21、IFN-γ	抗体産生促進 自己免疫疾患に関与
TGF-β IL-6 → Th17細胞 → IL-17、IL-17F IL-22	細胞外細菌の排除 自己免疫疾患に関与
TGF-β IL-2 → Treg細胞 → IL-10、TGF-β	免疫反応（炎症反応）の抑制

未熟T細胞
樹状細胞が抗原を未熟T細胞に提示

©keikichi UCHIDA

図4 様々なヘルパーT細胞の産生とそれらの機能。 IL: インターロイキン；IFN: インターフェロン； TGF: トランスフォーミング増殖因子

17, 414 人を 23 才まで追跡調査をした。誕生後 1 年以内、11 才、23 才の時のデータを集めて分析した結果、**枯草熱**こそうねつ hay fever（花粉症のこと）の発生は、子供の数が多い家族ほど、特にある個人において年上の兄弟・姉妹の数が多いほど、少ないことが明らかとなった。そのようなデータに基づき、**幼い時期**に家族内で**様々な感染症を体験**する機会が少ないことが、アレルギー疾患の増加に関与する可能性を提起したのである。勿論、これだけではなく、当時進行中の生活環境の改善や個人レベルでの清潔感の変化なども考慮されている。この考えは、基本的に説得力が有り、その後「衛生仮説 hygiene hypothesis」と名づけられ、アレルギー以外の様々な疾患にも適用されるようになり、それぞれの分野に見合った手直しを受けて利用されているようである。

さて、衛生仮説は大変印象的で有益なアイデアであるが、幼少時に体験した様々な感染がアレルギーなどの免疫疾患を抑制してくれるという、やや漠然とした理論である。現在は、免疫、遺伝、進化などの学問が発展し、多くのデータが蓄積されており、衛生仮説の"補強"も行われている。その一つが「古い友達仮説 old friends

hypothesis」というものである。

ロンドン大学の Rook（2010）[5] は、2 億年ほど前に哺乳動物が出現して以来、そのはるか以前より存在していた微生物との持続的な「交流」が始まったであろうと考えている。彼は、最近のデータに基づき、旧石器時代（250 万〜 2.5 万年前——幅が広すぎて当惑するが）の狩猟採集民と共生し、炎症性疾病の抑制に関わっていた可能性がある微生物を old friends として、具体的に衛生仮説の説明に用いたのである。当時の old friends には A 型肝炎ウイルス、サルモネラ菌、結核菌、乳酸菌などの腸内細菌、トキソプラズマ原虫、様々な寄生虫（線虫、吸虫、条虫を含む）が記載されている。その後の新石器時代（数万年前）からつい最近の 1,800 年前までの期間は、old friends が引き継がれたが、新に friend として加わった微生物は、ほとんど無かったとされている。そしてこの 200 年ほどは、都市化、生活の改善、医療の発達などで old friends が減少・消滅している時期とされており、それに一致して、アレルギー、自己免疫、精神疾患、癌などの増加が見られるようになった。

衛生仮説では現代人が生後に体験する感染症（漠然としている）が強調されているが、old friends は数万年以上も前にヒトとの共進化を開

始し、今日までそれが続いている本当に古い"人類の友"に焦点を当てている。この中に寄生虫が入っているのは、自分にとっては大変嬉しいことである。そして、ヒトの免疫系が寄生虫に対して特別な機能を持つ**Th2反応**システム＊5を持っているという事実は、ムシとヒトとの長年に亘る深い関わりを示しているのであろう。

なお近年、Th（ヘルパーT）細胞以外にも寄生虫排除、アレルギー反応に関わる細胞（2型自然リンパ球：ILC2）の存在が知られるようになったため、Th2反応の代わりに2型炎症反応という言葉が使用されるようである。しかしILC2は非常に複雑な細胞で理解困難なため、本書ではTh2反応という従来の語の使用を続けることにしたい。

ヒト寄生虫の抗アレルギー効果

既に概説したが、例えばネズミの寄生虫が人体に侵入すると、ヒトはそれを異物と認識し排除するためのTfh、Th2細胞などによる反応を起こす。ヒトの寄生虫が人体に侵入しても同様である。しかし終宿主に寄生し、そこで成長・成熟して子孫を残す必要があるヒトの寄生虫類は、このTh2反応を適切に制御する必要があり、それを実行するための免疫抑制の"技術"を持っていて、それを日常的に行使しているのである。すなわちムシはTregという免疫を抑制する細胞を誘導し、TregはIL-10（インターロイキン-10）という免疫を抑制するサイトカインを産生・分泌するのである（図3）。この状況をアレルギー疾患の発症という観点からみると、寄生虫の感染が維持されている状態で、例えばヒトにダニのアレルゲンが侵入しても、Treg/IL-10の存在がTh2反応を抑制しているのでダニによるアレルギー反応が起きても、それを軽減/消失させる可能性があるということになる。しかし、免疫のバランスが関与するこのような反応は、大変デリケート、かつ複雑である。単純にムシだけに関してでも、その種類、感染経路、寄生の部位、発育ステージ（卵、幼虫、成虫など）、侵入アレルゲンの種類など様々な要因によって反応が異なる。またStrachanの

衛生仮説にも有るように、感作の時期（胎児期、幼少児期、成人になってから）や腸内細菌叢との関わり（7章に詳細あり）、ヒトの遺伝的背景なども大きく関与する。ひとつ極端な例を挙げると、例えば人のリンパ系に寄生するフィラリア感染症では、稀ながら肺に寄生するミクロフィラリア（幼虫）に対して強いアレルギー反応を起こすことがあり、咳、発熱、呼吸器障害など肺炎様の症状が出現して**熱帯性肺好酸球増多症**といわれる。その一方でフィラリアに感染している母親の胎児が子宮内でフィラリア抗原と反応する機会があると、生後にフィラリアに対する攻撃的な免疫反応を起こさなくなることがある。アネルギー（anergy）といわれ、フィラリア抗原に反応を起こさない（異物と認識せず攻撃はしない）ので、容易にフィラリアに感染するだけでなく、通常より多数の虫体が寄生し、おまけに免疫反応が関与する象皮病（**8章図4参照**）などの怖い症状も抑止されるという"感染者"が出現するのである（Nutmanら[6]、Balら[7]、Babuら[8]）。

これらは、寄生虫を用いるアレルギー治療が決して単純・容易ではないことを示唆している。もちろん、よく効くこともあるだろう。とりわけ"ムシを友"としている人達においては……！（？）

寄生虫がアレルギーを抑える様々な例

寄生虫感染がアレルギーを抑えるという情報は、かなり広く行き渡っている。一体どのような科学的データに基づいているのか？ 患者の治療や予防など、臨床的な場面において、どのような効果があるのか（あるいは無いのか）？ 生きた寄生虫や寄生虫の成分、代謝産物などを用いた製剤を人に応用して、安全性と効果を確認することは容易ではない。まずその前に、動物実験によりどのような結果が確認されているのか見てみよう。

（1）動物実験にみられる抗アレルギー効果
マウスのアレルギー
ピーナツアレルギーを起こすマウスモデルが有る。マウスにピーナツエキス（アレルゲン）を**アジュバント**（免疫賦活ふかっ剤）と共に経口投

脚注＊5　**Th2反応**：侵入したムシを排除する免疫反応で、本書の場合は、p.67　図3のTfh細胞とTh2細胞の反応（IL-4, -5, -13の分泌、IgE、好酸球反応など）を意味する。同じ反応はアレルギーの発症にも関与している。

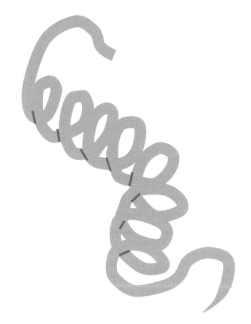

図5 *Heligmosomoides polygyrus* ©keikichi UCHIDA
成虫のサイズは雄 8 - 10 mm、雌 18 - 21 mm。
雌雄ともに、図のようにコイル状に巻いている。

与すると、ピーナツに対する IgE 抗体が大量に産生されて感作状態ができる。このようなマウスにピーナツ抗原の刺激を追加すると全身性のアナフィラキシーが誘導される。同時に血漿中のヒスタミン（アレルギー反応を起こす）上昇も認められる。

　このモデルマウスに前もって、ネズミの腸管寄生虫 *Heligmosomoides polygyrus*（H.p. と略す。**図5**）を感染させておくと、これらのアレルギー所見がほぼ消失することが報告されている（Bashir et al, 2002 [9]）。

　また同じ種類の寄生虫（H.p.）を用いた別の研究では、マウスモデルにおいてアレルゲンである卵白アルブミンを腹腔内に投与・感作して、アレルギーの準備状態をつくった。また同時に H.p. の経口感染も実施された。さらにこれらのネズミを 2 グループに分け（1）**喘息のモデル**として鼻腔内に卵白アルブミンを投与されたネズミ、（2）**アトピー性湿疹**[*6] のモデルとして卵白アルブミンを皮膚表面と反応させたネズミを作り、コントロール群（H.p. 感染無し）との比較を行った。その結果、（1）では肺における好酸球 / リンパ球の**浸潤**しんじゅん（肺病巣部への侵入・集積）が減少し、また気管支周囲のリンパ節には Treg の増加が認められた（喘息の改善を示唆）。一方

（2）では皮膚病変の改善は認められず、皮膚には Treg を発見できなかった。すなわち、この実験では寄生虫感染の抗アレルギー 効果は病変の部位と病変（呼吸器症状と皮膚湿疹）により異なることが示されたのである（Hartmann S ら，2009 [10]）。

　なお別の論文では、寄生虫 H.p. の分泌物の中には Treg の産生を促進するサイトカイン TGF-β（**図4 参照**）と非常に良く似た物質が含まれており、それが TGF-β と同じ機能を発揮して、Treg 増加を促進することが報告されている（Grainger ら [11]）。さらに別の論文では、H.p. 分泌物は喘息の重症化に関わる IL-33 というサイトカインを抑制することも報告されている（McSorley ら [12]）。

　Pacífico LG ら [13] は同様な研究として、卵白アルブミンを用いたマウス喘息モデルにおいて、人に寄生するマンソン住血吸虫の感染、あるいは同虫卵の腹腔内投与が有効であることを示した。効果には Treg の関与が確認されたが IL-10 の関係は無かったとしている。免疫機構は本当に複雑でこのようなことが頻繁に出てくる。

　例えば、マンソン住血吸虫の感染は、致命的なアナフィラキシーを起こすマウスモデルにおいて強力な防止効果を示したが、これには Treg（制御性 T 細胞）ではなく、IL-10 を産生する制御性 B 細胞（Breg）が関与していることが報告されている（Mangan NE ら [14]）。

寄生虫が分泌するシスタチンという物質
　動物モデルの場合は、寄生虫由来の物質を"薬剤"（必要に応じて改変されることもある）として使用し、その効果が評価される場合も多い。

　徳島大学の Dainichi（大日）ら（2001）[15] は、ブラジル鉤虫（*Nippostrongylus brasiliensis*）という線虫が分泌しているシスタチンという蛋白質分解酵素の阻害剤を発見し nippocystatin と名付け、遺伝子組換えシスタチン（以後 nippocys）を作製した。そして卵白アルブミン（抗原）で感作したマウスを用い、同抗原と nippocys を同時に投与してアレルギー反応の経過を観察した。その結果、nippocys 投与群はコントロール群と比べて、卵白アルブミンと反応する脾臓ひぞうの免疫細胞の増殖が抑制されると共に、これらの脾細胞が産生する IL-4、**IFN-γ**[*7]

の低下、卵白アルブミン特異的 IgE の減少が確認された。すなわち nippocys がアレルギー反応を抑制することが示されたのである。

フィラリアという寄生虫もシスタチンを分泌している。Schnoeller ら（2008）[16] は、遺伝子の組換えにより *Acanthocheilonema viteae* [*8]（以下 *A. viteae*）というネズミのフィラリアのシスタチンを作製し、卵白アルブミン投与によって誘導されたネズミの喘息モデルの治療に用いたところ、シスタチンは Th2 関連の炎症を抑え、症状の改善をもたらした。すなわち治療により、好酸球の浸潤が抑制され、IgE の減少、アレルギー性の気道の過敏反応が抑えられた。またこの効果には、M2 マクロファージ[*9] とその産物と考えられる IL-10 が関わっていることが示された。一方、同様の機能を持つ制御性 T 細胞（Treg）の関与は、限定的であった。さらにシスタチンは、薬剤（dextran sodium sulfate）投与によって誘導されたネズミの炎症性腸疾患（ヒトの潰瘍性大腸炎[*10]のモデル）にも有効で、炎症や腸管上皮細胞（用語リスト「上皮細胞」参照）の障害などに関し、病理学的にも明らかな改善を認めた。

その後 Ziegler ら（2015）[17] は、マウスに感染中の *A. viteae* が産生するシスタチンによって、通常のマクロファージがアレルギー反応を抑制する制御性のマクロファージ（regulatory macrophage: Mreg と略す）に誘導されることを突き止めた。この Mreg がマウスの**アレルギー性気道炎**（卵白アブブミンにより感作）の"治療薬"として静脈内投与されたところ、抗原の再投与（鼻腔内に卵白アブブミン）による IgE 上昇、気道における好酸球増加、全身および気道の Th2 反応、肺の細気管支における粘液産生が抑えられた。一方、全身および気道において Mreg は CD4[+]T 細胞を刺激し IL-10 [*11] の産生を増加させた（この場合 Treg の関与は無い）。これらの結果は前出 Schnoeller ら（2008）の結果を再確認するとともに、システチン効果のメカニズムをより明確にしたものである。

寄生虫感染が宿主動物の免疫細胞を変える

寄生虫の成分そのものではなく、虫に"育てられて変化"した宿主動物の細胞を用いた治療も報告されている（Kang SA et al., 2019 [18]）。**旋毛虫**せんもうちゅう *T. spiralis* というヒトの寄生虫が感染しているマウスにおいて、その腹腔より得られたマクロファージが、大腸炎および呼吸器アレルギーの"治療薬"として試みられたのである。

まず最初に、上記のマクロファージが病気の無い多数のマウスの尾静脈経由で投与された。その後、これらのマウスは薬物処理によって引き起こされた大腸炎（前出のヒトの潰瘍性大腸炎モデルと同じ）を持つグループ、及び卵白アルブミンで感作されアレルギー性の呼吸器症状を持つグループに分けられ、マクロファージの治療効果が検討された。その結果、大腸炎マウスではコントロール群（マクロファージ非治療）に比し、重症度指数の有意な低下（症状の改善）が観察された。また呼吸器アレルギーに関しては、非治療群では卵白の再投与により強い炎症反応が誘発されたが、マクロファージ投与群では著明な抑制がみられた。

その後の解析で旋毛虫感染マウスから得たマ

脚注＊6　**アトピー性湿疹**：アトピーとは体質的に皮膚が非常に敏感で痒みを伴う皮膚症状（湿疹）を呈する疾患で、アレルギー症ではない。しかし実際には、弱い皮膚から、細菌やカビ、あるいはダニや食物片など様々な抗原（ここでは卵白アルブミン）が侵入してアレルギー反応を引き起こす頻度が高く、アレルギー症と一体となって区別が難しいことも多いようである。（アトピー性皮膚炎はアレルギー性疾患の一つと明記している専門サイトもある。）

脚注＊7　**IFN-γ**：Th1 細胞で産生されるサイトカイン。マクロファージなどを刺激し、細菌の処理（食菌）を促進する。また癌細胞の攻撃にも関わる。炎症性サイトカインの一つであるが、アレルギーに関与することもあるという。

脚注＊8　*Acanthocheilonema viteae*：ダニによって媒介されるネズミのフィラリアで、サイズは雌成虫で長さ 4 - 6cm ほど、ミクロフィライアは 200 ミクロン、成虫は皮下組織に寄生し、ミクロフィライアは末梢血中にみられる。

脚注＊9　**M2 マクロファージ**：マクロファージは大型で遊走性のある細胞（白血球）で、M1 と M2 に大別される。M1 は一般的なもので、細菌やウイルスの侵入などに対抗する細胞で、侵入者を食べて消化したり、病原体を殺す一酸化窒素や活性酸素を産生する。また強い炎症反応（免疫反応）を起こす。一方 M2 の方は抗炎症作用を有する IL-10 というサイトカインを産生し炎症を抑える。なお、マクロファージには、数多くサブタイプが存在することが知られており、複雑である。ここで述べた M1/M2 の分類は大まかなものである。

脚注＊10　次の章6に出てくる自己免疫疾患の一つ

脚注＊11　IL-10：代表的な免疫抑制（抗炎症作用）サイトカインである。これまで見てきたように T 細胞（制御性 T 細胞 regulatory T cell：Treg）を始めとして B 細胞（Breg）、M2 マクロファージなどのほか、Treg 以外の CD4[+]T 細胞（Th1, Th2, Th17）によっても産出される。なお M2 マクロファージは Mreg を含む。

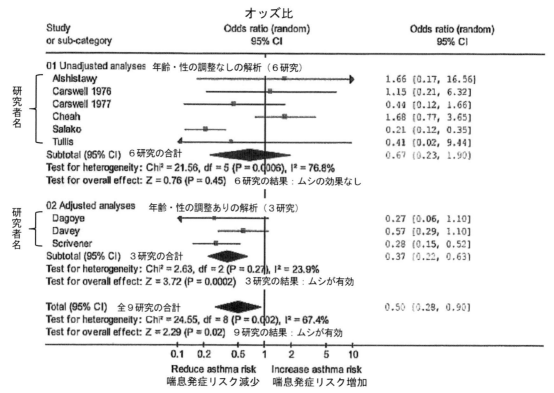

オッズ比
Odds ratio (random) 95% CI

Study or sub-category	Odds ratio (random) 95% CI
01 Unadjusted analyses　年齢・性の調整なしの解析（6研究）	
Alshistawy	1.66 [0.17, 16.56]
Carswell 1976	1.15 [0.21, 6.32]
Carswell 1977	0.44 [0.12, 1.66]
Cheah	1.68 [0.77, 3.65]
Salako	0.21 [0.12, 0.35]
Tullis	0.41 [0.02, 9.44]
Subtotal (95% CI)　6研究の合計	0.67 [0.23, 1.90]
Test for heterogeneity: Chi² = 21.56, df = 5 (P = 0.0006), I² = 76.8%	
Test for overall effect: Z = 0.76 (P = 0.45)　6研究の結果：ムシの効果なし	
02 Adjusted analyses　年齢・性の調整ありの解析（3研究）	
Dagoye	0.27 [0.06, 1.10]
Davey	0.57 [0.29, 1.10]
Scrivener	0.28 [0.15, 0.52]
Subtotal (95% CI)　3研究の合計	0.37 [0.22, 0.63]
Test for heterogeneity: Chi² = 2.63, df = 2 (P = 0.27), I² = 23.9%	
Test for overall effect: Z = 3.72 (P = 0.0002)　3研究の結果：ムシが有効	
Total (95% CI)　全9研究の合計	0.50 [0.28, 0.90]
Test for heterogeneity: Chi² = 24.55, df = 8 (P = 0.002), I² = 67.4%	
Test for overall effect: Z = 2.29 (P = 0.02)　9研究の結果：ムシが有効	

0.1　0.2　0.5　1　2　5　10
Reduce asthma risk　Increase asthma risk
喘息発症リスク減少　喘息発症リスク増加

研究者名

図6　喘息に対する鉤虫の効果　　　　Leonardi-Bee ら [19) の論文（Am J Respir Crit Care Med, 2006）より引用。

クロファージによる治療群では、抗炎症作用がある M2 マクロファージが強く誘導されていることが明らかとなった。また尾静脈からの注入にもかかわらず、疾患の部位（大腸あるいは肺）への濃厚なマクロファージの集積が認められた。著者らは、このようなアプローチがヒト炎症性疾患の治療に繋がる可能性を期待している。

（2）寄生虫は人のアレルギーに有効か？

　ムシはヒトのアレルギー疾患（とりわけ現代人を苦しめているタイプ）などに対して、どのくらい有効なのだろうか？　最初に Leonardi-Bee ら（2006）[19) のレビューを紹介する。

　厳選された 30 の研究結果が総合的にまとめて分析（メタ解析という）され、5 種類の寄生虫の抗アレルギー効果が検討されているが、ここでは、一例として喘息に対する効果をとりあげる。

　様々なヒトの寄生虫感染が喘息の発生にどのような影響を与えているのか、オッズ比という統計を用いて検討されているが、まず鉤虫感染では、9 つの研究結果が比較・検討された。喘息の発症が減少するという可能性が得られたのは 6 研究、逆に増加の可能性は 3 研究で得られ、全体としての判定は感染が「喘息に有効」（有意差あり）であった（**図6**）。また回虫感染においては 19 の研究が検討され、発生減少が 6、増加が 13 で、全体では回虫は喘息の発症を増加させるという結論であった。さらに鞭虫べんちゅう感染では 13 研究のうち減少 4、増加 9 で、全体では有意差なし（増減の判定できず）であった。

　さらに蟯虫ぎょうちゅうや糞線虫ふんせんちゅう（両種共にヒトが終宿主）でも有意差は認められなかった。

　以上のデータは、ある**一時点**におけるムシの感染状況とアレルギー性疾病の発生状況を調査した横断的研究（cross-sectional study）に基づくもので、得られた結果は、ムシと病気の関連性を示しているが、因果関係、例えば、"**寄生虫感染がアレルギーを抑える**"ということを**証明する**ものではない。

　これに関しては、ムシとアレルギーとの因果

関係の存在をより強く示唆する研究がある。ム
シが喘息やアレルギー性の皮膚湿疹などに有効
ならば、そのような患者でかつ寄生虫感染を持っ
ているヒトを対象に、駆虫薬を用いて寄生虫を無
くしてしまえば、アレルギー症状や検査所見が悪
化するはずである。ベネゼエラの子供 375 人お
よびガボンの子供 317 人を対象にした 2 つの個
別の研究において、期待通り、ムシの駆除によっ
てアレルギー性の皮膚感受性（皮膚プリックテス
ト）が有意に増強（悪化）した（Lynch ら ,1993[20]
; van den Biggelaar ら ,2004[21]）。 さらに
Flohr ら [22]（2010）もヴェトナムの生徒（6 -
17 才）1,566 人を対象とする研究において、寄
生虫治療（鉤虫と回虫）が、チリダニとゴキブリ
抗原を用いたプリックテストの皮膚反応を増強
させることを確認した。しかし、アレルギー症状
の悪化は観察されなかった。また 2,373 人のエ
クアドル人子供達を対象とした研究では、駆虫薬
アルベンダゾールの投与は、著明な駆虫効果を示
したが、アレルギー検査や臨床症状にはなんら影
響を与えなかった（Cooper ら , 2006 [23]）。

　さらに、ベネゼエラでは喘息を持つ成人・子
供を対象に、駆虫薬の月 1 回投与が 1 年間実施
されたところ、駆虫の効果に伴い、喘息発作の
回数が有意に減少することが確認された。なお、
非治療群では発作回数に変化は無かった（Lynch
ら , 1997 [24]）。これまでとは全く逆に、ムシが
喘息の発症、悪化に関わっていることが示された
のである。
　以上の様に寄生虫の抗ヒトアレルギー効果に
ついては、判断が大変難しい状況にある。

　全体としては、寄生虫の抗アレルギー効果が
明瞭とはとても言えないだろう。人を用いる研
究では様々な要因が複雑に関与している可能性
が高いが、それらの影響を十分に考慮することが
難しいという事情が影響しているものと思われ
る。例えばヒト遺伝子の影響に関して、Ramsay
ら（1999）[25] は喘息や寄生虫感染が多くみら
れるベネゼエラ北部の小島において 126 人の子
供を対象に、喘息に関わると考えられるβ 2 ア
ドレナリン受容体遺伝子の多型（変異）の影響を
調査したところ、この遺伝子の一部が変化するこ
とによって、回虫に対する IgE 抗体の上昇、便

中の回虫卵の増加、回虫抗原によるプリックテス
トにおける膨疹のサイズ増大（すべて統計学的に
有意）が認められた。寄生虫の感染や、アレルギー
反応に遺伝子が関与するならば、それを考慮せず
に世界各地で実施された様々な疫学調査の信頼
性が、大きく揺らぐことになるだろう。しかし、
遺伝子の変異では、近年の急激なアレルギー疾患
の増加を説明できないと考えられている。近藤直
実（2007）[26] はアレルギー発症と遺伝子の強
い関わりに加えて、**環境要因**が密接に関わってい
ることも強調している。文明社会においては、**小
児期に経験する様々な感染症**（寄生虫を含む）が
減少することにより、Treg による IL-10、TGF-
βなどの抗炎症性サイトカインの産生が減少し、
アレルギーが起きやすくなること、また幼少時期
にグラム陰性菌に頻繁に暴露されると、その菌細
胞表面の膜に存在するリポポリサッカライド（LPS
リポ多糖）という物質が関与して Th1 反応が強
まり、逆に Th2 反応が弱まるようになって、ア
レルギー疾患の発症を抑えることなどを「衛生仮
説」を引用しつつ述べている。

　さらに最近 Reuben A ら（2020）[27] は子供
の頃の生活環境が「遺伝子の働き」を変えて、そ
の後の人生に影響を及ぼす可能性を示した。
　社会・経済的に恵まれない環境で育ったイギ
リスの子供達 1,619 人を対象に、遺伝子解析を
行った結果、これらの子供達が 18 才に達した時
点で、遺伝子の DNA メチル化という変化を起こ
していることが確認されたのである。この変化を
持つ子供／青年はタバコの煙や、大気の汚染、様々
な炎症反応に対し、通常より敏感に反応すること
が予想されるという。幼少時の厳しい生活環境
が、いつの間にかアレルギー疾患が発症し易い体
質を作っていたということになるのではないか。
これは**エピジェネティクス**と総称される変化で、
遺伝子の塩基配列（タンパク合成の設計図）は何
も変わっていないのに、メチル化という単純な化
学反応（塩基にメチル基 CH3- が結合する）が
起こるだけで、遺伝子の機能が変化してしまうの
である。おまけにこの変化は親から子へと遺伝す
るというのだ！　このような事実があちこちに
隠れているならば、従来の多くの研究結果にどん
な影響を与えていたのか……。少し憂鬱な気分に
なる。

繰り返すが、人のアレルギー疾患に対する寄生虫治療の効果に関しては、様々な要因が絡んでいるので、判定はかなり困難である。有効なムシ治療が存在する可能性は十分有るとは思われるが、いま一つ決定打が見出せない感じである。しかしこのような状況で、一般社会における認識・議論は、ムシ治療の有効性がやや強調されすぎているように感じる。

最後にムシ治療に関する Sobotková K ら (2019) [28] の論文（提案 Opinion）を紹介する。著者らは寄生虫あるいはその産物の有用性を論じているが、特に進化論的な解釈に基づき、'ヒトの寄生虫'（人体内で成虫まで発育できる）、そして特に生きているムシ寄生はその虫体成分や分泌物を用いる治療よりも効果が有る可能性が高いこと、また（人体とは異なる）様々な動物を用いた実験よりも、感染しても症状の少ないことが既にはっきりしている寄生虫などは、人体を用いた治療試験を実施したほうがより有効・効率的であろうと考えている。

さらに医薬品として許可されていなくても、現実に数千人の人達が自己治療として生きた寄生虫に感染し、良い結果を得ているという報告が有ること、**自己免疫疾患**（次章）などで有効な治療法が無いために、長期の苦しみに耐えている多くの患者は寄生虫治療に希望を託すことも多いことなどを挙げ、このような患者の立場を考慮することの必要性を述べている。

さらに 2019 年時点で、6 つのプロバイダーが 4 種類の生きた寄生虫（豚鞭虫卵，ヒト鞭虫卵，アメリカ鉤虫幼虫、縮小条虫幼虫）をマーケット生産しているが、これらを用いた臨床研究による評価、自己治療の情報にも触れ、これまで 14 の臨床試験があるが、効果無しの例、結果を出さずに中途で終了した例など問題点があることを指摘し、商品化されている寄生虫の種類あるいは発育ステージなどは、人の治療に理想的なものではない可能性が高いことを指摘している（4 種類のうち 3 種類はヒトの寄生虫である！）。

研究者の立場から、患者のためになる新たな可能性を目指す意欲的な提案と解釈できる。しかし医療人の立場、あるいは科学的に十分な裏づけを期待する研究者の立場からすると、根拠が不十分な提案と受け止められるかもしれない。ムシを扱う研究者が少ない世界なので、研究発展のスピードがのろいことが多い。古くからの"友"寄生虫に基づいた"文明病"への対処が進展することを期待したい。

<たわごと>

第 2 章でトキソプラズマは凄い生き物、人を操り文化にまで影響を与えたというようなことを書いた。ここでは、そんな大それたことではないが、寄生虫が文化に影響を与えた（かもしれない）という我が空想（スケールの小さな話）を述べることにする。

アニサキスという体長 2cm ほどの小さな幼線虫のヒト寄生は、既に広く知れわたっている。刺身を食べた後で激烈な腹痛を起こし人々を苦しめている'例の'ムシである。しかし刺身が大好きな日本人は、どんなに苦しんでも刺身を止めることはできないようだ。刺身の歴史は非常に長く、芝 [29] によれば、縄文時代（4 ～ 6 千年前あたり）の遺跡より鯛の骨が出土しており、状況から判断すると刺身として食べていたのだろうという。少なくともそれ以来今日まで、海産魚の生食はユニークな日本文化として引き継がれているということだろう。

さてこのアニサキス症は、典型的なアレルギー反応によって引き起こされているものである。我々の祖先（特に漁民）は刺身を食べてひどい目にあっていたのではないだろうか？ しかし、刺身が定着・拡大していく過程において、あちこちで腹痛が起きたのではせっかくの新しい食文化・産業に水がさされ、次第に衰退したかも知れない。有り難いことにそうはならなかった。

そこで考えた。もし、われわれが回虫や鉤虫などのヒトの寄生虫に感染していたら、この激烈な症状はどうなるのだろうか？これまでの話を参考にすれば、アニサキスの腹痛が軽度あるいは起きない可能性が有るのではないか？ 古い時代の日本人は、その多くが様々な寄生虫に感染していたと思われる。戦後の特別な時期ではあるが、自分が子供の頃は、全国的に寄生虫感染率は 60 % もあった（特に回虫）。要するに、数千年前から昭和時代始めころまでの日本人は、アニサキス症の存在をそれほど気にせずに刺身が食えたのではないのか？？

こんなことを妄想と思わず、何となく面白いと感じてもらえれば、本書を作った甲斐があるので

すが……。　酒と刺身の好きな人、一緒に叫びましょう。「兄さん（アニサキス）、ご苦労様」と。なお、アニサキスという虫種が確定されたのは1960年代（感染研）という。

＜真剣な空想＞

　ちょっとお遊びに近い＜たわごと＞の後に、真剣な議論を加えたい。ヒトのアレルギーに対するムシの効果は必ずしも明確ではない。衛生仮説、遺伝子、環境因子など様々な要因の関与が議論されているが、自分は、特にムシが関与する部分で大切な視点が抜け落ちていると考えている。

　多様で巨大な人類という生き物の‘一部’は、ヒトとムシの何（十）万年にわたる共進化／協力の歴史を、突如、そしてほとんど瞬時（歴史的時間として）かつ一方的に無視・排除したという可能性があるのではないのか？　共同作業は破壊され、その産物は消え失せた。すなわち、ムシの抗アレルギー効果は消失し、場合によってはかえって悪化するという結果が生じた。今日の我々は、そのような状況に面しているのではないのだろうか？

参考文献

1. Kubo M. The role of IL-4 derived from follicular helper T (T$_{FH}$) cells and type 2 helper T (T$_H$2) cells. International Immunology 2021; 33(12): 717-722.
2. Crotty S. T follicular helper cell biology: a decade of discovery and diseases. Immunity 2019; 50 (5): 1132-1148.
3. 堀内周 & 上野英樹 . 濾胞性 T 細胞による抗体産生の制御　—アレルギー性疾患病因への関与とその機構—. アレルギー 2015; 64 (6): 802-808.
4. Strachan DP. Hay fever, hygiene, and household size. BMJ 1989; 299: 1259-1260.
5. Rook GAW. 99th Dahlem conference on infection, inflammation and chronic inflammatory disorders: Darwinian medicine and the 'hygiene' or 'old friends' hypothesis. Clinical and Experimental Immunology 2010; 160: 70-79.
6. Nutman TB, Kumaraswami V & Ottesen EA. Parasite-specific anergy in human filariasis. Insights after analysis of parasite antigen-driven lymphokine production. J Clin Invest 1987; 79(5): 1516-1523.
7. Bal M, Ranjit M, Satapathy AK, et al., Filarial infection during pregnancy has profound consequences on immune response and disease outcome in children: A birth cohort study. PLoS Negl Trop Dis 2018; 12(9): e0006824.
8. Babu S, Blauvelt CP, Kumaraswami V, et al. Regulatory networks induced by live parasites impair both Th1 and Th2 pathways in patent lymphatic filariasis: Implications for parasite persistence. J Immunol 2006; 176: 3248-3256.
9. Bashir MEH, Andersen P, Fuss IJ, et al. An enteric helminth infection protects against an allergic response to dietary antigen. J Immunol 2002; 169(6): 3284-3292.
10. Hartmann S, Schnoeller C, Dahten A, et al. Gastrointestinal nematode infection interferes with experimental allergic airway inflammation but not atopic dermatitis. Clin Exp Allergy 2009; 39(10): 1585-1596.
11. Grainger JR, Smith KA, Hewitson JP, et al. Helminth secretions induce de novo T cell Foxp3 expression and regulatory function through the TGF-β pathway. J Exp Med 2010; 207: 2331-2341.
12. McSorley HJ, Blair NF, Smith KA, et al. Blockade of IL-33 release and suppression of type 2 innate lymphoid cell responses by helminth secreted products in airway allergy. Mucosal Immunology 2014; 7 (5): 1068-1078.
13. Pacífico LG, Marinho FA, Fonseca CT, et al. *Schistosoma mansoni* antigens modulate experimental allergic asthma in a murine model: a major role for CD4$^+$CD25$^+$Foxp3$^+$ T cells independent of interleukin-10. Infect Immun 2009; 77(1): 98-107.
14. Mangan NE, Fallon RE, Smith P, et al. Helminth infection protects mice from anaphylaxis via IL-10-producing B cells. J Immunol 2004; 173(10): 6346-6356.
15. Dainichi T, Maekawa Y, Ishii K, et al. Nippocystatin, a cysteine protease inhibitor from *Nippostrongylus brasiliensis*, inhibits antigen processing and modulates antigen-specific immune

response. Infection and Immunity 2001; 69 (12): 7380-7386.

16. Schnoeller C, Rausch S, Pillai S, et al. A helminth immunomodulatory reduces allergic and inflammatory responses by induction of IL-10-producing macrophages. J Immunol 2008; 180(6): 4265-4272.

17. Ziegler T, Rausch S, Steinfelder S, et al. A novel regulatory macrophage induced by a helminth molecule instructs IL-10 in CD4$^+$ T cells and protects against mucosal inflammation. J Immunol 2015; 194 (4): 1555-1564.

18. Kang SA, Park M-K, Park SK, et al., Adoptive transfer of *Trichinella spiralis*-activated macrophages can ameliorate both Th1- and Th2-activated inflammation in murine models. Scientific Reports 2019; 9(1): 6547.

19. Leonardi-Bee J, Pritchard D, Britton J, et al. Asthma and current intestinal parasite infection Systematic review and meta-analysis. Am J Respir Crit Care Med 2006; 174: 514-523.

20. Lynch NR, Hagel I, Perez M, et al. Effect of anthelmintic treatment on the allergic reactivity of children in a tropical slum. Journal of Allergy and Clinical Immunology 1993; 92: 404-411.

21. van den Biggelaar AHJ, Rodrigues LC, van Ree R, et al. Long-term treatment of intestinal helminths increases mite skin-test reactivity in Gabonese schoolchildren. JID 2004; 189: 892-900.

22. Flohr C, Tuyen LN, Quinnell RJ, et al. Reduced helminth burden increases allergen skin sensitization but not clinical allergy: a randomized, double-blind, placebo-controlled trial in Vietnam. Clinical and Experimental Allergy 2010; 40; 131-142.

23. Cooper PJ, Chico ME, Vaca MG, et al. Effect of albendazole treatments on the prevalence of atopy in children living in communities endemic for geohelminth parasites: a cluster-randomised trial. Lancet 2006; 367: 1598-1603.

24. Lynch NR, Palenque M, Hagel I, et al. Clinical improvement of asthma after anthelminthic treatment in a tropical situation. Am J Respir Crit Care Med 1997; 156: 50-54.

25. Ramsay CE, Hayden CM, Tiller KJ, et al. Association of polymorphisms in the β_2-adrenoreceptor gene with higher levels of parasitic infection. Hum Genet 1999; 104(3): 269-274.

26. 近藤直実. アレルギー発症における遺伝子と環境. アレルギー 2007; 56(2): 94-100.

27. Reuben A, Sugden K, Arseneault L, et al. Association of neighborhood disadvantage in childhood with DNA methylation in young adulthood. Genetics and Genomics JAMA Network Open 2020: 3(6): e206095

28. Sobotková K, Parker W, Levá J, et al. Helminth therapy – from the parasite perspective. Trends in Parasitology 2019; 35(7): 501-515.

29. 芝 恒男. 日本人と刺身. Journal of National Fisheries University 2012; 60 (3): 157-172.

第6章
寄生虫と自己免疫疾患 / 精神疾患

自己免疫疾患とは

　ヒトの免疫は、体内に細菌、ウイルス、寄生虫などの異物が侵入すると、それらを認識して排除することが大きな役割の一つである。通常ではヒトを構成する自身の細胞（蛋白質など）を異物と看做すことは無い。ところが自己免疫疾患では免疫反応に異常が生じ、自身の成分を異物（抗原）と認識して、自己抗体（例えば自己細胞の核の成分と反応する抗核抗体＊1 など）を産生して攻撃（強い炎症反応）を開始する。その結果が様々な自己免疫疾患であり、良く知られている疾患として、全身性エリテマトーデス（SLE）、関節リウマチ、1型糖尿病、多発性硬化症、橋本甲状腺炎などがある。また炎症性腸疾患（潰瘍性大腸炎、クローン病）も自己免疫病として扱われることが多い。発症には、17型ヘルパー T 細胞（Th17細胞。IL-17 というサイトカインを分泌する）が関与することが確認されている。また、濾胞性ヘルパー T 細胞（Tfh）という特殊な細胞は IL-21というサイトカインを分泌し、B 細胞を活性化させ自己抗体の産生に関わる重要な因子と考えられている（中山田＆田中, 2016[1]）。（5章図3では Tfh は IL-4 を分泌し IgE の産生に関わっていた）。

動物モデルにおける寄生虫治療の効果

（1）先駆的な研究
　人間の自己免疫疾患によく類似している病気をネズミなどで作製し、自己免疫疾患のモデルとして治療実験の対象にされている。これらのモデルを用い、多くの寄生虫由来成分の治療効果が報告されているが、最初に古い時代の革新的なアイデアと、それを証明する実験を紹介する。

　Strachan[2] は 1989 年に衛生仮説の基本概念を提唱したことで有名であるが、その 20 年も前に Greenwood（1969）[3] は西ナイジェリアにおいて、関節リウマチが英国と比べて非常に少なく、発症しても軽症であることに注目し、その理由として様々な寄生虫感染（特に幼少時からの早期マラリア感染）が関わっている可能性を報告した。その後、彼は動物実験を行い、以下のような結果を報告している。

　実験にはヒトの全身性エリテマトーデス類似のマウスモデルが用いられた。このマウスは腎障害を自然発症し、非常に高い死亡率を示す（生後1年でほぼ全て死亡）。ところがネズミマラリア原虫（*Plasmodium berghei*）を感染させると生後 1 年目までの死亡は無く、また、主要な病理である腎病変を示す所見も全くみられなかった。これらの結果に基づき、繰り返しの寄生虫感染が自己免疫を抑える可能性を提唱したのである（Greenwood & Voller, 1970 [4]）。

（2）動物モデルを用いた実験
　続いて最近の Wu ら（2017）[5] のレビューに基づき興味深い研究を紹介する。
　5 種類の自己免疫疾患（炎症性腸疾患、関節リウマチ、多発性硬化症、全身性エリテマトーデス, 1 型糖尿病）の動物モデルを用いた治療に 19 種類の寄生虫が使用された。ヒトの寄生虫は 9 種、その他は動物の寄生虫である。"治療薬"の有効成分としては、精製された虫体成分や排泄・分泌物、寄生虫の遺伝子情報に基づいて作成された遺伝子組換え蛋白質などがある。なお少数の研究では虫卵が使用された。

ES-62 による治療
　ES-62 ＊2 は *Acanthocheilonema viteae*

脚注＊1　**抗核抗体**：例えば全身性エリテマトーデス（SLE）では、細胞の核が異物とみなされて"抗核"抗体に攻撃されるが、実際には抗核抗体の抗原は DNA の他、核内の様々な蛋白質など多種類存在する。すなわち抗核抗体という言葉は様々な抗体群の総称である。
脚注＊2　ES-62 の ES はムシの排泄・分泌物（excretory secretory products）を示し、様々な化学成分の混合物である。ホスフォリルコリンという強い抗炎症作用を示す物質も含まれている。また、ES-62 は炎症性サイトカインである IL-17 の分泌を抑制する。

(*A. viteae*) というネズミのフィラリアが排泄・分泌する物質である。SLE のマウスモデルに皮下注射したところ、抗核抗体を減少させ腎病変が改善した（Rodgers, 2015 [6]）。さらに異なるタイプの SLE マウスモデルでは、抗核抗体の減少と共に、大動脈の**アテローム性動脈硬化**[*3] が60% も減少した（Aprahamian [7]）。また、**関節リウマチ**のモデルマウスにおいては、関節炎の炎症改善が示された（Pineda ら, 2014 [8]）。その後、Pineda のグループは同じモデルを用い、炎症改善には腸内細菌が関与していることを示した（このメカニズムに関しては 7 章 p.94 の「（4）関節リウマチ（マウスモデル）」を参照）。

FhES による治療

　これはウシ、ヒツジ、ヒトなどに寄生する肝蛭 <ruby>かんてつ</ruby>（*Fasciola hepatica*）という寄生虫の排泄・分泌物である。1 型糖尿病のモデルマウス（非肥満糖尿病マウス：non-obese diabetic mouse: **NOD** mouse）に FhES を腹腔内投与することにより、自己免疫によるインシュリン分泌細胞（β 細胞と呼ばれ、膵臓 <ruby>すいぞう</ruby> のランゲルハンス島に存在する）の破壊を阻止し、実に 84% のマウスにおいて糖尿病の発症が抑えられた（Lund ら [9]）。また抗炎症作用を持つ IL-10 を産生する B 細胞（Breg）や炎症抑制性の M2 マクロファージが増加するという。

　多発性硬化症のモデルである実験的自己免疫性脳脊髄炎（**EAE**）マウスを用いた実験においても、FhES 投与により臨床症状の改善・消失をみた（Finlay ら [10]）。この場合には Th2 反応（抗炎症性）が強化され Th1 と Th17 反応（炎症性）は抑制された。また FhES により誘導された **IL-33** と IL-5 の協力により好酸球が増加し、それが EAE の抑制に関わるという。次の＜ため息が出る話＞を読んでください。

＜ため息が出る話 ＞好酸球の増加は一般に、症状の悪化と関連付けられることが多い。例えば好酸球の増加する疾患として、感染症（特に寄生虫）や各種アレルギー疾患は勿論のこと、リウマチ関連の疾患、悪性腫瘍に随伴するものなど、様々な疾患が存在するようである。今回の Finlay らの報告（2016）は極めて異例であり、著者ら自身が「好酸球の活性化がネズミの自己免疫疾患を

抑制するという発見は、知る限りで本報告が初めてである」と記している。報告は緻密な実験に基づいており、FhES 治療が IL-33 を誘導し、それが IL-5 の産生を促進して好酸球増加をもたらすことを確認すると共に、FhES 治療により最終的に得られた好酸球を精製し、自己免疫性脳脊髄炎（EAE）を持つ別のマウスに直接移入した場合でも有効であることを確認している。なお Finlay らは好酸球自体の作用メカニズムについては言及していない。

　好酸球は、Th1 サイトカイン（IFN-γ）を産生するタイプと Th2 サイトカイン（IL-4, IL-5, IL-10）を産生するタイプが知られており、相反する免疫反応を引き起こす可能性がある（Lamkhioued ら, 1996 [11]）。さらに抗原を認識し、<u>抗原提示細胞として樹状細胞と同様の機能を持つ</u>ことも知られている（Akuthota ら, 2008 [12]）。

　アレルギー発症に関連して出てきた同じ**好酸球**が、これほど様々な機能を持っているとは！　免疫反応の複雑さ、奥の深さにはため息がつきない。

マウスの筋肉内に寄生している**旋毛虫**の幼虫より得られた蛋白成分を用いた治療

　健康なマウスの直腸粘膜下に前もって幼虫蛋白を投与したのち、薬物（略称 **DNBS**）を用いて**炎症性腸疾患**の一つクローン病を誘発させたネズミモデルでは、腸の炎症は著明に抑制され、死亡率も減少した（Motomura ら [13]）。

ASMA/ATSA（高圧滅菌したマンソン住血吸虫 *Schistosoma mansoni* あるいは旋毛虫幼虫 *Trichinella spiralis* の成分）による治療

　ASMA あるいは ATSA を、関節リウマチのモデルラットに皮下注射し、それらの効果を調べたところ、両成分において、関節炎の進行が抑えられ歩行の改善、体重増加をみとめた。またラットの足の炎症は著明に減少した（Eissa ら, 2016 [14]）。症状の改善と平行して Treg（制御性 T 細胞）の増加が認められ抗炎症性 IL-10 が上昇したが、炎症性のサイトカインで自己免疫疾患を悪化させる可能性がある IL-17 の上昇も観察されたという。こんなバカなことってあるのか？　以下に二つ目の＜ため息が出る話＞を付け加える。

<ため息が出る話 2 >これに関しては、IL-17 を産生する Treg が存在することが知られている。Treg が免疫を抑制するだけでは細菌感染などに対する防備が不十分となる可能性があるため、必要に応じたバランスをとっているのであろうとされている（Voo ら，2009 [15]）。なお以下は本書の内容と直接には関係無いが、侵入微生物を除去するために炎症性のサイトカインを産生する Th1 細胞においても、抗炎症性の IL-10 の産生が認められることがあるという（Trinchieri, 2007 [16]）。この場合も過度の炎症による自己に対する悪影響を抑えるのであろうと考えられている。

これまで 5 種類の寄生虫の排泄・分泌物あるいは幼虫の成分が様々な自己免疫疾患に有効であることを示した報告を紹介したが、Wu ら（2017）のレビューにはその他にも有効例が含まれている。例えば炎症性腸疾患に対しては、イヌ鉤虫、縮小条虫、回虫、マレー糸状虫の蛋白質（抽出物、分泌物、合成蛋白）などが様々な効果（全て有効）を示すことを記している。

Wu らのレビュー [5] とは別に、Elliott ら（2003）[17] は薬剤（前出 DNBS）を用いて発症させたクローン病のマウスモデルにおいて、マンソン住血吸虫の虫卵（凍結して殺してある）を 2 回マウスの腹腔内に投与することにより、大腸病変の著明な改善を認めた。虫卵投与なしのコントロール群では 68% のマウスが死亡したのに対し、卵治療群ではそれが 28.4% に低下したと報告している。

さらに、Wu らのレビューの後、2020 年に Abdoli & Ardakani [18] のレビューが出版された。このレビューの目的は寄生虫治療の推進を目指しているため、多くの有効例が集められている。動物モデルを用いた自己免疫病（炎症性腸疾患，多発性硬化症，1 型糖尿病，関節リウマチ）を対象として、11 種類の寄生虫（人寄生虫 6 種、動物寄生虫 5 種）を用いた 31 論文が挙げられている。

一部の例を示すと、Saunders ら（2007）[19] は 1 型糖尿病のマウスモデル（前出 NOD マウス）で寄生虫感染実験を行った。旋毛虫あるいは *Heligmosomoides polygyrus*（H.p.）という 2 種類の寄生虫を感染させる（幼虫を胃内に投与）と、両種ともに有効で、自己抗原である膵臓の β 細胞（インシュリンを産生）の破壊が阻止された。

参考：なお H.p. は、5 章でマウスのピーナツや卵白に対するアレルギーにも有効であることが報告された。

さて、上記 2 種類の寄生虫（旋毛虫と H.p.）は同じ線虫の仲間であるが、全く異なった生活史を持っている。前者は宿主の筋肉中に感染性を持つ幼虫が寄生しており、これが肉食 / 共食いなどにより新たな宿主動物の腸管に入ると、そこで雌雄の成虫となり多数の幼虫を産出する。しかしその後、成虫は短期間に腸管より排除されてしまい、産出された幼虫は宿主の筋肉内に留まり、感染の機会を待って長期間寄生を続けるのである（旋毛虫の生活史は 3 章の図 l にあり）。一方後者 H.p. は、回虫と同様に、成熟した親虫が長く腸管内に留まり、産出された卵は糞便中に排出される。このように異なる寄生虫が、同様の効果を示すのは大変興味深いが、やはり作用機序（その作用のメカニズム）は大きく異なっているようである。旋毛虫感染では免疫を抑制する IL-10 が増加するが H.p. ではそれがみられていない。一方、下川ら（2020）[20] は、マウスの 1 型糖尿病モデルにおいて H.p. 感染がネズミの腸内細菌叢に影響を与え、特定の菌種を増加させることによって Treg が誘導されて、糖尿病が抑えられることを報告している（メカニズムなどの詳細は 7 章 p. 93 参照）。

動物モデルを用いた研究では、自己免疫疾患に対する寄生虫治療の効果はかなり明瞭である。基本的には、自己免疫という過剰な免疫反応（Th1、Th17 の反応など）が寄生虫感染によって引き起こされる Th2 反応によって抑制されるという普遍的な概念で説明できる現象とも見えるが、これらの効果をもたらすメカニズムの詳細は、疾病とムシ、バイキンの組み合わせなどにより実に多彩である。さてそれでは、ヒトの自己免疫病におい

脚注＊3　動脈の血管内に突出する斑点状の病変。脂質、炎症細胞、平滑筋細胞、結合組織などで形成される。動脈壁は次第に肥厚し弾力を失う。

ても同様な有効性が期待できるのだろうか？

ヒトに対する効果に入る前に、またまた似たような＜コメント＞を繰り返す。

あえて旋毛虫とH.p.の生活史の差を強調したが、実はそれは、ほんのささやかな問題にすぎない。本書でムシが病気に効いた、効かなかったという結果は、数万年～数十万年、あるいはそれ以上に及ぶ野生動物と寄生虫類との生き残りを賭けたせめぎ合い、或いは共生・共進化というある種の"助け合い"、それらが産み出した様々な生存戦略の"ごく一部"を垣間見ているだけのことである（と自分は考えている）。ヒトだけを考えても限りなく複雑である。石器を作った、ピラミッドを建造したなどの歴史はまだ'つい最近'のことである。そのはるか昔より"原始人"の細胞はムシ、細菌、ウイルスなど（既に絶滅した種類も含め）数多くの生物と深く関わってきたはずである。現在我々が見ているムシの効果は、ヒトとムシの共進化の産物といえる部分が多いだろう。しかし現代文明人の多くは、ムシとの共進化には既に縁を切っているのだ。かつてムシの効果に関わっていた遺伝子は変異を起こしたり、既に無くなっているかも知れない。アレルギーでも経験したが、自己免疫疾患のムシ治療は多分、文明人には効きが悪いか無効だろう（p.75＜真剣な空想＞参照）。

2011年、国連環境計画（UNEP）によるプレスリリースによれば、地球上の生物種数は約870万であるという。現在でも、それぞれが生存を賭けた戦いや異種との共同作業を休むことなく続け"進化"しているのである。一方で、文明人が関与して、野生生物の絶滅危惧種はどんどん増加しているという（2021年4万種）。多くの生き物を見捨て、スマートフォンや人工知能と仲良しの人類は、今後どんな進化を続けるのだろうか？ もしかしたら退化しているのではないのか？ ヒトの体は、自然を知らない生き物となり、あちこちにウヨウヨしている微生物やムシ（これまでは無害だった）などに苦しめられることが無いように祈りたい。

人におけるムシ感染の効果

（1）生きた寄生虫を人に感染させると自己免疫疾患はどうなる？

人を治療するという医療行為を実施するには、法規や倫理などの高いハードルを越える必要がある。寄生虫という一般に嫌がられる生き物を人の治療に応用するとなると、話はさらに複雑である。ElliotとWeinstock（2017）[21]は線虫を用いた人の自己免疫疾患の治験例をまとめたレビューを書いているので、一部を紹介する。治療には安全性が確認されている2種類の生きた寄生虫、豚鞭虫（卵）とアメリカ鉤虫（幼虫）が用いられている。

クローン病：アイオワ大学において29人の患者に豚鞭虫卵2,500個を3週おきに4回経口投与したところ79％の患者で著明な効果が得られた。また副作用は認められなかった。James Cook大学（オーストラリア）では25 -100匹のアメリカ鉤虫感染幼虫（十分に発育しヒト皮膚より侵入して成長できるもの）を9人の患者に皮膚感染させたところ（5人は治療開始後、約30週目に2回目の鉤虫感染を受けた）半数以上に症状の改善を認めたが、有意差は無かった。軽度の副作用（皮膚のかゆみ、腹痛）があった。さらに、それぞれ250人以上の患者を使用したアメリカ合衆国およびヨーロッパ5カ国における豚鞭虫卵による治療（虫卵数250 - 7,500個、2週おきに6回投与）では、両研究共に期待された効果を得られなかった。

潰瘍性大腸炎：アイオワ大学において、54人の患者に上記のクローン病と同様の豚鞭虫卵による治療を行ったところ、43％で著明な改善をみとめ、非治療群と比較すると有意差があった。また副作用は無かった。

多発性硬化症：3報告があり、豚鞭虫卵で5名が治療された例では、磁気共鳴画像法（MRI magnetic resonance imaging）の所見と免疫学的結果により有効の可能性が示唆された。同様の治療が用いられた他の二つの研究では、軽度の免疫学的な変化が認められたものと（対象患者数は4人のみ）、治療は無効であったとするものが

あった（対象患者数 10 人）。いずれも症例数が少なく判定は不能であろう。

また前出のレビュー（Abdoli & Ardakani, 2020）[18] では、寄生虫を用いた自己免疫疾患の臨床研究 27 個（21 個は NCT number があり、米国の臨床研究許可を得ていることを示す）がリストに載っているが、途中で研究が中止されたものが多く、"研究完了"と記されているのは 16 個のみである。しかも、このうち 4 つは結果が不明となっている。このような研究の実施がいかに困難であるかを示している。協力者数が不十分だったり、期待された結果が得られそうになかったなどの理由があったと思われる。また主要な成果として副作用の有無のみが記されているという報告も含まれている（それ自体が研究目的であった可能性もあるが……）。

有効の結果が得られたのは、潰瘍性大腸炎で 1 報告（豚鞭虫卵使用）、クローン病で 2 報告（豚鞭虫卵あるいはアメリカ鉤虫幼虫使用）、多発性硬化症で 2 報告（複数の寄生虫種が感染）あり、また明確な効果なしはクローン病で 1 報告、多発性硬化症で 2 報告あった（いずれも豚鞭虫卵使用）。

これらの中で、特に興味深いレポートを一つ紹介する。Summers ら（2005）[22] は 54 人の潰瘍性大腸炎患者（アイオア大学）を対象に、豚鞭虫卵を用いる寄生虫治療を実施した。虫卵投与群（30 人）および**プラセボ**（偽薬）投与群（24 人）において 2 週間に 1 度の治療が 12 週間にわたって実施された。その結果、虫卵治療群では排便頻度、血便、粘膜病変、全体評価のすべてにおいて有意な改善が認められた（全体の改善率は虫卵投与群で 43.3%（13/30））。プラセボ群では排便頻度の改善のみがみられた（全体の改善率は 16.7%）。

また症状に基づく別の評価基準（Simple Index）により 2 週ごとに 7 回の評価が実施されたが、この結果によればプラセボ群では治療開始前（0 週）と全く差がなかったが、虫卵投与群では 6、8、10、12 週で有意な低下（症状の軽減）が見られた（**図 1**）。

なお、用いられた虫卵は実験用ブタより分離・精製され、その生存力、感染力など十分なチェックがなされたものを使用している。目立った副作

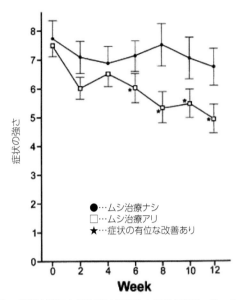

図 1 豚鞭虫卵による治療は潰瘍性大腸炎に有効。Simple Index(Simple Colitis Activity Index) とは 5 種類の臨床所見（排便回数、血便など）に基づく病状の評価指標。グラフはSummersら[22]の論文(Gastroenterology, 2005)よりElsevierの許可を頂き転載。

用は観察されなかった。

全体的に、人を対象とする研究では、ややがっかりさせる結果が多い。さらに 2018 年には、Xing Huang ら [23] がランダム化・二重盲検・プラセボ対照試験という厳しい基準に基づいて実施されたクローン病、潰瘍性大腸炎に対する豚鞭虫卵治療の結果を集めて総合的に解析（メタ解析）を行い、ともに無効であったと報告した。また、ヨーロッパ 4 カ国で実施された世界初のランダム化・二重盲検・プラセボ対照・多施設の第 II 層臨床研究という'労作'でも、豚鞭虫卵はクローン病に無効と判定された（Schölmerick ら, 2017 [24]）。

ムシ治療は、人ではあまり役に立たないのだろうか？ しかしアイオワ大学での研究結果は結構良い結果が得られている……。単なる偶然だろうか？

悲観的にならず、ここでアルゼンチンにおいて実施された Correale & Farez [25] の論文を紹介する。寄生虫感染が多発性硬化症（multiple sclerosis 以下 **MS** とする）に及ぼす影響を長期にわたって調査するために、3 つのグループが作られた。(i) MS 患者において血中の好酸球数が

多く（寄生虫感染を示唆）検便でも寄生虫感染が確認された 12 人の虫陽性 MS グループ、(ii) 寄生虫感染の無い MS 患者 12 人のグループ、(iii) 虫、MS 共に存在しない健康者 12 人のコントロール群である。なお (i) の感染寄生虫の種類は小形条虫（3 人）、鞭虫（3 人）、回虫（3 人）糞線虫（2 人）、蟯虫ギョウチュウ（1 人）で、いずれもヒトの寄生虫であり、生活の中で自然感染していたものである。グループ間の比較が可能なように対象者は非常に慎重に選ばれた。特に (ii) グループは数百人の MS 患者の中から性、年齢はもとより、(i) グループと同様の症状（程度や経過など）を持つ人が選ばれた。そしてその後 4.6 年間（平均）にわたって追跡調査が行われたのである。

　結果は非常に明白であった。虫陽性 MS グループでは、一時的な症状悪化が 3 例認められたのみで、ほとんどの人（12 人中 9 人）は調査開始時の症状がそのまま維持された。一方、虫陰性 MS グループでは開始直後より多数の症状悪化が

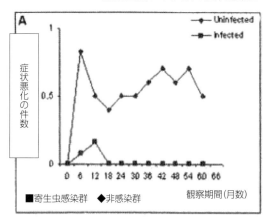

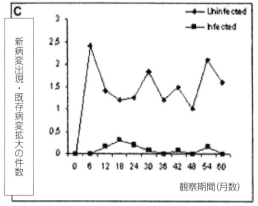

図2　寄生虫感染が多発性硬化症に有効
グラフはCorreale & Farez[25]の論文（Annals of Neurology, 2007）よりJohn Wiley and Sonsの許可を頂き転載。

発生し、総計では 56 回の悪化イベントが確認された（**図2 A**）。さらに脳の MRI 検査（磁気共鳴画像法）による新病巣の出現、既存病変の増大・悪化に関する客観的な検査では、虫陽性グループは計 14 カ所の異常所見が発見されたが、虫陰性グループにおいては計 164 カ所もの異常が確認された（**図2 C**）。

　なお、長い観察期間中には、重篤な症状に対する処置（ステロイド治療）は、その都度実施されていた。また、免疫検査では虫陽性グループにおいて、虫が誘導する制御性 T 細胞（Treg）が著明に増加しており、これが MS の症状の抑制に大きく寄与していたものと考えられた。なお本研究には 5 種類の寄生虫が含まれているが、種類差による影響に関する記述は無い。

　これらの結果は目の覚めるように明確であり、前述の寄生虫は人の自己免疫疾患には効かないという報告とは、大きくかけはなれている。なぜ、このような差が出たのだろうか？

（2）人を対象とする寄生虫治療の問題点
＃＃　使用するムシが異なる、治療計画が異なる

　現時点において、生きた寄生虫を "薬" として人に "投与" するという一般的に見るとやや '異常' な治療法は、"大きな夢を持つ" 限られた研究者による試みといえるだろう。そして、研究法自体が厄介で様々な困難が付きまとう。例えばどんなムシのどんな発育ステージ（成虫、幼虫、卵）を用いるのかに始まり、治療方法（投与の量、回数、期間など）、追跡調査期間などデリケートな調整が、未だに困難・不明確である。さらに厳重管理の下で生産されている豚鞭虫卵などでも、卵の "元気さ"、例えば投与後の孵化率、孵化後の発育状況など、不確定かつ確認不能な「変数」が少なくない。このような状況でメタ解析などを行って意味があるのか？　問題を指摘する意見もある。（なお前記 Summers ら[22] の報告ではムシの "質" にかなりの注意が払われていたようである。）

　一方、ムシ流行地の住民を対象とする疫学的研究の結果は、寄生虫感染の存在が人にメリットを与えることをサポートしているようにみえる。もしそうならば、ブタの寄生虫である豚鞭虫卵治

療より本来のヒト寄生虫（鞭虫）感染のほうが、より効果的なのではないだろうか。少なくとも豚鞭虫は人体内で成熟できないので、成虫が関与する免疫作用が抜け落ちている（但しヒト鞭虫は家族内感染など安全性の問題がある）。前出のアルゼンチンですばらしい成果をあげた Correale & Farez 論文では、虫陽性の多発性硬化症（MS）患者の"虫"は全てヒトを終宿主とする寄生虫であり、感染が常時存在し続けている。またさらに重要と思われる点は、虫陽性の MS 患者は寄生虫の流行地の住人であり、生後早い時期より寄生虫感染を経験していた可能性が非常に高い。参加者はすべて低所得地域の人という記載もある。（繰り返すが Strachan の衛生仮説も効果は小児期の感染経験に依存している。）このような事情を考えると、たとえヒトの寄生虫であるアメリカ鈎虫が使用されたとしても、虫を知らない現代の文明人（特に成人？）の免疫系が、突然の寄生虫侵入に際して流行地の人々と同じ反応ができるのだろうかという不安が付きまとう。

　ここでちょっと妄想。アルゼンチンで得られた抗 MS 効果は、5 種類のヒト寄生虫をまとめて得られたものである。これを極端に解釈すると、基本的に、ヒトの寄生虫はその種類にかかわらずヒト（終宿主）の生存に有意義な様々な援助行為をしているのではないか？　もしそうならばヒト以外の動物寄生のムシを用いるヒト治療には、無理が有ってもおかしくない。

　現在、人の治療に用いられている生きた寄生虫は、多くの必要条件を十分満たしていないという欠陥が浮き上がってきている。様々な種類のヒト寄生虫において安全性が確認され、生きた虫が寄生を継続しているという治療法が応用できるようになれば、より効果的なヒト治療への道が開かれる可能性があるのではないだろうか。自己免疫疾患、アレルギー疾患は今後さらに増加し、患者を苦しめ医療費の増大に関わることは確かと思われる。そうなる前に有効な治療法（治療薬も含めて）が出来ることを祈りたい。

　ただ、ほとんどのヒト寄生虫は絶滅に向かっており、特に人以外では成熟できない種類は子孫を残せない。若いころ、自分自身が寄生虫の根絶を真剣に考えていた時期もあったのに、今の自分は根絶の先がどうなるのか心配である。先手を打っ

て今のうちに研究を進めなきゃ……。あるいは人の寄生虫が正常に発育できる動物モデルを作れれば問題が解決するが、難しそう……。そんなの作ったら（イグ）ノーベル賞かも……。

　これを書いたすぐ後に、人の治療に使用されているアメリカ鈎虫（ヒト以外では成虫になれない）は、治療の都度、鈎虫感染しているボランティアから得るのだろうかという疑問を持った。それでは虫集めが大変だし、ボランティアに対する倫理的問題も発生するかもしれない。そこであちこち調べたところ、ハムスターで成虫になれるアメリカ鈎虫 (Necator americanus) が既に存在していることが判った。この鈎虫は 26 年もかけて出来上がったものだという（Jian ら，2003 [26]）。特別努力賞に値するだろう。

参考：豚鞭虫べんちゅう卵（TSO）関連の情報

　人の治療に用いられる豚鞭虫卵が様々な場面で出てきた。安全性・信頼性のある生きた虫卵がどうして入手できるのか？　実は治療用の卵が栄養補助食品のように通販で購入できるのである。例えばタイ国の Tanawisa 社では、2012 年より豚鞭虫卵という製品（豚鞭虫の生きた虫卵）を販売しており、卵千個入りで 184 ドルとなっている（2019. 4. 24 現在）。

　日本では、東京慈恵会医科大学が炎症性腸疾患の治療に豚鞭虫卵を用いた研究開始のための安全性試験を 2018 年から開始するというニュースがあり、大きな話題となった（時事メディカル 2018.1.14）。科学研究費による研究期間は 2021.3.31 までとなっているが、残念ながらコロナ問題に引っ掛かってしまったようである。研究の進展を心よりお祈りいたします。

　一方、世界中で 7,000 人もの患者が豚鞭虫卵を自己治療に使用しているという話もある。医学的には問題があるが、自己免疫疾患の治療はしばしば困難なので、一般的な治療を試みたものの、期待された効果が得られなかった患者は多い。そのような患者の中には（医師と相談のうえで）"寄生虫"に賭ける人があっても不思議ではない。

プラセボ効果

　突然ながら、ここでプラセボ効果という偽薬の

効き目に関する問題を考えることにする。前記Schölmerich ら[24]のクローン病に対する TSO（豚鞭虫卵）治療（2017）が期待された結果を得ることが出来なかった理由の一つは、実際に TSO を投与されていないプラセボ（偽薬）群においても治療群とほぼ同程度の臨床的改善が得られた事による（治療群で 35.2 ～ 47.2%；プラセボ群で 42.9%）。偽治療をしただけなのに 40%以上が改善するなんて、そんなことが有り得るのだろうか？　これはプラセボ効果といわれ、偽薬治療では程度の差はあれほとんどの場合に見られる。でもこんなに高い率が出るのだろうか？

　試験や研究用の偽薬でも医者に「これはすごく良く効くよ」と手渡されると、何人かの人では効果が出てしまうのは理解できる。このとき「これは有名な大学が開発した特別な薬でよく効くと評判だよ」などと説明されると、効果はさらに拡大する可能性がある。同じことを優しく親切な先生に言われ、丁寧な仕草で手渡されるとプラセボ効果はもっと上昇するだろう。嫌な医者が無愛想に「薬、出しとくよ」だけの場合と、効果がまるで異なることは想像に難くない。

　Wechsler ら（2011）[27]は喘息患者を対象とする調査で、(i) 群：治療薬 albuterol（別名サルブタモール）投与群（吸入器を用いて投与する）、(ii) 群：プラセボ群（偽薬だが吸入器は使用する）、(iii) 群：見せ掛けだけの鍼治療 sham acupuncture 群、および (iv) 無治療群において症状の改善程度を比較した。客観性のある効果判定として**検査機器**を用い 1 秒間の努力**呼気量**（1 秒量）を測定したところ、期待どおり (i) 群では他の 3 群と比較し有意な改善が見られた。ところが機器を用いず**患者の報告**に基づいて調査すると、改善率は (i) 群 50%、(ii) 群 45%、(iii) 群 46% で統計的な差は無く（3 群とも有効）、(iv) 群のみが 21% で有意に低かった。

　さらに興味深いのは、Kaptchuk ら[28]による open-label placebo（治療に先立って偽薬であることを説明する）の実験である。被験者（80 人）は一定の基準を満たす**過敏性腸症候群** irritable bowel syndrome の患者で、最初にプラセボ効果に関する説明を受けると同時に、被験者に与えられる錠剤は実は砂糖で作ったようなもので有効な薬剤成分は含んでいないことを説明される。一方、このような偽薬の効果は強力

で、体が自然に反応して、効果を表す可能性があることも付け加えられている。その後、被験者は 2 群に分けられ、一群には "ニセ" 錠剤が与えられ、他群は何も与えられなかった。その結果は驚くことに、偽薬を与えられ、それを承知して服用した群では、非治療群と比較し、4 種類の評価法（総合的な改善、重症度の軽減、満足できる改善、生活の質の改善）のうちの前 3 つの指標が有意に高かった。そして最後の指標においてもその傾向が見られた（有意差は無し）。また「満足できる改善」に関しては、偽薬は過敏性腸症候群に現在実際に使用されている治療薬と同等の効果を示したという。

　このような結果が、一体どうして生まれるのだろうか？

　プラセボ効果は医療の盲点とも言える現象で、偽薬のみならず見掛けだけの偽手術などでも見られるという。そして、その効果判定は非常に困難である。例えば、「あの先生、手術がすごく上手ですぐ治ると評判いいよ」という '事実' が本当に手術が上手なのか、手術は特に上手ではないのに患者に対する優しさ・面倒見の良さなどで効果が補強されているのか、区別は難しい。

　ここで全く個人的な見解だが、プラセボ効果とういのは**寄生虫を用いる治療**において特に多いのではないのか。この場合、ムシはアレルギーや自己免疫疾患（さらに後出の精神疾患）など、病因が類似（強い免疫反応）する疾病の治療に関わっている点がユニークで、何かが裏に有るという気がする。

　もしかしてこの場合のプラセボ効果は、次に述べる "我が友"（ムシ）と関係する進化的なものではないのか？？　またもや著者の "病的な" 妄想だが、"我が友" が体内に "存在" する / したことによって、何らかの嬉しさ・楽しさ・安心感、そして期待などの感覚が刺激されるのでは？

　次項、「寄生虫妄想」を、注意深く興味を持って読んでいただきたい。

寄生虫は精神疾患とも関係がある

（1）寄生虫妄想という病気
　プラセボ効果とは全く異なるが、よく似ている（と自分は思っている）寄生虫妄想という奇妙な

疾患がある。自分の体の中に"虫"が住み着いて動き回っていると頑固に信じ込んでしまう病気である。うつ病との合併が多い（74%）。患者は自分の中に住んでいるムシのことに強い関心があり、そのムシ（本人が信じているだけ）を採取してマッチ箱に入れて診察時に持参することがしばしば見られ"マッチ箱症状"matchbox sign といわれている（Campbell ら，2019 [29]）。中身は髪の毛、皮膚のかさぶた、糸くずなどさまざま。少なくともこのサインは、患者がムシに大変興味を持っていることを示しているのだろう。

　寄生虫妄想は、一般に精神病のひとつと看做されているが、自己免疫疾患である多発性硬化症（脳神経などを侵す疾患。以下 MS）にしばしば合併することが知られていた。León Ruiz ら（2020）[30] は一人の MS 患者において、新規に発症した寄生虫妄想と関連して、脳に新しい MS 病変が形成されていることを観察し、やはりこの妄想は MS 症状の一部（急性症状）であると考えた。この妄想症に対しては、精神科で使用する治療薬 (リスペリドン risperidone) が使用され、症状は改善した。ところがこの治療薬は、実は抗妄想作用などに加えて免疫抑制作用も持っており、ネズミの MS モデルを用いて実施されたリスペリドン治療は、MS が引き起こす脳脊髄炎のうせきずいえん（自己免疫が関与）にも有効であることが証明されていたのである（O'Sullivan et al. 2014 [31]）。

<自分の '寄生虫妄想'>
　リスペリドンが MS という自己免疫疾患（ネズミの場合）と寄生虫妄想という精神病（ヒトの場合）に有効というならば、ヒトの MS に有効な寄生虫（アルゼンチンには存在する。Correale & Farez [25]，p.81-82）は、寄生虫妄想（そしてその他の精神疾患？）にも効果があるのではないか？　でも自分には、有効・無効の問題を飛び越えた非科学的な"思いつき"が付きまとっており、ムシは当然効くだろうと考えてしまう。

　大昔、ヒトが"MS もどき"の疾患で様々な精神的な症状に苦しむような状況が起きていたときには、慢性感染として常駐している様々なムシ

達が直ちに反応して、症状を和らげてくれていた可能性があるのではないか？　現在の寄生虫妄想患者が、虫が体の中を這い回っていると感じ、"その（偽）虫"を採集するなどの興味を示すのは、ヒトの"体"がかつて受けたムシ（"我が友"）の助けを思い出し、不安や欝うつなどの症状改善をムシに"期待"しているのではないのか？　すなわち寄生虫妄想は、唯の精神病ではなく、進化的な長い歴史に支えられた精神反応ではないのかということである。寄生虫妄想の患者に本物の生きたムシを見せつつ fMRI 検査（2章で出た！p.26）などを実施したら、何かユニークな所見が出て来ないのかなあ。でもこの場合、一体どんな種類のムシを見せたら良いのだろうか？　上記アルゼンチンの例からすると、もっとも一般的な回虫や鞭虫で良さそうだけど……。

　また、人が健康を願い、疾病を嫌うのは単純に"本能的"と解釈されるが、実はその背景にも様々な生物が絡んだ進化的な出来事・体験が隠れているのかも……。もっと話を進めると、気が付いてみればいつのまにか寄生虫学者になっていた自分の脳のどこかに、"世話になった"ムシへの強い思い入れが潜んでいるのかもしれない。寄生虫学者の遺伝子を詳細に調べたら、特殊な共通項（既出の"原始人"ともダブるかも）が見つかるかも。そう言えば、トキソプラズマ感染者は、経済学部で特に起業を目指す人達に多いという話が出たが、そこでも何か本質的な共通点が有りそうな気がする。

　プラセボ効果の解釈からまさかここまで来るとは、我が妄想はかなり病的かも……。

（2）自己免疫病と精神疾患
　前項で寄生虫妄想という精神疾患と多発性硬化症（MS）という自己免疫病は同じ病気の異なる症状である旨の記述が有った。一般的な感じとしては、精神疾患は他の病気とはちょっと異なる感じがするけど……。研究が進み、現在では様々な精神疾患と自己免疫疾患は基本的によく似たものと考えられているのである。すなわち**精神神経疾患** *4 の発症機序の一つとして、自己免疫病と同様な"炎症反応"が関与していることが示

脚注＊4　精神神経疾患：統合失調症、躁うつ病、大うつ病、強迫性障害、自閉スペクトラム症（ASD: autism spectrum disorders）など様々な心の病気が含まれる精神疾患とほぼ同意である。Abdoli & Ardakani[18]

されているのだ。もしそうなら、既に紹介された寄生虫治療が、精神疾患にもっと大きな影響力を持って良いのではないか？

以下は前出の Abdoli & Ardakani (ref. No. 18、2020) のレビューに基づいて話を進める。

精神神経疾患の診断には、体内で"異常な"炎症が起きていることを示唆する**末梢血中の炎症に関与するサイトカインの増加**が参考になるという。例えば Inga Jácome ら[32] は自閉症の子供の血漿サンプルでは、IL-1, IL-6, IL-17, IL-12 などが増加していたと報告している。その他多くの精神神経疾患においても、IFN-γ, TNF-α, IL-6, IL-1 の上昇が報告されているという。特に自己免疫に関与する IL-17 に関しては、それを産生する Th17 細胞 が統合失調症やその他の精神疾患の発症にも関わる可能性が報告されている (Debnath & Berk [33]；Vergaelen ら [34])。さらに、Th17 細胞は大うつ病性障害（抑うつ状態、興味減退、睡眠障害などの症状がみられる原因不明の病気）を起こす主要な因子とも考えられている (Slyepchenco ら [35])。

また病気発症の機序が同じならば、精神神経疾患と自己免疫疾患が一人の患者に同時に発生する可能性が高いだろうと想像されるが、事実、多発性硬化症におけるうつ病および不安症の頻度は、それぞれ 30.5%、22.1% であったという (Boeschoten ら [36])。また、うつ病の病歴が有る女性は、無しの女性に比べ、その後の全身性エリテマトーデス発症のリスクが明らかに高かった（ハザード比 HR 2.67）*5 (Roberts ら [37])。そこでちょっと気になるのは、自己免疫病が先か、精神神経疾患が先か、あるいは同時に発症しているのかということである。Gracie ら [38] は、(1) 炎症性腸疾患（潰瘍性大腸炎，クローン病）の症状を持っているが不安症 / うつ病のテスト結果は正常な患者群と、(2) 調査開始時点では無症状であるが炎症性腸疾患を持っていると診断されており、同時に不安症 / うつ病のテストが陽性の患者群を用いて、2 年以上をかけた追跡調査を実施した。その結果、(1) 群の場合、不安症 / うつ病のテストが異常を示すようになった患者が非常に多くなり（HR 5.77）、また (2) 群では、始めは無かった腸疾患の症状が出現し、急激な悪化に対して治療が必要となった者が多

かった（HR 2.08）。すなわち自己免疫病と精神神経疾患は互いに影響しあっていることが示されたのである。

（3）精神疾患の寄生虫治療

前出のように、異常で強い免疫・炎症反応が精神疾患の原因（の一部）となっているのは、確かそうである。これに加えて、例えば自閉症などは途上国では少なく、先進国において最近になって急増しているという事実は、「衛生仮説」を思い起こさせる。それならば、難治性の精神疾患に寄生虫治療が効くはずだ、応用してみようというアイデアは（少なくとも寄生虫学関係者にとって）非常に魅力的である。

現在のところ、素晴らしい結果がたくさん出るという状況にはないようであるが、Abdoli & Ardakani (2020) のレビューに基づき興味深い論文を紹介する。

米国食品医薬品局 (FDA) は、寄生虫を人の疾患治療には認めてないようだが、寄生虫は自然に感染するもので、個人が希望すれば使用可能である。実際、ムシ治療はアメリカにおいてもかなり行われているようで、Liu ら (2017) [39] は寄生虫治療を実施している 5 人の医師を対象に、その効果に関する調査を行った。これらの医師は合計で 700 人以上の患者治療に関わっていたという。"治療薬"としては豚鞭虫卵 (**TSO**) とネズミの条虫である縮小条虫 *Hymenolepis diminuta* の幼虫（穀類につく小昆虫が中間宿主でそれが感染源）が用いられていた。我々の対象は精神神経疾患なので、2 人の精神科医より得られたデータを中心に話を進める。

最初の小児精神科医は 70 人ほどの自閉症患者を対象としたが、これらの患者は全てアレルギー / 自己免疫疾患など"炎症が関連する"症状も持っていた。治療としては TSO を 2 週に 1 回投与していた（虫卵投与数は様々）。結果：2 人（副作用で治療を中止）を除き、アレルギーから精神神経系症状（気分障害、強迫性障害 など）に関する症状の改善がみられた。また臨床検査では胃腸の機能改善なども見られた。精神神経学的な改善に関しては、学校の先生や心理療法の専門家らによる評価もなされたが、これらの評価者は寄生虫治療に関する情報は知らされていなかった。結論としては、30% は大変有効、40% は有効、

30% はやや有効であった。ただし厳密な研究手法が採用された研究ではない。なお 1 例のみ縮小条虫の幼虫を用いた治療が行われたが、この治療でも落ち着き、集中力、話しぶりなどにおいて明瞭な改善がみとめられた。

一方、もう一人の精神科医は、20 人ほどの患者に縮小条虫の幼虫治療（1 回 30 匹投与を 3 週間おきに）を行い、改善は認められたが、他の治療法も併用されていたので、ムシの効果とは言えないという結論であった。ただし 1 人のうつ病患者において、ムシ治療を 3 - 4 回続けた後、完全に症状が消失した例があったという。大変興味深いことに、この患者はムシ治療以外の治療を全て拒否したという。これはきっと**ムシを友**とするヒトだ！！

このような分析はかなり困難で、科学的にも問題が多いように思われる。Liu らは「まとめ」として、寄生虫治療は様々なアレルギー、自己免疫、精神神経疾患（大うつ病や不安症など）に効果を示したが、自閉症の中心症状の一つとされるスムーズな対人関係・コミュニケーションの障害に関しての効果は見られなかったとしている。

最近 Hollander（2020）ら [40] も、自閉スペクトラム症*6 に対する豚鞭虫卵治療の効果に関する予備研究を実施した。その結果、反復的な行動（中心症状の一つ）と短気ですぐ興奮する性格・行為にはかなりの効果が期待できるが、スムーズな対人関係・コミュニケーション障害に関する効果は見られなかったとしている。ただし、著者らは寄生虫治療に悲観的なわけではなく、むしろさらなる研究を続ける手ごたえを感じている。

＜著者木村の感想＞ムシ治療では「社会的コミュニケーション」の改善が見られないというが、コミュニケーション能力というのは現代の文化に強く影響されている部分ではないだろうか？ムシは原始的な症状を改善してくれる可能性はあるが、現代的な問題解決は無理かも……？？

＜また妄想＞寄生虫を用い様々なアレルギー疾患、自己免疫疾患、精神疾患が治療されており、

そこそこの効果をあげている。その背景には、ムシとこれらの疾患に苦しんだ人類の祖先の長年にわたる共進化（生存のための互いの助け合い）が存在したことを示唆していると思う。

長年を経てムシと遭遇した時、「久しぶり、元気か？」と互いに挨拶できる**遺伝子**同士ならば治療効果有り、「お前など知らない」ならば効果なしということではないだろうか？

夢の世界であるが、この会話に出てくるヒト遺伝子を確認できれば、その有無によってムシ治療の効果を予知できるのではないか？　さらに、寄生虫妄想の患者は昔の古い遺伝子を持っている可能性があるだろう。またプラセボ効果の項でも少し述べたように、治療無しで効いたという反応の一部も進化的な"体験"の産物かもしれない。そもそも生きたムシを用いるという特殊な治験への参加希望者には、古い遺伝子が残っているヒトが多いのではないだろうか？

ちなみに筆者が若かったころ、長崎大学熱帯医学研究所の寄生虫学教室に所属していたが、当時の恩師、片峰大助　教授はじめ先輩や同僚から"原始人"と呼ばれていた。自分の場合は間違いなく古い遺伝子を持っていると思う。

話を元に戻そう。自閉スペクトラム症では胃腸障害が頻繁にみられ、腸内細菌叢に異常があることが既に知られていた。Kang ら（2017 [41]），2019 [42]）は、抗生物質で除菌をした自閉スペクトラム症患者の腸管に、正常者の便を培養して得た細菌叢を移植する治療（便微生物移植）を行ったところ、消化器症状の 80% が減少すると同時に、自閉スペクトラム症の行動異常も著明に改善した。それから 2 年後、前回と同じ患者が再検査されたところ、症状の改善は、ほぼそのまま維持されていることが示された。また腸管の細菌叢の改善も維持されていた。寄生虫治療の中に突然、ヒトの糞便を用いた自閉スペクトラム症治療が出現して戸惑った方が多いと思うが、実はこれまで述べてこなかったが、腸管寄生虫と腸管内の細菌は、長年にわたり緊密な関係を維持し共進化してきた。寄生虫感染で病気 A が良くなるという時、

脚注＊5　HR（hazard ratio）：**ハザード比**という統計指標。まったく差が無い時に 1 となる。2.67 はかなりの増加であるが、2.67 倍ということではない。

脚注＊6　**自閉スペクトラム症**という発達障害がある。強いこだわりがあり、自己を中心とする行動のために対人関係をうまく維持できない。有効な治療薬は存在せず、2020 年時点では、子供の場合は教育的な支援が行われているという。

その効果は（1）寄生虫だけによる効果、（2）寄生虫と細菌の共同による効果、あるいは（3）細菌だけによる効果なのか、その区別はしばしば困難で曖昧になっていることが多いようである。なお、寄生虫と細菌の共同作業に関しては様々な報告があり、それについては次の第7章で紹介する。

参考文献

1. 中山田真吾、田中良哉．自己免疫疾患における濾胞性ヘルパーT（Tfh）細胞．Jpn J Clin Immunol 2016; 39(1): 1-7.

2. Strachan DP. Hay fever, hygiene, and household size. BMJ 1989; 299: 1259-1260.

3. Greenwood BM. Polyarthritis in Western Nigerian. I. Rheumatoid arthritis. Ann rheum Dis 1969; 28: 488 - 496.

4. Greenwood BM & Voller A. Suppression of autoimmune disease in New Zealand mice associated with infection with malaria I. (NZB x NZW) F$_1$ hybrid mice. Clin exp Immunol 1970; 7: 793– 803.

5. Wu Z, Wang L, Tang Y, et al. Parasite-derived proteins for the treatment of allergies and autoimmune diseases. Front Microbiol 2017; 8: 2164.

6. Rodgers DT, McGrath MA, Pineda MA, et al. The parasitic worm product ES-62 targets myeloid differentiation factor 88-dependent effector mechanisms to suppress antinuclear antibody production and proteinuria in MRL/lpr mice. Arthritis Rheumatol 2015; 67(4): 1023-1035.

7. Aprahamian TR, Zhong X, Amir S, et al. The immunomodulatory parasitic worm product ES-62 reduces lupus-associated accelerated atherosclerosis in a mouse model. Int J Parasitol 2015; 45: 203-207.

8. Pineda MA, Rodgers DT, Al-Riyami L, et al. ES-62 protects against collagen-induced arthritis by resetting interleukin-22 toward resolution of inflammation in the joints. Arthritis & Rheumatology 2014; 66(6): 1492-1503.

9. Lund ME, O'Brien BA, Hutchinson AT, et al. Secreted proteins from the helminth *Fasciola hepatica* inhibit the initiation of autoreactive T cell responses and prevent diabetes in the NOD mouse. PLoS One 2014; 9(1): e86289.

10. Finlay CM, Stefanska AM, Walsh KP, et al. Helminth products protect against autoimmunity via innate type 2 cytokines IL-5 and IL-33, which promote eosinophilia. J Immunol 2016; 196: 703-714.

11. Lamkhioued B, Gounni AS, Aldebert D, et al. Synthesis of Type 1 (IFN γ) and Type 2 (IL-4, IL-5, and IL-10) cytokines by human eosinophils. Ann NY Acad Sci 1996; 796: 203-208.

12. Akuthota P, Wang HB, Spencer LA, et al. Immunoregulatory roles of eosinophils: a new look at a familiar cell. Clin Exp Allergy 2008; 38(8): 1254-1263.

13. Motomura Y, Wang H, Deng Y, et al. Helminth antigen-based strategy to ameliorate inflammation in an experimental model of colitis. Clin Exp Immunol 2009; 155: 88-95.

14. Eissa MM, Mostafa DK, Ghazy AA, et al. Anti-arthritic activity of *Schistosoma mansoni* and *Trichinella spiralis* derived-antigens in adjuvant arthritis in rats: Role of FOXP3[+] Treg cells. PLoS One 2016; 11(11): e0165916.

15. Voo KS, Wang Y-H, Santori FR, et al. Identification of IL-17-producing FOXP3[+] regulatory T cells in humans. PNAS 2009; 106: 4793-4798.

16. Trinchieri G. Interleukin-10 production by effector T cells: Th1 cells show self control. J Experimental Med 2007; 204: 239-243.

17. Elliott DE, Li J, Blum A, et al. Exposure to schistosome eggs protects mice from TNBS-induced colitis. Am J Physiol Gastrointest Liver Physiol 2003; 284: G385-G391.

18. Abdoli A & Ardakani HM. Potential application of helminth therapy for resolution of neuroinflammation in neuropsychiatric disorders. Metabolic Brain Disease 2020; 35: 95-110.

19. Saunders KA, Raine T, Cooke A, et al. Inhibition of autoimmune type 1 diabetes by gastrointestinal helminth infection. Infection and Immunity 2007; 75(1): 397-407.

20. Shimokawa C, Kato T, Takeuchi T, et al. CD8[+] regulatory T cells are critical in prevention of autoimmune-mediated diabetes. Nature Communications 2020; 11: 1922.

21. Elliot DE & Weinstock JV. Nematodes and human therapeutic trials for inflammatory disease.

Parasite Immunology 2017; 39: e12407.

22. Summers RW, Elliott DE, Urban JF, et al. *Trichuris suis* therapy for active ulcerative colitis: A randomized controlled trial. Gastroenterology 2005; 128: 825-832.

23. Huang X, Zeng L-R, Chen F-S, et al. *Trichuris suis* ova therapy in inflammatory bowel disease A meta-analysis. Medicine 2018; 97: 34(e12087).

24. Schölmerich J, Fellermann K, Seibold FW, et al. A randomized, double-blind, placebo-controlled trial of *Trichuris suis* ova in active Crohn's disease. Journal of Crohn's and Colitis 2017, 390-399.

25. Correale J & Farez M. Association between parasite infection and immune responses in multiple sclerosis. Annals of Neurology 2007; 61(2): 97-108.

26. Jian X, Sen L, Hui-Qin Q, et al. *Necator americanus*: maintenance through one hundred generations in golden hamsters (*Mesocricetus auratus*). I. Host sex-associated differences in hookworm burden and fecundity. Experimental Parasitology 2003; 104: 62-66.

27. Wechsler ME, Kelley JM, Boyd IOE, et al. Active albuterol or placebo, sham acupuncture, or no intervention in asthma. N Engl J Med 2011; 365(2): 119-126.

28. Kaptchuk TJ, Friedlander E, Kelley JM, et al. Placebos without deception: A randomized controlled trial in irritable bowel syndrome. PLoS One 2010; 5(12): e15591.

29. Campbell EH, Elston DM, Hawthorne JD, et al. Diagnosis and management of delusional parasitosis. J Am Acad Dermatol 2019; 80: 1428-1434.

30. León Ruiz M, Mitchell AJ & Benito-León J. Delusional parasitosis in multiple sclerosis: an enigmatic manifestation of a multifaceted disease. Neurologia 2020; 35(6): 445-448.

31. O'Sullivan D, Green L, Stone S, et al. Treatment with the antipsychotic agent, risperidone, reduces disease severity in experimental autoimmune encephalomyelitis. PLoS ONE 2014; 9(8): e104430.

32. Inga Jácome MC, Morales Chacòn LM, Cuesta HV, et al. Peripheral inflammatory markers contributing to comorbidities in autism. Behavioral Sciences 2016; 6: 29.

33. Debnath M & Berk M. Th17 pathway–mediated immunopathogenesis of schizophrenia: Mechanisms and implications. Schizophrenia Bulletin 2014; 40(6): 1412-1421.

34. Vergaelen E, Schiweck C, Steeland KV, et al. A pilot study on immuno-psychiatry in the 22q11.2 deletion syndrome: A role for Th17 cells in psychosis? Brain Behav Immun 2018; 70: 88-95.

35. Slyepchenko A, Maes M, Köhler CA, et al. T helper 17 cells may drive neuroprogression in major depressive disorder: Proposal of an integrative model. Neuroscience and Biobehavioral Reviews 2016; 64: 83-100.

36. Boeschoten RE, Braamse AMJ, Beekman ATF, et al. Prevalence of depression and anxiety in multiple sclerosis: A systematic review and meta-analysis. J Neuro Sci 2017; 372: 331-341.

37. Roberts AL, Kubzansky LD, Malspeis S, et al. Association of depression with risk of incident systemic lupus erythematosus in women assessed across 2 decades. JAMA Psychiatry 2018; 75(12): 1225-1233.

38. Gracie DJ, Guthrie EA, Hamlin PJ, et al. Bi-directionality of brain-gut interactions in patients with inflammatory bowel disease. Gastroenterology 2018; 154: 1635-1646.

39. Liu J, Morey RA, Wilson JK, et al. Practices and outcomes of self-treatment with helminths based on physicians' observations. J Helminthol 2017; 91: 267-277.

40. Hollander E, Uzunova G, Taylor BP, et al. Randomized crossover feasibility trial of helminthic *Trichuris suis* ova versus placebo for repetitive behaviors in adult autism spectrum disorder. World J Biol Psychiatry 2020; 21 (4): 291-299.

41. Kang D-W, Adams JB, Gregory AC, et al. Microbiota transfer therapy alters gut ecosystem and improves gastrointestinal and autism symptoms: an open-label study. Microbiome 2017; 5: 10.

42. Kang D-W, Adams JB, Coleman DM, et al. Long-term benefit of microbiota transfer therapy on autism symptoms and gut microbiota. Scientific Reports 2019; 9: 5821.

第7章
寄生虫と腸内細菌
そして ボルバキア（細胞内共生細菌）

ヒトの腸には、100兆個を越える腸内細菌（重さにして1〜2kg相当）が棲んでいるという。その中には、人の役に立つ様々な物質（例えばビタミンKやBなど）を産生する有用な菌から発癌に関わる菌まで、1,000種ともいわれる多種多様な菌が混在しており、腸内**細菌叢**さいきんそう（一定の環境下で、様々な種類の細菌群が入り混じり、複雑な生態系が構築されたもの）を形成している。細菌叢は、各個人において構成菌種やその量が比較的安定しているが、宿主の免疫状況、消化管に対する様々なストレス（消化器病による下痢など）、抗生物質の使用、食餌の違いなどにより変化する。すなわち善玉菌や悪玉菌、その他の菌種や菌数が変動する。細菌叢が持つ総遺伝子数はヒトの遺伝子総数（約2万5千）の100倍以上にも達するといわれ、菌種の変動が、ヒトの健康に与える影響は絶大である。

これまで、寄生虫と人間が実に興味深い"生き物同士"の付き合いを維持していることを述べてきたが、読者の中には、本当にムシとヒトだけの関係なの？特にムシが腸管寄生の場合など、ヒトの腸内細菌が関与しているのではないの？という疑問を持たれた方が少なくないと思う。これは当然のことで、腸内細菌の研究は、純粋学問的な魅力に加えて、プロバイオティクス（善玉関連）などビジネスが関与する局面もあり、目覚しい発展を続けている。そしてこれらの細菌が、癌を含む様々な疾病の発症や病勢、或いは逆に予防・治癒に関与していることが既に明らかになっているのである。また、かつては細菌叢といえば腸管に存在するもので、肺などは基本的に無菌と考えられていたようだが、今では様々な臓器に特有な細菌叢が存在すること、そこで見られる悪玉菌の異常な増加や善玉菌の減少（**バランスの失調** dysbiosis）が、それぞれの臓器の疾病に関わるとされている。大変興味深い分野であるが、この章では、このような細菌と寄生虫との相互作用と

いう、ほんの一部の話題に焦点を当てて紹介する。

なお動物の腸内細菌は**腸管腔内**、すなわち腸管**上皮細胞**（用語リスト）の外に住み着いている。一方、多くの昆虫類では細胞内に共生し、興味深い役割を果たしているボルバキア（*Walbachia*）という細菌が存在する。この菌が関与する疾病対策（ウイルス感染症予防）などについても本章の最後で紹介したい。

動物、寄生虫、細菌の三者は、気が遠くなるほどの長期にわたり互いに影響し合いながら生き残るための進化を繰り返し、これから紹介するような非常に込み入った相互関係が形成・維持されている。時間的なスケールの参考であるが、ヒトの場合、ホモ属（ヒトの祖先）とチンパンジーが分れたのは600万年前という。いつごろから三者の付き合いが始まったのか？この長い歴史の中で、ムシとバイキンは、個々にあるいは共同して、ヒトに病気を起こすと同時にヒトの健康・生存を助けてくれたことは間違いないだろう。

これらの現象を今日的に理解しようとすると、日進月歩の免疫学、遺伝学などの新情報が交錯しあい、自分のような素人（かつ老人）が理解できるレベルではない。そこで気を休め、同時に"居直って"、自分のレベル（'サイキン'の素人）で話を続けることにする。

寄生虫の抗アレルギー効果に腸内細菌が関与

寄生虫はアレルギー性の喘息などを改善させるが、虫のみによる効果なのか、あるいは腸内細菌が関与する部分があるのか？ Zaissら（2015）[1] はマウスの寄生虫*Heligmosomoides polygyrus*（これまでH.p.としてきたが、気分転換して以後**H. ポリギルス**と略す。p.70 **図5**）の慢性感染モデルを用い、以下のような実験を行った。なお、こ

の寄生虫の成虫は腸管内に寄生している。

　本寄生虫の感染が有るマウスと感染無しのマウス（腸内細菌は全てのマウスが持っている）の2グループを、経鼻的にダニ抗原（ハウスダストのアレルゲンの一つ）に暴露し呼吸器アレルギー発生の経過を観察・比較した。その結果、ムシ感染有りのマウスでは、アレルギーに関与する好酸球や IL-4, IL-5 などの **Th2 サイトカイン**が著明に抑制された。また、病理学的な炎症反応も改善していた。一方、ムシ感染無しでは効果が見られず、ムシが関与する効果であることが示唆された。ところが腸内細菌を無くするために抗生物質治療を受けた別グループのマウスでは、ムシ感染が有るにもかかわらず上記のような改善は見られなかったのである。ムシではなくて細菌が働いている！と早合点しそうになるが、実は治療効果にはムシと菌の両方が関わっていた。

　それでは、抗生剤治療をされたムシ感染マウス（**抗生剤マウス**と呼ぶ）に、腸内細菌を感染させたらどうなるか？　少し複雑だが、抗生剤マウス（ムシ有り、細菌なし）と通常の**ムシ感染マウス**（ムシ有り、細菌あり）を同じケージで飼育して、後者の腸内細菌を前者に取り込ませるという実験を行った。マウスが他のマウスの糞便を食べる習性があることを利用している。この場合、排便直後の便中に存在する寄生虫卵が摂食されても、抗生剤マウスのムシ感染量に変化は無い。虫卵は排卵後5日ほど便中で発育しないと感染性を持たないからである。その結果、＜菌＞を得た'抗生剤マウス'は、見事に抗アレルギー効果を発現したのである。なお、この＜菌＞とは**ムシ感染マウス**の腸管内で寄生虫と共棲し"相互反応した"

菌であるという点がポイントである。つまりムシ感染により腸内細菌叢が影響を受けて変化したことによって、抗アレルギー効果が生まれたのである（**図1**）。　Zaiss らによる別の実験では、ムシ非感染のマウスの大腸では Bacteroidales 目もく[*1]と Lactobacillares 目の細菌が主であったが、H. ポリギルス感染により Clostridiales 目（クロストリジウム目）の細菌が多くなったのである。この菌は、短鎖脂肪酸（酪酸らくさん、酢酸さくさん、プロピオン酸など）と呼ばれる物質を産生するが、実際にムシ感染マウスの腸管では短鎖脂肪酸の明らかな増加が認められた。さらに、抗生剤投与により短鎖脂肪酸の産性が無くなることから、クロストリジウム目の関与が強く支持された。なお、短鎖脂肪酸の一つ、**酪酸**は<u>ナイーブT細胞</u>（未熟なT細胞）を刺激して免疫反応を抑制する Treg 細胞を産生するという。かくして、虫と菌の共同による抗アレルギー効果のメカニズムが明らかとなった。

　以上の結果は、H. ポリギルス感染マウスだけに起きる特殊な'出来事'なのか、あるいは普遍性があるのか？　異なる種類の動物と寄生虫の組み合わせで実験が行われている。ブタに豚回虫卵を与えた場合、感染後8週目の大腸内容物の分析では、短鎖脂肪酸の濃度の上昇が確認された。また病気<u>（セリアック病）</u>のため管理された食餌療法を行っている人患者8人を対象に、アメリカ鉤虫の幼虫を感染させて糞便中の短鎖脂肪酸を検査したところ、6人で短鎖脂肪酸の増加傾向を認めた（ただし有意差なし）。虫・菌共同は少なくとも H. ポリギルス（ムシ）感染マウスで例外的に見られる現象ではなかったのだ。もち

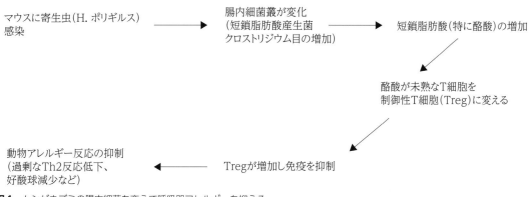

図1　ムシがネズミの腸内細菌を変えて呼吸器アレルギーを抑える

脚注＊1　目もく：生物の分類学で用いられる階級の一つ。詳細は用語リストの「動物分類法」を参照

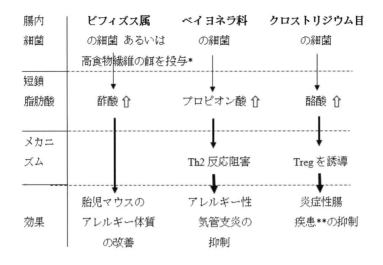

腸内細菌	ビフィズス属 の細菌 あるいは	ベイヨネラ科 の細菌	クロストリジウム目 の細菌
	高食物繊維の餌を投与*		
短鎖脂肪酸	酢酸 ⇧	プロピオン酸 ⇧	酪酸 ⇧
メカニズム		Th2 反応阻害	Treg を誘導
効果	胎児マウスの アレルギー体質 の改善	アレルギー性 気管支炎の 抑制	炎症性腸 疾患**の抑制

*妊娠マウスを用いた実験　**潰瘍性大腸炎、クローン病など

(長谷の図を参考に作製)

図2　短鎖脂肪酸による免疫修飾

ろん、寄生虫の抗アレルギー効果が、すべて菌との共同による結果であると決めつける事は出来ない。

　Zaiss らと同じグループの Trompette ら (2014)[2] は、寄生虫感染ではなくマウスに食物繊維の多い餌を与えることによって腸や肺の細菌叢が変化し、短鎖脂肪酸が増加すること、そしてそのようなマウスでは、ハウスダストのダニに誘導される呼吸器アレルギーが改善することを既に示していた。この場合には、短鎖脂肪酸の中でも特に**プロピオン酸**が重要な役割を果たしていた。また、Treg の関与はみられず、樹状細胞を巻き込んだ別ルートで **Th2 反応を抑制**していたのである。すなわち、前記の H. ポリギルスという寄生虫感染の場合とは異なったメカニズムが働いたことになる。

　さらに長谷(はせ)[3]のレビュー（2017）によれば、短鎖脂肪酸である酢酸、酪酸、プロピオン酸は、それぞれ別経路を通して免疫反応を抑制しているということである **(図2)**。なかなか一筋縄ではいかない。

自己免疫病の改善にもムシと菌が協力

（1）クローン病（マウスモデルを用いた実験）

　自己免疫疾患も基本的に前記のアレルギー疾患と同様に、強い免疫反応（炎症反応）が関与しており、細菌効果の可能性が期待できる。Ramanan ら，2016[4] は、小腸のクローン病モデルマウスを用いた実験で、**ネズミ鞭虫**（成虫が腸管寄生）という線虫を感染させたところ、前出のダニアレルギーの場合とほぼ同じ様に、炎症を増強させるバクテロイデス属 (Bacteroides) の菌の増殖が抑えられ、同時に炎症を抑制する菌であるクロストリジウム目 (Clostridiales) が定着・増加して腸管病変を改善することを認めた **(図2右)**。すなわち腸管出血や穿孔せんこう（腸に穴ができる）の防止、腸管の内壁を守る粘液を分泌する杯さかずき細胞 **(図3B)** の増加などである。また、体重減少は改善した。

　さらに、細菌叢の変化に関しては、寄生虫感染が誘導する Th2 反応（IL-4 や IL-13 などの産生）の関与が考えられたので、遺伝子組換えによって人為的に作製された IL-4, IL-13 をネズミに投与したところ、バクテロイデス菌の腸管定着が阻害されることが確認された。そこで、Th2 反応を強く誘導する寄生虫 H. ポリギルスをクローン病のモデルマウスに感染させたところ、期待通りの治療効果が認められた。

　要点を繰り返すと、虫感染が引き起こす Th2 反応によって"腸内細菌叢の変化"が誘導され、その結果として自己免疫疾患の改善が認められ

ることが明らかとなったのである。

さらに、寄生虫流行地の住民の糞便内細菌を調べたところ、炎症防御に働く細菌叢（クロストリジウム目）の存在が認められたが、住民を駆虫剤で治療するとクロストリジウム目は減少し、有害な Bacteroidales 目が増加することが観察された。**世界的に活発になっている集団駆虫のデメリットが示唆**される結果となっており、今後の検討を要するだろうと考えている。

なお、このクローン病マウスモデルでは、腸管内病変を引き起こす遺伝的な素因を持ったマウスが用いられており、その病変部にバクテロイデス属の細菌（Bacteroides 属）が集中して病変を悪化させる。従って、ヒトのクローン病でも同様の遺伝的背景が存在する症例では、寄生虫治療が有効であろうと考えられた。また、遺伝的背景が不明のクローン病も存在するが、この場合でもムシ寄生による細菌叢のシフト（短鎖脂肪酸の増加）が起こるならば、効果が期待できるだろうとしている。

（2）1型糖尿病（マウスモデル）

下川ら（2020）[5] の研究グループは自己免疫疾患である 1 型糖尿病（type 1 diabetes: T1D）においても、H. ポリギルスと細菌の共同作業が存在することを報告している。マウスの T1D モデルは薬剤を用いて作製されるが、作製前に H. ポリギルスをマウスに感染させておくと糖尿病モデルが作製できないことから、研究が開始された。その結果、H. ポリギルスが分泌するトレハロース（糖の一種で細菌の餌となる）が、ルミノコッカス属（Ruminococcus）という細菌（特に R. gnavus という種類）を増殖させること、そしてその細菌が免疫抑制作用を示す CD8 陽性制御性 T 細胞（CD8Treg [*2]）を誘導することが明らかとなった。T1D では、異常で強力な免疫反応のためにインスリンを作る膵臓の β 細胞が破壊されるが、これが阻止されたのである。H. ポリギルス感染マウスから得た CD8Treg を H. ポリギルス感染のない T1D マウスに移入すると、症状（血糖の上昇）が抑えられた。なお ルミノコッカス属という細菌は、前出

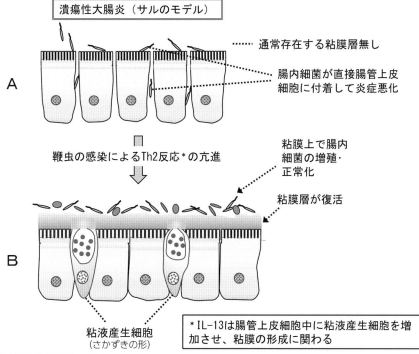

図3 鞭虫感染が潰瘍性大腸炎に有効　　　　　　　　　　©keikichi UCHIDA

脚注＊2　T 細胞の表面には、CD4 あるいは CD8 というマーク（補助受容体）が存在する。制御性 T 細胞 Treg には、CD4 陽性の Treg と CD8 陽性の Treg が存在するので区別を要する。CD8 陽性 Treg は CD8[+]Treg と記されるが、ポピュラーな CD4 陽性 Treg（CD4[+]Treg）は単純に Treg と記される。

のクロストリジウム目に属する菌である。

　さらに T1D 患者の場合には健常者と比較して血中の CD8Treg が少なく、腸管のルミノコッカス数と CD8Treg 細胞数は正の相関が認められており、患者の予防・治療にルミノコッカスが応用できるかもしれない。

（3）潰瘍性大腸炎（サルを用いた実験：ムシと細菌が不仲）

　自己免疫が関与するとされる潰瘍性大腸炎のモデル動物を用いた研究で、寄生虫が主体となって病変抑制に働き、細菌が関与して悪化させていた病変を治癒させ、同時に乱れていた腸内細菌叢を正常に戻したという論文も存在する。

　Broadhurst ら[6] は、アカゲザル rhesus monkey を用いた研究で飼育されているサルで、頻繁にみられる突発性慢性下痢症（ICD：idiopathic chronic diarrhoea、人の潰瘍性大腸炎モデル）において、ヒトの大腸に寄生する鞭虫（Trichuris trichiura）を感染させると症状が改善し、体重増加が認められることを報告した。感染前後に大腸内視鏡検査を実施し、生検で得られた組織標本を検査したところ、ICD では強い炎症反応を起こしており、腸管上皮細胞を保護している粘膜層は剥げ落ちて、腸内細菌が直接、腸管上皮細胞に付着して Th1 タイプ（5 章図 4 参照　p.68）の炎症を加速させていた。また、細菌の種類の減少もみられた（図 3 A 前ページ）。ところが、鞭虫感染により Th2 タイプの反応が起こり、粘液産生（IL-13 が関与する）が著明となって、腸上皮細胞の表面は粘液の膜に覆われ保護されていた。また、炎症はおさまり細菌は粘液の膜上で種類を増加させ、活発な増殖をしていた（図 3 B）ここでは寄生虫がサルを救うと同時に、腸の病変をおこし、荒れ乱れていた腸内細菌叢を元に戻してくれたのである。

（4）関節リウマチ（マウスモデル）

　関節リウマチのマウスモデルとして、コラーゲンが関与する関節炎（CIA: collagen-induced arthritis）が存在する。CIA のマウスは、関節炎に加えて重篤な腸管病変・炎症を持ち、それが CIA の重症度と相関している。この疾病にはネズミのフィラリア（A. viteae）が分泌する ES-62（6 章, p.77-78 を参照）を治療薬とし

て皮下投与すると、腸病変が抑えられるとともに、関節炎も改善する。CIA マウスでは腸粘膜の成長・維持に必須である酪酸らくさん（短鎖脂肪酸の一つ）が不足しており、腸病変の発生とともに自己免疫疾患（CIA）が発症する。ES-62 の治療効果は腸管内の酪酸産生菌を刺激・増殖させ、酪酸を増加させて破壊された腸管上皮細胞の修復、腸内細菌叢の正常化を促進することによると考えられる（Doonan ら[7]）。

腸内細菌がマラリア伝播に関与する

（1）生まれつきのマラリア感染抵抗性

　ガラクトース（galactose）という糖が組み合わされて構成されている 、アルファ・ガラクトシル エピトープ（以後 α-gal）という糖の化合物がある。タンパク質ではないが、抗原性を発揮し抗体を産生して免疫反応を起こす。α-gal はほとんどの哺乳動物に存在するが、ヒトは持っていないという化合物である。この α-gal に対しヒトは生まれつき抗体（自然抗体*3 という IgM 抗体）を作ることができ、生後の早い時期より異種動物の α-gal が人体に入ると強い免疫反応が引き起こされるという。例えばブタ臓器をヒトへ移植するような場合には、自然免疫による拒絶反応が起きうる。この自然抗体がマラリアの伝播阻止に関わっているという報告がある。

　Yilmaz ら[9] はマリ共和国において、マラリア非感染の健康な人々を対象に、マラリア伝播季節の 6 カ月間にわたって追跡調査を行い、この間に新規に感染者となった人、非感染のままで経過した人の 2 グループに分けて、抗 α-gal IgM 抗体の血中量を比較した。その結果、非感染グループの抗体レベルは新規に感染したグループに比して有意に高値を示した。これはヒトの抗 α-gal 抗体（IgM）がマラリア感染を抑制する可能性を暗示している。なお抗 α-gal IgG 抗体もできるが、この IgG は防御効果なしだった。

　さてヒトの抗 α-gal 抗体はどのようにして幼少時に産生されるのだろうか？　Yilmaz らは、人での観察結果を補強してくれるマウスを用いた動物実験も行っている。それによると、抗生物質投与によりマウスの腸内細菌が無くなった場合には、マウス血中の抗 α-gal IgM 抗体は微

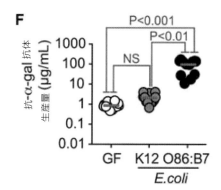

F

抗α-gal 抗体
生産量 (µg/mL)

縦軸: 1000, 100, 10, 1, 0.1, 0.01

P<0.001
P<0.01
NS

GF　K12　O86:B7
E.coli

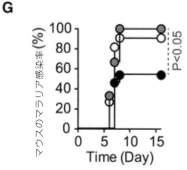

G

マウスのマラリア感染率 (%)

縦軸: 0, 20, 40, 60, 80, 100

P<0.05

Time (Day)　0　5　10　15

図4 抗α-gal IgM抗体がマラリア抗体価/感染率に及ぼす影響

○ 腸内細菌なしのマウス（GF）
● α-gal 無しの大腸菌感染を持つマウス（K12）
● α-gal 有りの大腸菌感染を持つマウス (O86:B7)

グラフはYilmaz [9] の論文(Cell 2014)より引用。

量（1.4 µg/ml）であったが、腸内細菌を *E. coli* O86:B7 というタイプの大腸菌（この菌の表面にはα-gal が露出している）で置き換えた場合には、抗α-gal IgM 抗体量が大幅に増加（162.9 µg/ml）した。さらに腸管に（1）*E. coli* O86:B7 を持つマウス、（2）無菌のマウス、（3）抗α-gal IgM 抗体の増加を惹起しない大腸菌株(*E. coli* K12)を持つ3群のマウスを対象に、ネズミマラリア原虫を伝播する媒介蚊に吸血させ、マラリア感染率を比較したところ、（1）の *E. coli* O86:B7 マウスでのみ感染率が大幅に減少することが確認された(**図4**)。α-gal 抗原を持っている腸内細菌が宿主マウスの抗α-gal IgM 抗体の産生・維持をサポートし、強い感染防御反応

を起こしてくれたのである。

＜遅れてしまったが上記 *E. coli*（大腸菌）の正式学名は *Escherichia coli* である＞

　さて、抗α-gal 抗体は、どのような機序でマラリア感染を抑えたのか？　既に多くの読者が想像されているようにマラリア原虫の表面にはα-gal 抗原が存在するのである。原虫がマウスの皮膚より注入された直後、スポロゾイト（**1章の図6参照**）という発育ステージに発現しているα-gal 抗原に対し、マウス血中の抗α-gal IgM 抗体[*4]が、「待ってました」とばかりに結合して免疫反応を起こし、これに**補体**（用語リスト参照）が関与してマラリア原虫は細胞溶解を起こし死んでしまうのである。あるいは IgM が結合したスポロゾイトは、宿主（ヒト）侵入後、最初に寄生し発育・増殖をする肝細胞に侵入できなくなるという（**図5 次ページ**）。

　マウスで観察されたことがそのままヒトに当てはまるという証拠はない。ただし、同じマリ共和国で Yilmaz らのグループメンバーによって実施された糞便検査によれば、マラリアに感染しにくいヒトでは大腸菌（*Escherichia*）/ 赤痢菌属（*Shigella*）（両者は遺伝子的には同じグループの菌）の比率が 3.2% で、感染しやすいヒトの比率 0.7% より有意に高かった（Yooseph ら[10]）。上記のα-gal を持っている可能性がある大腸菌種の増加がマラリア感染の低下に関わるであろうと考えるならば、ヒトにおける効果を期待させる結果である。マラリア流行地では、ヒトでも大腸菌などの"協力"を得て実際に感染予防が達成されているケースが少なくないのではないか？　大変興味深い。

　2020 年の WHO 統計では、マラリアは全世界で 2 億 4,100 万人の患者と 62 万 7,000 人の死亡者を出している。その 9 割以上はアフリカに集中しており、免疫の無い 5 才未満の子供達

脚注＊3　**自然抗体**：通常の抗体は、獲得免疫でみられるようにヘルパー T 細胞が関与して産出されるが、自然抗体は B1 細胞という特別な B 細胞が直接抗原と反応して作られる **IgM 抗体**である。なお、血液型が B 型の人は、自分が持っていない A 型抗原に対する抗 A 抗体（IgM）をつくるが、これも自然抗体の一つである。自然抗体は生後早期に産生されるので、特に小児では初めて体験する細菌・ウイルス感染症に対応できるほか、免疫反応の制御にも関わっており、自己免疫疾患・アレルギー疾患の抑制などにも関与するという（Maddur ら, 2020[8]）。

脚注＊4　IgM 抗体：木抗体は既に 10 回以上出ているが、その形態に関しては無視されていた。図5 の抗α-gal 抗体で見られるように IgM 抗体は"桜の花びら"の様である。個々の IgM 抗体は、IgG、IgE などと同様に Y 字型をしているが（5 章脚注1参照）、IgM は 5 個の抗体が結合し一体となって行動するのである。

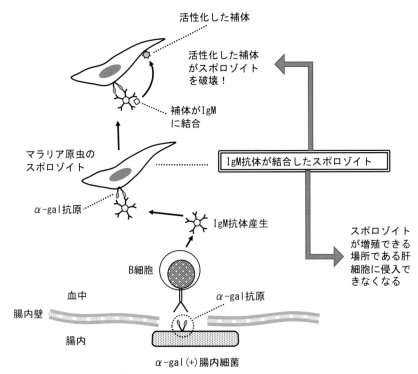

活性化した補体

活性化した補体
がスポロゾイト
を破壊！

補体がIgM
に結合

マラリア原虫の
スポロゾイト

IgM抗体が結合したスポロゾイト

α-gal抗原

IgM抗体産生

スポロゾイト
が増殖できる
場所である肝
細胞に侵入で
きなくなる

B細胞

血中

腸内壁

α-gal抗原

腸内

α-gal（+）腸内細菌

図5 抗α-gal抗体がマラリア感染を抑える機序　　　　　　　　　　　　　©keikichi UCHIDA

の死亡率が圧倒的に高い（全死亡者の約80％）。現代の研究者は、ワクチンを用いて抗α-gal抗体を誘導できないか、腸内にα-galを持つ菌種を増加させて感染予防が出来ないかなどのアイデアを実現するための研究を進めていることであろう。

　自分は、相変わらずの想像・空想で、「これはもしかして基本的にはアレルギーなどと同じ衛生仮説が関わっている問題ではないのか？　はるか大昔の厳しい時代には、ヒトは生後間もなくから、腸内細菌の助けで追加された十分な量の抗α-gal IgM抗体を持っていて、マラリア原虫を含む様々な病原体から守られていたのかもしれない」などと考えてしまう。もっと言えば、アフリカの極端な患者発生は、マラリア診断が地方にも行き渡るようになっただけではなく、食生活の変化などで昔は多かったα-galをもつ腸内細菌が減少したためではないのか？とにかく**自然抗体**という特殊な抗体が存在するということ自体、長い進化の過程で、それが必要不可欠であった時代が存在したことを示していると考えて良いのでは……。

　これとは全く逆の出来事が、最近みられるα

-gal症候群とよばれる様々なアレルギー疾患である。この場合は自然抗体（IgM）ではなく、通常のIgE抗体が関与している。ヒトがα-galを持つマダニに繰り返し吸血されると、IgMではなく、抗α-gal IgE抗体が産生されてアレルギーが発症するようになるという（Chinuki Y. & Morita E. [11]）。ブタ肉（α-galアリ）などを食べてもアレルギーが発生するのである。肉類を食べられないとは、なんとも悲しい現代病である。

　なお、マラリア原虫以外の原虫でも、トリパノソーマ *Trypanosoma* 類（ヒトの**アフリカ睡眠病**[*5]を起こす）や *Leishmania* 類（**リーシュマニア症**[*6]を起こす）は、虫体表面にα-galを発現しており、共に媒介昆虫（それぞれツエツエバエとサシチョウバエ）によって伝播される。マラリアと同様な予防効果が有りそうだ。Yilmazらは、これらの寄生虫病でも＜抗α-gal抗体を利用するワクチン治療＞の可能性を考慮している。

　少し話は異なるが、今現在、世界的パンデミックを起こしている新型コロナウイルス（SARS-CoV-2）に対する<u>ワクチン</u>として、不活化したコロナウイルスの表面にα-galを貼り付けワクチ

ンとして使用するというアイデアが報告されている（Galili, 2020 [12]）。α-gal を持つコロナウイルスには短時間で抗α-gal IgM 抗体（自然抗体）が付着し、補体が関与して、ウイルス成分が効率よくマクロファージや樹状細胞に取り込まれて、抗ウイルス性の免疫反応が開始されるという筋書きである（**別経路として IgG 抗体の関与もあり**）。マウスのインフルエンザワクチンとして既に研究が進んでおり、致死量のインフルエンザウイルスが投与された場合、α-gal 無しのワクチンに比して 10 ～ 200 倍も高い抗ウイルス免疫反応と 8 倍高い生存率が得られているという。

（2）マラリア原虫とその媒介蚊の腸内細菌との関わり

蚊も腸内細菌叢をもっている。マラリア媒介蚊（ハマダラカ属 *Anopheles*：以後 **An.** と略す）が患者を吸血して原虫を取り込むと、原虫は蚊の腸管に入るが、そこには様々な腸内細菌が棲んでいるのだ。原虫と菌が互いに知らん振りをしていることは無いだろう。事実、腸内の細菌がマラリア原虫の発育に大きな影響を与えるという報告がある。

蚊の腸に入ったマラリア原虫（**雄と雌の生殖母体：第 1 章の図 6 参照**）は、そこで成熟して受精する。受精してできた"ムシ"（**虫様体**と呼ばれ運動性がある）は腸壁の細胞層に侵入し、腸管外に這い出てオーシストという発育ステージになり、さらなる分裂・発育を続ける。しかしその前に、予想通り細菌との"反応"があった。Bando ら [13] は、*An. stephensi* というハマダラカの腸に棲む細菌 *Serratia marcescens*（日本名 霊菌れいきん）がネズミマラリア原虫（*P. berghei*）に作用して発育障害を起こすことを確認したのである。その結果、原虫は腸壁を通過することができなくなった。抗生物質で無菌化された蚊と比較すると、*S. marcescens* を持つ蚊では腸管外に形成されるオーシスト数は 1/10 しかなかった。こうなると蚊のマラリア伝播効率に大きな影響が出る可能性がある。しかし、流行地における実際的な効果・役割については、さらなる研究・調査が必要となるようである。なお 2019 年の Bai ら [14] の報告によれば、細菌が直接原虫に作用するのではなく、菌が蚊の免疫力を増強して原虫にダメージを与えたという可能性が強いようだ。

蚊とその腸内細菌の共同作業でマラリア原虫の発育が抑止された。蚊は寄生原虫による被害を軽減でき、菌はより健康な宿主（蚊）の恩恵にあずかることができる。これは相利共生ではないか。しかし何かしっくりしない。ハマダラカは"長〜い"間、マラリア伝播の役割を引き受けてきたはずである。その蚊が**マラリア原虫を、あっさりと見捨てて**しまったのだ。これはオカシイ？

否、自分は生き物同士の助け合いという「美学」に取り付かれ過ぎていた。同じ種類の菌でも性質の異なる様々な菌株があるように、原虫、媒介蚊においても多くの変種があるだろう。それらの組み合わせ次第でどんな結果が出たとしても（学者なら）、'悲しむ' 必要は全く無いだろう。

さて話はさらに複雑になる。Sharma ら [15] はヒトにしか寄生できない三日熱マラリア原虫（*Plasmodium vivax*）を用いた実験（媒介蚊は前記同様 *An. stephensi*）で、原虫感染の無い血液がカに吸血され腸に入った場合には、血中に存在する鉄イオンの補給などにより腸内細菌叢が活性化されるが、血液中に**原虫が存在する**場合には、吸血後 36 時間ほどの間、**腸内細菌が検出されなくなってしまう**ことを認めた（その後は次第に回復した）。この時間は原虫が腸内で受精し、虫様体に発育して腸管壁に侵入するのに要する時間である。すなわち三日熱マラリア原虫の場合は原虫が腸内細菌を（一時的だが）ほとんど完全に排除して正常の発育・増殖を続けたということになる。原虫と細菌の"不仲"を嘆くのは止めて、蚊（中間宿主）、その腸内細菌、寄生虫であるマラリア原虫の 3 者の間には非常に複雑・デリケートな相互作用が存在することを、すなおに認識しよう。

脚注＊5　**アフリカ睡眠病**：吸血性のツェツェバエによって媒介される原虫症。2 種類の原虫ローデシアトリパノソーマ と ガンビアトリパノソーマが関与している。吸血部位の炎症、発熱、リンパ腺腫大などに始まり、眠気や歩行障害の出現、さらに放置すると昏睡状態となって死亡する。

脚注＊6　**リーシュマニア症**：サシチョウバエというハエの吸血によって媒介される原虫感染症。リーシュマニアには多くの種類が有り、症状も皮膚、粘膜、内臓など様々である。詳細は 病名リスト参照。

（3）マラリア感染と宿主哺乳動物の腸内細菌

　マラリア原虫の感染がマウスの腸内細菌叢を大きく変化させるという研究もある。

　C57BL/6 というマウスに致死性のマラリア原虫（*P. berghei* ANKA）を感染させると腸の病変や脳性マラリアという重篤な症状を起こし、マウスは死んでしまう。谷口ら[16]はこの時のマウスの便を調べ、腸内細菌叢に異変が起きていることを発見した。マラリア原虫感染後 5 日〜9 日の間に、非感染マウスでは大量に存在している Firmicutes 門というグループの細菌が大幅に減少し、Proteobacteria 門というグループの細菌が増加していたのである。マラリア原虫の感染量と菌の減少（あるいは増加）との間には統計的な相関がみられ、原虫が細菌叢に影響を与えた可能性が考えられた。ところが、同じマウスでも **BALB/c** というマウスに同種の原虫を感染させた場合には、症状も細菌叢の変化もみられなかった。ここでも **宿主動物とマラリア原虫、腸内細菌間の複雑な相互作用** が予想される。

　しかし原虫が細菌を"操って"宿主を死に至らしめるというのは、原虫にとっても菌にとっても自殺行為のように思える。**こんな場合は進化とどんな関係あるのかなあ**？

　あえてこんな質問をしたが、実は BALB/c マウスは自然のマウスではなく、90 年ほど前に"作られた"遺伝子改変マウスなのである。C57BL/6 も同様に遺伝子を改造して作られたネズミである。これらは我々の考えている進化とは全く別世界の生き物である。自然界における進化とそのプロセスは、極めて複雑で自分の理解をはるかに越えているが、一般的な可能性としては、ある生物に遺伝子の変異が出現・定着したという場合は、それがその生物種の生存に有利であったために、長年にわたり維持され、或いは必要に応じて追加・改変されて、今日でもその機能を発揮しているにちがいない。

　C57BL/6 や BALB/c は、交配によって人が作った実験用マウスであり、自然界の長い進化と共にある野生マウスとはかなり異なっている可能性がある。このような動物は、目的により様々な研究に便利であるが、進化を目的とする場合には不適当であろう。

　ちなみに感染したネズミに脳炎を起こしてネズミを殺してしまうというマラリア原虫 *P. berghei* ANKA 株は、ヒトの脳性マラリアのモデルとして頻用されるが、この原虫の遺伝的な一様性に問題が有るという話も存在する（Amani ら，1998 [17]）。

　この際ついでに自分自身の"非科学性"に触れたい。これまで、またこれから最後まで、生き物同士の進化・共進化に関する勝手な思いつき、空想をくりかえすが、その根拠は表面的には様々な科学的観察、実験結果に基づいている。でも……。それらはすべて現代の情報である。現代人は"ムカシ"のヒトではない。ムシの場合はヒトほどではないにしても全くの無変化など有り得ないだろう。空想などといって、気楽に現時点でのデータを大昔に関連付けるなんて……。はるか昔の原始時代の生き物の姿は知る術もないことを隠れ蓑にして、本書を執筆していることを素直に告白しておきたい。

　なお、上記の谷口らの研究・実験は、それぞれに明確な目的を設定し、それに見合った方法を用いて実施されている。新しい事実が発見されれば、効果的な新治療につながったり、新理論の確立を導いたりする可能性がある。科学的には大変有意義であるため、著明な学術雑誌に掲載されているのである。さらにまた、これらの研究結果が遺伝子情報と結びつけられるならば、進化の世界に踏み込める可能性が十分あるだろう。

（4）マラリア原虫が菌を利用してヒトを操作している？？

　長い進化の過程で、ヒトがマラリア原虫に操作されるようになる？　第 1 章でも述べたが、原虫の発育ステージである **生殖母体**（媒介蚊内で発育できる）を持っているヒトはマラリア媒介蚊を誘引する臭い物質を出すようになり、マラリアの伝播効率を高めていると考えられている。ヒトが気づかないうちにマラリア伝播を手助けしている可能性がありそうなのである。マラリア患者は熱を出し、汗をかいて媒介蚊を引き寄せるが、それだけではない。Busula ら（2017）[18]の興味深いレビューによれば、この臭い物質（揮発性の有機物）は皮膚から発散しており、それを作っているのが皮膚に棲むブドウ球菌

（*Staphylococcus* 属）であると考えられている
のである。実際、皮膚にブドウ球菌が多い人は、
マラリア非感染者であっても、マラリアの媒介蚊
ハマダラカに吸血されやすいことが既に報告され
ている（Verhulst ら 2011 [19]）。Busula ら
は仮定として、生殖母体を持つヒトでは、発育中
のまだ若いマラリア原虫を持つヒトや感染の無
いヒトに比べ、皮膚のブドウ球菌が増加する可能
性を考えている。さらに、ブドウ球菌と逆反応を
起こすとされている緑膿菌（*Pseudomonas* 属）
は減少するとしている。

　問題はこれらの現象が**生殖母体**による操作で
あるのか？　何の証拠も無いが、伝播の継続・拡
大を求める人体中のマラリア原虫（生殖母体）が、
ヒトを完全無視して皮膚の細菌叢と直接取引を
するとは考えにくいので、原虫はヒトも巻き込ん
でブドウ球菌が棲みやすいように皮膚を変化さ
せるなどしているのであろうと、自分は勝手に想
像している。

　なお原虫感染しているマウスの場合には、ブド
ウ球菌（*Staphylococcus epidermidis*）が産
生する 2 種類の臭い物質が検出され、それらは
実際に媒介蚊を誘引した。またヒトにおいても
3 種類の細菌由来の臭い物質が得られており、そ
の内の 2 つはブドウ球菌由来と考えられている
（Busula より）。

　残念ながらマラリア原虫（生殖母体）が人皮膚
の細菌を操り、媒介蚊の好きな匂いを作らせると
いう確証はまだ無いようだ。治療によりマラリア
の生殖母体を除去したら皮膚の菌叢は変化しな
いのかなあ？生殖母体だけを選択的に除去する
のは困難だろうけれど……。

肥満抑制のため 虫と菌が協力

　一般には、寄生虫感染というだけで、痩せ細っ
た栄養不良の子供達が連想されることが少なく
ないだろう。ムシは貧困地域に多く、せっかく摂
取した栄養を横取りしてしまう悪い奴というイ
メージにつながる。一方、食べすぎ、運動不足な
どによる肥満に対して、寄生虫ダイエットという
言葉があり、虫の"治療効果"が話題になるこ

ともある。イメージとしては共に理解できるが、
明確な科学的因果関係はあるのだろうか？

　下川ら（2019）[20] は、マウスに高脂肪食を
与え続ける実験で、なじみの虫 H. ポリギルスの
感染がどのような効果を持つか調べた。高脂肪食
を与え続けると、マウスの体重はどんどん増えて
いき、血液中の脂質の異常も見られるようにな
る。ところが H. ポリギルス感染マウスでは、こ
れらの異常値が著明に改善したのである。この
改善に関わったのは……？　想像の通り、ムシと
バイキンである。ムシ感染マウスではノルエピネ
フリン（ノルアドレナリンともいう）の血中濃度
が上昇していた。ノルエピネフリンはマウスの
脂肪細胞内に存在するミトコンドリアに作用し、
ATP[*7] 産生を阻害すると同時に熱の産生・放出
を増加させることによってエネルギーを消費さ
せ、肥満の抑制をするという結果をもたらしたの
である。これに加えて、ムシはマウスの腸内細菌
叢に影響を与え、ノルエピネフリンを産生する細
菌（*Escherichia* 属と *Bacillus* 属）を増加させ、
肥満の抑制を加速させていたのであった。H. ポ
リギルスと腸内細菌が共同してお互いの"保護
者"であるマウスの病的な肥満を防いだ。これは
明らかに 3 者すべてに大きなメリットであろう。

　なお肥満や糖尿病に関しては、以前より腸内細
菌の関与が報告されている。つい最近、糖尿病治
療に大変有望な 4-cresol とよばれる物質が報告
されたが、これは体内に常に存在しており、腸
内細菌によって産生されているという（Brial ら，
2020 [21]）。（これは寄生虫とは全く関連の無い
論文であるが、もしかしたら H・ポリギルスが関
与するかも？？？）

腸内寄生虫と宿主の腸内細菌の長く
深い付き合い

　人／動物、寄生虫、腸内細菌の三者が緊密な
関係を保つことによって、様々な生物現象が成
り立っていることを学んだ。しかしこのような
場合、それぞれのメリットは何かという疑問に対
する答えは、必ずしも明瞭ではないことが多い。

脚注＊7　**ATP** アデノシン三リン酸（adenosine triphosphate）：筋細胞や脂肪細胞中のミトコンドリアによって合成され、化
　　　　学反応によって運動に必要なエネルギーを発生する。ATP は骨格筋などに常時蓄積されており、また必要に応じて追加
　　　　産生される。

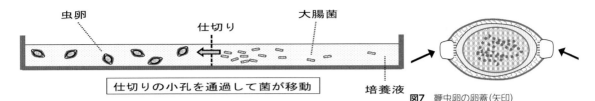

図6 ネズミ鞭虫卵の孵化に大腸菌が関与　　　　　　　　　　　　　図7 鞭虫卵の卵蓋(矢印)
©keikichi UCHIDA　　　　　　　　　　　　　　　　　　　　　　©keikichi UCHIDA

特に我々の場合は、虫感染でアレルギーが治った とか、癌が改善しただけで満足してしまう。でも 膨大な時間をかけて試行錯誤を繰り返し、やっと 出来上がった虫と細菌同士の連携、互いのメリッ トにも感動的な事実が有るはずである。寄生虫研 究者である自分にとって特に印象深いムシとバ イキンの関係を一つ紹介する。

ネズミ鞭虫の感染は、ヒト鞭虫と同様に感染性 を持つ虫卵の経口摂取による。卵はネズミの腸管 内で孵化し、幼虫が這い出して、そこで成虫ま で発育する。一見単純であるがこのプロセスを完 了するのは非常に大変なことである。多数の卵の うち、成虫にまでなれる幸運なムシはどのくら いいるのか？　ネズミを終宿主とするネズミ鞭 虫の場合、互いに相性が良いので、卵はマウスの 盲腸内で容易に孵化する。ところが、Hayes ら （2010）[22] はマウスの腸管内細菌が孵化に大き な影響を与えることを発見した。すなわち大腸菌 *E. coli* と虫卵を体外で一緒に培養すると、マウ ス盲腸の内容物を用いて培養・観察された場合と 同様の孵化率が得られたのである。そして菌を除 去すると孵化は完全に阻止された！　さらに孵化 には大腸菌と虫卵が直接コンタクトする必要が あった。これに関しては、**図6**のような装置を 用いた実験が行われた。仕切りには径3μm の 小孔があり、菌が孔を通り抜けて虫卵に集結する ことによって卵が孵化したが、径0.4μm では、 菌は孔を通過できないので虫卵と接触できず、孵 化も起きなかったのである。なお、虫卵には孵化 した幼虫が這い出てくる出口（卵蓋らんがい **図7** 矢印）が存在するが、その蓋ふたの周囲に大腸菌 が集中的に接着することによって、孵化が起きた のである。思いがけない"緊密な"関係が有った。 また、菌による孵化は、ネズミの体温である37 度Cという決まった温度で可能であった。体外 での孵化を避けるためであろうか。これらは in vitro 実験（生体外／試験管内などで実施）の結 果であるが、in vivo（生体内）の実験では、抗 生剤で治療されたマウスに虫卵を感染させたと

ころ、寄生数は約 1/3 以下に減少した。孵化が 不十分であったためと思われる。

虫卵の孵化という寄生の重要な第一歩が腸内 細菌のサポートで開始されるという発見は、ムシ と細菌の関係の深さを示している。なお、ネズミ 鞭虫卵の孵化は、大腸菌以外の菌（ネズミチフス 菌、緑膿菌、黄色ブドウ球菌など）でも観察され ており、孵化のメカニズムは一様ではないと考 えられている。でも、わざわざ蓋をこじ開けて くれるなんて、バイキンは一体どんなメリット を受けているのだろうか？　あるいはムシの方 で一方的に菌を操っていたのか？　本研究では、 虫卵の孵化のために菌が分泌する液性成分など の関与は、確認されていない。また想像であるが、 菌が小孔をすり抜けて虫卵に集まるって、これ は卵が臭いなどで菌を誘い出したのではないの か？　とすれば、ムシも菌に何か魅力が有ること をしているのだろう。いずれにしても、これだけ のことを完成するには、長い歴史とお互いの大き なメリットが有るということだろう。

エレガンス線虫と細菌

（1）エレガンス線虫の腸内細菌叢

この章は腸内細菌と寄生虫というタイトルで あるが、寄生虫ではないムシもここに含めたい。 すなわち、自由生活性である、御存知、癌診断の エレガンス線虫である（4章）。本虫は近年、腸 内細菌との関連で大きな活躍をしている。思い出 して欲しい。本虫はバイキンを食料にして生きて いる。ということは様々なバイキンを腸管内に保 有しているということである。とすれば、腸内細 菌の研究に遺伝子操作などが容易なエレガンス 線虫の利用が有用ではないかということになる。 そのような文献を Kumar ら（2020）[23] のレ ビューを中心に紹介する。

自然界のエレガンス線虫（以後エレガンス）は、

腐った果物などの周辺でよく発見される。様々な細菌やカビを食べ、それらを消化して栄養源としているのである。たった 1 mm の虫なのにその腸管には 250 種類以上の菌が住み着いているとされる（ヒトは 1,000 種以上）。ちょっとわびしい話だが、実験室のエレガンスは通常 E. coli OP50 という大腸菌で飼育されるが、ある種の菌 Proteobacteria（門もん phylum）を餌として育てると、大腸菌の場合の 2.5 倍も虫体数が増加するという。

エレガンスの腸管は、形態・機能ともにヒトの腸管に類似しており、ムシは腸内細菌よりビタミンなどの補給を受け、両者は免疫機能の連携を維持している。既出のように、エレガンスの持つ長所（遺伝子解析が容易、体表を覆っている角皮が透明なため蛍光染色をされた体内の菌を直接観察できる、短い寿命など）をうまく利用すれば、人に役立つ様々な研究が可能となる。本虫はもちろん様々なヒトの病原細菌、カビ、ウイルスなどを感染させることが可能である。例えば、腸内有益菌 probiotics がエレガンスの代謝、神経伝達、病原体防御反応、寿命などにどんなメカニズムでどんな影響を持つのか（特に遺伝的背景など）が究明されれば、その結果はヒトに応用できるかもしれない。韓国の伝統食品に含まれるリケニホルミス菌（Bacillus licheniformis）がエレガンスの寿命を延ばす（Park MR ら . 2015 [24]）とか、ビフィズス菌の一種 Bifidobacterium infantis の表面の膜成分のみを与えられたエレガンスは寿命が延長し、運動がより活発となり、産卵数の増加もみられた（Komura T ら . 2013 [25]）などの報告がある。一方、脂質代謝に関しては、様々な菌が餌としてエレガンスに与えられその効果が研究されているが、イタリアの伝統的なチーズより得られた“有益”な細菌類が与えられると、肥満に関与する遺伝子の発現が強まり、エレガンス体内には著明な脂肪滴（細胞内脂肪）の蓄積がみられた。また寿命や産卵数が減少した（Zanni E ら、2015 [26]）。伝統食品でも、もしかしたら予期しない悪影響があるかも……。

（2）エレガンス線虫のエサ選び

エレガンスは自然界に存在する様々な菌を食べて生きているが、有用な菌、有害なため拒食すべき菌などを区別して行動する必要がある。エレガンスの認知、記憶、判断そして行動に関しては既に述べたが、どのようなメカニズムで餌選びが行われているのか？ Lee & Mylonakis（2017）[27] の報告を紹介する。

実験室で無害の大腸菌だけを食べて育っているエレガンスは、有害な毒菌（緑膿菌など）と、食料としてふさわしい無毒菌（大腸菌など）の区別が出来ない。シャーレに入れた寒天培地上で離れた 2 点に毒菌と無毒菌を添加し、その中間点にムシを放つと、ムシは両方の菌に同じように集まった（これを実験 1 とする）。ところが実験室で飼い慣らされたムシを毒の緑膿菌と共に 4 時間ほど一緒に培養した後に、実験 1 のように緑膿菌と大腸菌の中間点に置くと、ムシはほとんどが無毒の大腸菌に集まるのである。何が起きたのか？ Lee & Mylonakis によれば、エレガンスの**腸管細胞**は、毒菌・毒物と接触すると毒物の回避に関わる特殊な神経ペプチドを産生し、それが神経系を刺激して**警報を出す**のである。エレガンスの鋭い嗅覚も協働して危険バイキン・毒物の認識、記憶そして回避行動がアレンジされる。なお本論文では神経ペプチド以外のエレガンス、あるいは腸内細菌の代謝産物がこの重要な“判断”に関与している可能性も有ると述べている。

一方、エサの細菌を選ぶエレガンスを出し抜く菌も存在する。O'Donnell ら [28] は、エレガンス腸管内のプロビデンシア属（Providencia）の菌がチラミン tyramine という物質を産生し、それを利用した化学反応によって宿主エレガンスの嗅覚を操作し、エレガンスが自分（Providencia 菌）の臭いを優先的に選んでくれるように仕向けてしまうことを報告した。これにより、エレガンスは大好きになった Providencia を餌とするようになり、Providencia は快適な棲み家を確保することが出来るのである。細菌によるみごとなムシの操作である。

ボルバキアという不思議な細菌

本章前半では、腸管内に棲んでいる細菌類と寄生虫、寄生虫媒介昆虫、宿主動物などとの関わりに関する研究を紹介した。細菌は、腸管腔

ちょうかんくうなど細胞の外に住み着いている種類がほとんどだが、性感染症を起こす**クラミジア**、ダニやシラミが媒介するリケッチアなど、細胞の中にしか住めない種類も少なからず存在する。しかし、長い進化の世界から眺めると、人間の細胞内に存在し、酸素呼吸によって我々の生命を支えている細胞内小器官ミトコンドリアの元祖は"細菌"であったりするのである。その証拠に、ミトコンドリアはヒトの遺伝子とは異なる独自の遺伝子を持っている。ミトコンドリアは細胞内に核を持つ全ての生物（真核生物という）に存在し、これを持たない生物（原核生物という）は古細菌と細菌のみである。話がそれるが、我々寄生虫専門家に馴染みの深いランブル鞭毛虫という原虫は、例外的にミトコンドリアが退化している。この場合は、酸素を必要としない嫌気的な生活史を持つことに関係していると言われている。

さて今回紹介する**ボルバキア** *Wolbachia* は、様々な生物の細胞内を棲み家としており、それぞれにおいてユニークな役割を果たしていることで注目されている細菌である。

＜コトバの遊び＞腸管腔に「ちょうかんくう」という発音を付けたが、辞書などでは「ちょうかんこう」となっている。肺が入っている空間は胸腔、胃腸が入っている空間は腹腔と言い、それぞれ「きょうこう」、「ふくこう」と発音されるが、医学界では独自の読み方を堅持しており、それぞれ「きょうくう」、「ふくくう」と読むのである。漢和辞典では、"腔"は「こう」と言う読み方しか無いのに、「くう」が用いられる。コトバの遊びなどと失礼なことを書いたが、長年にわたり、日々頻繁に使用されてきた言葉を変更することは容易ではないだろう。でも、どうしてそんなことが医学界だけに定着したのだろうねえ？

（1）雄昆虫の敵？

ボルバキアとは、陸上に棲む節足動物の約40%、昆虫の60%以上に感染しているといわれ一属一種（学名 *Wolbachia pipiens*）とされるが、感染している昆虫などの種類によって性質が異なる数多くの菌株（strain）がある。形は球菌状でサイズは1ミクロンほど。この菌は細胞内に感染／共生しており、宿主の昆虫などは様々な影響を受けるが、特にユニークなのは雄に対す

る"悪"影響である：ボルバキアは宿主の昆虫などの卵細胞に侵入し、虫卵を介する垂直伝播をすることによって増殖・拡散をしているので、その生存戦略として雌の宿主が優遇され、雄は無視されるのである。

例えば、（ボルバキアの菌株や宿主の種類、それらの組合わせによって異なるが）ハチなどでは、ボルバキアが感染すると、雌の染色体数が変化し、**単為生殖** [8] によって雌のみが産出されるようになる（**産雌性**さんしせい**単為生殖**の誘導）。さらにダンゴムシ（団子虫 **図8**）や蝶の仲間などでは、雄の遺伝子を持っているのに雌に変えられてしまう（**メス化**）とか、ハエ、カメムシなどでは産卵された卵のうち雄となるべき卵や孵化後の雄幼虫は殺されてしまう場合もある（**オス殺し**）。また、**細胞質不和合** cytoplasmic

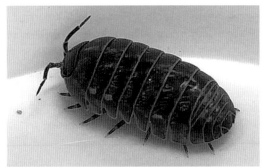

図8 ダンゴムシ：土壌に棲み落葉などを食する昆虫。農作物の被害も有るという。体長1cmほど。
写真は砂原俊彦氏（長崎大学熱帯医学研究所）のご好意により提供。

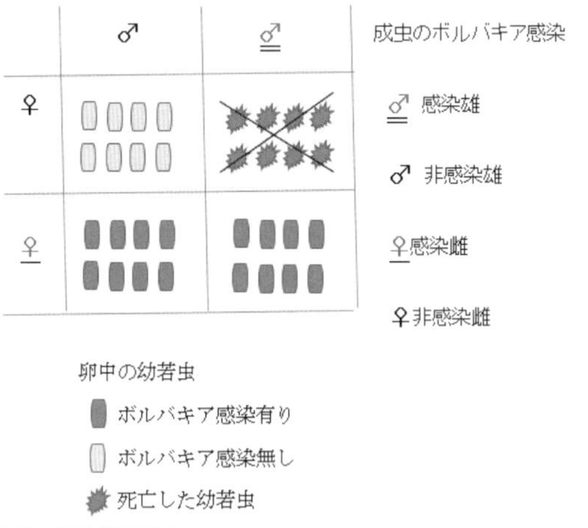

	♂	♂	成虫のボルバキア感染
♀	□□□□ □□□□	✴✴✴ ✴✴✴	♂ 感染雄 ♂ 非感染雄
♀	▨▨▨▨ ▨▨▨▨	▨▨▨▨ ▨▨▨▨	♀ 感染雌 ♀ 非感染雌

卵中の幼若虫

▨ ボルバキア感染有り

□ ボルバキア感染無し

✴ 死亡した幼若虫

図9 細胞質不和合
ボルバキア感染有りの**雄蚊**が感染無しの**雌蚊**と交尾した場合、次世代の蚊は残らず死んでしまう現象（×印）。
ボルバキア感染有りの雌蚊が交尾して生まれる全ての蚊はボルバキア感染する（成虫雌蚊におけるボルバキア感染の有無は関係無し）。様々な節足動物にみられる。

incompatibility という現象を頻繁に起こす。この場合、ボルバキア非感染の雌が感染雄と交配した時には、産出された卵は孵化できない（ボルバキア感染雌より生まれた次世代は全てボルバキア感染あり図9）。かくしてボルバキア感染の拡大が進行する（陰山 2014 [29])）。

（2）昆虫をウイルスから守ってくれる！

　敵になったり味方になったりで混乱するが、ボルバキアは RNA ウイルスの感染から昆虫などを守ってくれる。

　キイロジョウジョウバエに感染すると高い致死率を示す、ハエの病原性ウイルス（RNA ウイルスの仲間）が存在する。このウイルスをボルバキアが感染しているショウジョウバエとテトラサイクリン治療によりボルバキアを除去したハエに感染させて比較すると、前者でハエの致死率が著明に低下することが示された。また同じ実験系において、さらに別の2種類の異なる RNAウイルスに対しても、強い抗ウイルス作用が認められた（図10）（Hedges LM ら 2008 [30]）。ボルバキアはハエや蚊の体細胞内に分散・定着しており、それらの細胞に侵入して来たウイルスと

対決するのである。さらに興味深い点は、ボルバキアは細胞外でも一定期間（少なくとも1週間）の生存が可能な菌で、細胞外でも機能する可能性があることである（Rasgon ら [31]）。これに関しては次章でも述べる。

（3）人に病気を起こすウイルスにも有効

　上記ボルバキアの抗ウイルス効果を確認した同じ研究者グループは、この抗ウイルス作用が、人に感染して病気を起こす蚊媒介性のウイルスにも応用できないかを検討するために、重要なウイルス病を媒介しているネッタイシマカ（Aedes aegypti）とデングウイルス および チクングニアウイルス（共に RNA ウイルスでデング熱、チクングニア熱を起こす）を用いて実験を行った。まず、ボルバキア感染蚊と非感染蚊（抗生物質治療により除去）にデングウイルスを含む血液を吸わせ、両グループを比較したところ、極めて明瞭な結果が得られた。ボルバキア感染群ではウイルス感染が全く見られなかったのに対して、非感染群は高率（30 - 100 %）に感染していたのである。また一定量のウイルスを直接蚊に注入する実験では、注入後5日、14日目の検査で、ウイル

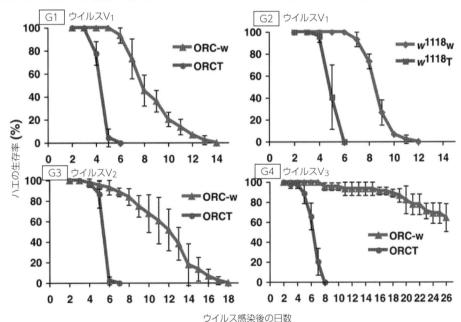

図10　ボルバキアの抗ウイルス作用　縦軸はハエの生存率
2種類のハエ（ORC と w[1118]）が用いられ ボルバキア感染ハエは ORC-w と w[1118]w である。非感染ハエは ORCT と w[1118]T である。感染ウイルスの種類（V1, V2, V3）は各グラフの上部に示されている。
グラフはHedgesら[30]の論文（science,2008）より出版社（AAAS）の許可を得て転載した。

脚注＊8　**単為生殖**：この場合は卵細胞が受精することなく発育を開始し、全て雌となる。

スの感染量（RNA 量）は、前者において圧倒的に少なかった。さらにチクングニアウイルスによる実験でも、同様の抗ウイルス効果が認められた（Moreira ら，2009 [32]）。

以上の素晴らしい結果は、あくまでも実験室内の実験結果であり、直ちにヒトのウイルス病対策に応用できることを示しているわけではない。嬉しいことに、人ではどうなるのかという問いに対するすばらしい答えを、次に紹介できる。

（4）デング熱対策が成功

抗ウイルス作用を持つボルバキア感染蚊が、自然界に大量に生存しているならば、ウイルス感染症の伝播を防ぐ手段となるかもしれない。ボルバキアは蚊の卵を介する垂直伝播によって子孫を残し、**細胞質不和合**（p.102）により蚊の集団内で感染を拡大させるので、うまくいけば長期にわたってウイルス抵抗性の蚊が維持されるだろう。Walker ら（2011）[33] は世界で年間 5,000 万人もの感染者を出しているデングウイルスを駆逐することができ、その駆逐力が自然に次世代に受け継がれ、そしてさらにはボルバキア非感染蚊をも駆逐してしまうような**強い細胞質不和合**を示す媒介蚊（ネッタイシマカ）の作製を目指して、実験を開始した。そして抗ウイルス作用が強いだけではなく、蚊自身に対する不都合がないことを考慮したボルバキアの菌株（wMel という株）を、キイロショウジョウバエより探し当てた。ハエから得たボルバキアを蚊の細胞環境に馴染ませるために、2 年間もかけてやっと野外で使用可能なボルバキア感染ネッタイシマカが作製されたのである。この蚊は、非感染蚊と比較し、蚊一匹あたりのウイルス量が 1/1500 であった。また蚊の唾液中のウイルス（ヒトへの感染源）を調べたところ、ボルバキア非感染蚊では 80% 陽性だったが、感染蚊では陰性であった。

この結果は、直ちにオーストラリア、ケアンズ近くの 2 集落で住民の協力を得て実施された。実験では、週に一度、10 回に渡って総計 14 - 15 万匹のボルバキア感染蚊（雄・雌）がそれぞれの集落に放たれた。同時に 2 週ごとに屋外に設置されたオビトラップ ovitrap [*9] という蚊を収集する装置を用い、蚊が産出した卵が採集された。そして、孵化した蚊の幼虫のボルバキア感

染状況が、PCR 法を用いて調査された。その結果は期待通り、選ばれた菌株のボルバキアに感染している蚊は最初ゼロであったが、その感染率はどんどん上昇し、蚊の放出開始より約 3 カ月目には 80 - 100% に達したのである。なおデング熱の患者は実験開始後 7 週ほどに 1 例の報告があったが、その後は無かった（Hoffmann AA ら，2011 [34]）。

この成果から 2 年以上が経ち、フォローアップ研究が行われた。その結果、期待されていた蚊の高いボルバキア感染率（概ね 90% 以上）の持続が確認されたのである。維持を支える細胞質不和合の現象も再確認された。また蚊の産卵能力なども実験当初と変わりなく、目的は十分達成された（Hoffmann AA ら，2014 [35]）。そしてその後は？

（5）大規模試験でもすばらしい成果

2020 年、感動的な論文が出た。Ryan ら [36] はボルバキア（wMel 株）を感染させたネッタイシマカを用いて大規模なデング熱対策を実施し、素晴らしい結果を得たのである。

場所はオーストラリア北東部の港湾都市ケアンズを中心とする地域で、デング熱の流行が知られている 74 の地域が対象になった。ボルバキアを感染させた蚊の成虫、或いは虫卵を研究プランに従って住居地内に放ち、自然界に生存する wMel ボルバキア陰性のネッタイシマカをボルバキア感染蚊で置き換えるというものである。例えば 100 m 四方の居住地の一定箇所で週 1 回、感染成虫 100 匹を放ち 12 回繰り返す。（なお状況によりいくつかの異なる研究プランが使用された。）このプログラムは 2011 年に一部の地域で開始され、場所を変えながら地域を増やしていき、2017 年に 74 の全地域が完了した。その間に総計 165,000 人の住民がカバーされたという。なお追跡調査は 2019 年まで行われた。

結果は本当にドラマチックであった。採集されたネッタイシマカの中で、ボルバキア感染蚊の比率は短時間にどんどん高くなり 12 週までに平均で 82.4%、22 週では 92.3% にも達していた。それどころか、まだ感染蚊を放してない地域でさえも、多分近くのボルバキア感染蚊が拡大してきたために、高い比率を示す所が少なからず存在した。また最初に感染蚊を放した 2 地域において

実施した長期観察では、8年以上経っても95%もあったのである。こんな状況ならば、蚊内のデングウイルスはとても生きてはいけないだろう。

　2000年から2019年に今回の74対策地を包括する地域全体としては2,086人のデング熱患者（旅行者を除く）が報告されていたが、このうち87%は人口の多いケアンズ地区からであった。ところが今回の対策実施地域（次第に拡大していく）では患者がほとんど出なくなったのである。2011年から2019年までの8年間でわずか4人だけであった。統計的には96%の減少であったという。

　自分としては、自然界の生き物を利用する疾病対策は大変興味深く、また嬉しい。ホッとするという感じがする。しかし、一般にはワクチンがあれば済むだろう、蚊に血を吸わせるような"原始的"対策はけしからんなどの批判が出る可能性がある。また、一般の住民にとっては、不可思議なバイキンを持っている蚊を居住地にばら撒くというのは危険な行為と映っても決しておかしくないし、実際に様々なトラブルが起きたであろうと思う。にもかかわらず、このすばらしい成果が得られたのだ！

　ただこれも、遺伝子利用の現代医学と何も変わらないという解釈をする人もいるだろう。でも今回のボルバキア戦略は、文明人が最新の知識や技術を駆使しながら、数多くの有害、不愉快な生物を"絶滅"させていくという毎度のプロセスとは、ちょっと違っていると思う。進化が生んだ自然の摂理が応用されており、おまけに多くのヒトがボランティアとして巻き込まれている点もうれしい。

　でも見方によっては"自然の摂理"をないがしろにしている感じも有り、予期せぬしっぺ返しの発生に注意を要するのではないか……成功を心より祈りたい。

（6）ボルバキアは人のマラリア対策にも有用か？

　最後にマラリア原虫に対するボルバキアの効果を紹介する。ヒトのマラリアはハマダラカ Anopheles 属の蚊によって媒介されるが、ボルバキアはハマダラカには感染しないとされていた。そこで前出の Moreira ら [32] は、ネッタイシマカ（Aedes aegypti）によって媒介されるトリのマラリア原虫（Plasmodium gallinaceum）に着目して研究を実施した。

　原虫感染のニワトリをボルバキア陽性あるいは陰性の媒介蚊に吸血させた後、吸血蚊におけるマラリア原虫の感染量が比較された。その結果は明瞭であった。ボルバキア感染ネッタイシマカ群は非感染群と比べて寄生率は低く、蚊体内のマラリア原虫の遺伝子量を調べたところ前者では後者のわずか1/26しか無かったのである。少なくとも、ボルバキアがマラリア原虫の感染を強く抑制することが示されたのだ。

　その後、散発的ではあるが、アフリカのマラリア流行地でハマダラカのボルバキア感染が確認されるようになってきたのである。そして西アフリカのマリでは、マラリア感染者から吸血した蚊を採集し、ボルバキア感染蚊と非感染蚊の2グループに分けて、原虫の感染状況が比較された。その結果、前者ではマラリア原虫感染率および感染原虫数が後者に比して明らかに低いことが確認されたのである。これはボルバキアが人マラリアでも伝播を抑制する可能性を示唆しており、マラリア対策への応用が検討されるようになったのである（Gomes ら, 2017 [37] ;Gomes & Barillas-Mury, 2018 [38]）。

　こうした中、Adams ら（2021）[39] は重要なマラリア媒介蚊ガンビアハマダラカ（Anopheles gambiae）において、上記の細胞質不和合を誘導するボルバキアの遺伝子を確認したのである。

　以前にも書いたが、2020年、マラリアの年間患者数は2億4千万人を越え、60万人以上が死亡している。この背景には、マラリア原虫が示すアルテミシニン（マラリアの特効薬）などに対する薬剤抵抗性、屋内残留噴霧に使用する殺虫剤（有機塩素化合物 DDT など）や蚊帳に浸み込ませて用いる殺虫剤（ペルメトリン）に対する抵抗性など、マラリア対策を揺るがす大きな問題が

脚注＊9　Ovitrap：オビトラップは、基本的に小さな缶に水と産卵用の小木片を入れ、蚊の産卵を観察する装置。卵（場合によっては孵化した幼虫）が得られるが、種類の同定が困難なことが多いため、幼虫や成虫まで育て、幼虫の遺伝子、成虫の形態などで種の同定を行う。

発生している。このような状況下で、ボルバキアを利用する新たな対策法が実現するならば、すばらしいだろうなあ。

もちろん問題無しではない。前記のように、'人'が用いる新技術は、これまでなかった新たな問題に火をつけるかもしれない。

参考文献

1. Zaiss MM, Rapin A, Lebon L, et al. The intestinal microbiota contributes to the ability of helminths to modulate allergic inflammation. Immunity 2015; 43: 998-1010.

2. Trompette A, Gollwitzer ES, Yadava K, et al. Gut microbiota metabolism of dietary fiber influences allergic airway disease and hematopoiesis. Nature Medicine 2014; 20(2): 159-166.

3. 長谷耕二. 腸内細菌による免疫制御. モダンメディア 2017; 63(2): 16-21.

4. Ramanan D, Bowcutt R, Lee SC, et al. Helminth infection promotes colonization resistance via type 2 immunity. Science 2016; 352(6285): 608-612.

5. Shimokawa C, Kato T, Takeuchi T, et al. CD8[+] regulatory T cells are critical in prevention of autoimmune-mediated diabetes. Nature Communications 2020; 11: 1922.

6. Broadhurst MJ, Ardeshir A, Kanwar B, et al. Therapeutic helminth infection of Macaques with idiopathic chronic diarrher alters the inflammatory singature and mucosal microbiota of the colon. PLoS Pathog 2012; 8(11): e1003000.

7. Doonan J, Tarafdar A, Pineda MA, et al. The parasitic worm product ES-62 normalises the gut microbiota bone marrow axis in inflammatory arthritis. Nature Communica-tions 2019; 10: 1554.

8. Maddur MS, Lacroix-Desmazes S, Dimitrov JD, et al. Natural antibodies: from first-line defense against pathogens to perpetual immune homeostasis. Clinical Review in Allergy & Immunology 2020; 58: 213-228.

9. Yilmaz B, Portugal S, Tran TM, et al. Gut microbiota elicits a protective immune response against malaria transmission. Cell 2014; 159: 1277-1289.

10. Yooseph S, Kirkness EF, Tran TM, et al. Stool microbiota composition is associated with the prospective risk of *Plasmodium falciparum* infection. BMC Genomics 2015; 16: 631.

11. Chinuki Y & Morita E. Alpha-gal-containing biologics and anaphylaxis. Allergology International 2019; 68: 296-300.

12. Galili U. Amplifying immunogenicity of prospective Covid-19 vaccines by glycoengineering the coronavirus glycan-shield to present α-gal epitopes. Vaccine 2020; 38(42): 6487-6499.

13. Bando H, Okado K, Guelbeogo WM, et al. Intra-specific diversity of *Serratia marcescens* in *Anopheles* mosquito midgut defines *Plasmodium* transmission capacity. Scientific Reports 2013; 3: 1641.

14. Bai L, Wang L, Vega-Rodriguez J, et al. A gut symbiotic bacterium *Serratia marcescens* renders mosquito resistance to *Plasmodium* infection through activation of mosquito immune responses. Frontiers in Microbiology 2019; 10: Article 1580.

15. Sharma P, Rani J, Chauhan C, et al. Altered gut microbiota and immunity defines *Plasmodium vivax* survival in *Anopheles stephensi*. Frontiers in Immunology 2020; 11: Article 609.

16. Taniguchi T, Miyauchi E, Nakamura S, et al. *Plasmodium berghei* ANKA causes intestinal malalia associated with dysbiosis. Scientific Reports 2015; 5: 15699.

17. Amani V, Boubou MI, Pied S, et al. Cloned lines of *Plasmodium berghei* ANKA differ in their abilities to induce experimental cerebral malaria. Infection and Immunity 1998; 66 (9): 4093-4099.

18. Busula AO, Verhulst NO, Bousema T, et al. Mechanisms of *Plasmodium*-enhanced attraction of mosquito vectors. Trends in Parasitology 2017; 33(12): 961-973.

19. Verhulst NO, Qiu YT, Beijleveld H, et al. Composition of human skin microbiota affects attractiveness to malaria mosquitoes. PLoS ONE 2011; 6(12): e28991.

20. Shimokawa C, Obi S, Shibata M, et al. Suppression of obesity by an intestinal helminth through interactions with intestinal microbiota. Infection and Immunity 2019; 87(6): e00042-19.

21. Brial F, Alzaid F, Sonomura K, et al. The natural metabolite 4-cresol improves glucose homeostasis and enhances beta-cell function. Cell Reports 2020; 30(7): 2306-2320.

22. Hayes KS, Bancroft AJ, Goldrick M, et al. Exploitation of the intestinal microflora by the parasitic nematode *Trichuris muris*. Science 2010; 328(5984): 1391-1394.

23. Kumar A, Baruah A, Tomioka M, et al. *Caenorhabditis elegans*: a model to understand host-microbe interactions. Cellular and Molecular Life Science 2020; 77: 1229-1249.

24. Park MR, Oh S, Son SJ, et al. *Bacillus licheniformis* isolated from traditional Korean food resources enhances the longevity of *Caenorhabditis elegans* through serotonin signaling. J Agric Food Chem 2015; 63(47): 10227-10233.

25. Komura T, Ikeda T, Yasui C, et al. Mechanism underlying prolongevity induced by bifidobacteria in *Caenorhabditis elegans*. Biogerontology 2013; 14(1): 73-87.

26. Zanni E, Laudenzi C, Schifano E, et al. Impact of a complex food microbiota on energy metabolism in the model organism *Caenorhabditis elegans*. BioMed Research International 2015; Volume 2015: Article ID 621709.

27. Lee K & Mylonakis E. An intestine-derived neuropeptide controls avoidance behavior in *Caenorhabditis elegans*. Cell Reports 2017; 20: 2501-2512.

28. O'Donnell MP, Fox BW, Chao P-H, et al. A neurotransmitter produced by gut bacteria modulates host sensory behaviour. Nature 2020; 583: 415-420.

29. 陰山大輔. 昆虫の生殖を操作する細胞内共生細菌 *Wolbachia* の機能と特徴. 蚕糸・昆虫バイオテック 2014; 83(3); 243-249.

30. Hedges LM, Brownlie JC, O'Neill SL, et al. *Wolbachia* and virus protection in insects. Science 2008; 322(5902): 702.

31. Rasgon JL, Gamston CE & Ren X. Survival of *Wolbachia pipientis* in cell-free medium. Appl Environ Microbiol 2006; 72(11): 6934-6937.

32. Moreira LA, Iturbe-Ormaetxe I, Jeffery JA, et al. A *Wolbachia* symbiont in *Aedes aegypti* limits infection with dengue, chikungunya, and *Plasmodium*. Cell 2009; 139: 1268-1278.

33. Walker T, Johnson PH, Moreira LA, et al. The wMel *Wolbachia* strain blocks dengue and invades caged *Aedes aegypti* populations. Nature 2011; 476: 450-453.

34. Hoffmann AA, Montgomery BL, Popovici J, et al. Successful establishment of *Wolbachia* in *Aedes* populations to suppress dengue transmission. Nature 2011; 476: 454-457.

35. Hoffmann AA, Iturbe-Ormaetxe I, Callahan AG, et al. Stability of the wMel *Wolbachia* infection following invasion into *Aedes aegypti* populations. PLOS Neglected Tropical Diseases 2014; 8(9): e3115.

36. Ryan PA, Turley AP, Wilson G, et al. Establishment of wMel *Wolbachia* in *Aedes aegypti* mosquitoes and reduction of local dengue transmission in Cairns and surrounding locations in northern Queensland, Australia. Gates Open Research 2020; 3:1547.

37. Gomes FM, Hixson BL, Tyner MDW, et al. Effect of naturally occurring *Wolbachia* in *Anopheles gambiae s.l.* mosquitoes from Mali on *Plasmodium falciparum* malaria transmission. PNAS 2017; 114(47): 12566-12571.

38. Gomes FM & Barillas-Mury C. Infection of anopheline mosquitoes with *Wolbachia*: Implications for malaria control. PLoS Pathogens 2018; 14(11): e1007333.

39. Adams KL, Abernathy DG, Willett BC, et al. *Wolbachia cifB* induces cytoplasmic incompatibility in the malaria mosquito vector. Nature Microbiology 2021; 6: 1575-1582.

第8章

フィラリア感染のメリット

リンパ系フィラリア

人のリンパ系フィラリア（リンパ系糸状虫しじょうちゅう）はバンクロフト糸状虫、マレー糸状虫、チモール糸状虫の３種類が存在する（感染者の90％以上はバンクロフト糸状虫）。成虫はリンパ系に寄生しており、雌成虫は**ミクロフィラリア**という幼虫を産出する（産幼虫）。ミクロフィラリアは血液中を循環しており、媒介蚊の吸血によって蚊体内に入り、そこでヒトに感染できる感染幼虫に発育する（**図1**）。

本虫は、人が唯一の終宿主であり、人以外では成虫に発育できない。しかし、グロテスクな症状を引き起こすこともあり"世界的な悪者"として、WHOはこの病気を世界から無くしてしまおうという大目標を掲げ、「世界的リンパ系フィラリア症制圧計画」（Global Program to Eliminate Lymphatic Filariasis: GPELF）という巨大プロジェクトが進行中である。実は、自分は寄生虫学者としてこのフィラリア症を研究対象として

きたのである。ここでは"我が親友"の不思議な世界を"空想／夢"を交えて紹介したい。

リンパ系フィラリア症の概要

人フィラリア症の病態、症状をバンクロフト糸状虫を例にみてみよう。残念ながら忌み嫌われて当たり前なほど、びっくり仰天するような症状を引き起こす。成虫は太い糸様でリンパ系に寄生する。寄生初期のリンパ管は大変細く、その中で大きく成長した雌雄のカップルが暮らすには狭すぎる。そこでスペースを確保するために、ムシはリンパ管の発育・増殖を促進する物質を分泌し、ゆったりと寄生できるようにリンパ管を太く改造するのである。

この際、寄生によりリンパ管の一部が極度に拡張すると、リンパ液の循環が阻害されリンパ液の貯留が起きて、溜まったリンパ液はリンパ管外に漏れ出る。この量が多くなると下肢などが次第に膨化し、**リンパ浮腫**ふしゅとよばれる病変が出現して、時には太く巨大な脚となってしまう（**図**

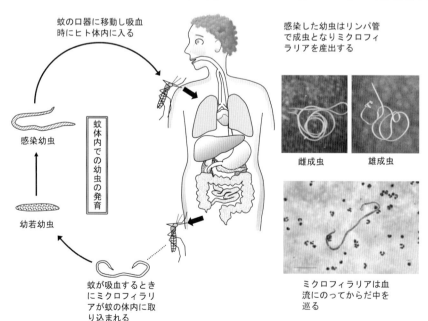

蚊の口器に移動し吸血時にヒト体内に入る

感染幼虫

蚊体内での幼虫の発育

幼若幼虫

蚊が吸血するときにミクロフィラリアが蚊の体内に取り込まれる

感染した幼虫はリンパ管で成虫となりミクロフィラリアを産出する

雌成虫　　　雄成虫

ミクロフィラリアは血流にのってからだ中を巡る

©keikichi UCHIDA

成虫の写真（2枚）は、長崎大学熱帯医学ミュージアム所蔵。ミクロフィラリアの写真は三井義則氏（長崎大学 熱帯医学研究所）のご好意により提供。

図1　バンクロフト糸状虫（学名 *Wuchereria bancrofti*）の生活史：成虫は拡張したリンパ管内に寄生しており、雌成虫の体長は9cm、体幅 0.3mm、雄成虫は体長 4cmである。産出されたミクロフィラリア（体長 260ミクロン）は、夜間に末梢血中に出て蚊の吸血時に吸引され、蚊内で成長して**感染幼虫**となり、再吸血時に人体に侵入・感染する。

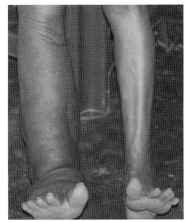

図2

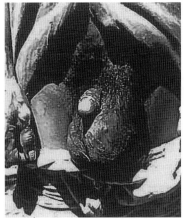

図3　写真は「寄生虫学テキスト(第4版)」より文光堂の許可を頂いて転載。撮影は重野鎮義氏(長崎市)。

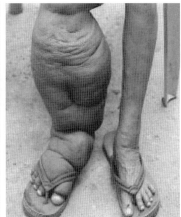

図4a

リンパ系フィラリア症
図2　リンパ浮腫
図3　陰嚢水腫いんのうすいしゅ
図4a　象皮病ぞうひびょう
図4b　下肢の象皮病(左・女性)、
　　　陰嚢水腫の象皮病(右・男性)

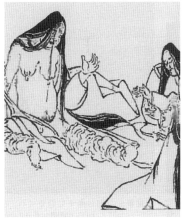

図4b　平安時代の女性（京都国立博物館蔵）

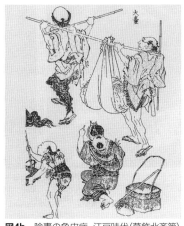

図4b　陰嚢の象皮病　江戸時代（葛飾北斎筆）
左右の写真は元鹿児島大学　尾辻義人氏の提供。

２）。また睾丸周囲にリンパ液が貯留すると、**陰嚢水腫**いんのうすいしゅ（**図３**）ができあがる。そして大きな脚や陰嚢が細菌感染などを繰り返すうちに、皮膚は次第に厚く硬くなり、**象皮病**ぞうひびょうというグロテスクな皮膚病変を呈することになるのである（**図4a,b**）。実物は実際ショッキングであり心が痛むが、フィラリア症流行地ではしばしば遭遇する悲劇である。またリンパ浮腫は細菌感染を起こしやすく、その結果、悪寒戦慄おかんせんりつ（寒気がしてガタガタ震える）をともなう高熱を起こして寝込んでしまうことが多い。しかしこのムシが成虫にまで発育し子孫を残せるのはヒトの体内だけであるという事実、そしてこんなひどいムシとヒトが今日まで長年にわたって"生物学的な関係を維持"してきたということが一体何を意味するのか？　学問的に大変興味深いムシなのである。

突然ながら、子癇前症について

　急に話が変わるが、産科学で**子癇前症**しかんぜんしょう（preeclampsia）という言葉がある。妊娠途中の妊婦さんが高血圧を発症し、同時に蛋白尿（腎臓障害を示唆する）がみられるのが特徴である。放置すると胎盤早期剥離はくり、妊婦の痙攣発作（これを子癇 eclampsia という）、多臓器の障害などが出現し、母子ともに生命にかかわる重篤な病態である。世界的には全妊娠の 2 - 8 % にみられるという（2011 年の WHO 資料より）。

　国連ユニセフ発行の「世界子供白書 2009」によれば 2005 年には 53 万 6 千人の女性が妊娠・出産関連で死亡していた。驚くべきことに、この 99 % 以上が開発途上国で発生している。特に

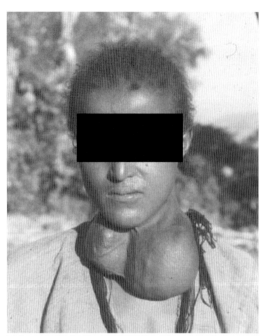

図5 ヨウドの欠乏による甲状腺腫　脚注＊1参照

サハラ以南のアフリカと南アジアはすさまじく、両地域で世界の死亡数の85％を占めている。死亡の原因は何か？　途上国では正しい診断が困難なことに加え、マラリアやエイズなどの様々な感染症、栄養不良＊1、衛生環境の不備などの悪化要因が絡んでおり、正確な原因把握は困難であるが、死亡原因の一つとして子癇前症が関与していることは確かだろう。

　それでは、子癇前症はどうして起こるのだろうか。これに関しては160以上の論文をチェックしたTomimatsuら（2019）[1]によるレビューがある。まず遺伝的要因が関与しているのは確かである。アフリカ系アメリカ人は白人に比し、高率に子癇前症がみられ、妊婦および胎児の死亡率も高いという報告がある（Shahulら[2]）。また、そのほか妊婦の年齢、肥満、糖尿病、高血圧、免疫の関与など様々な背景要因が高リスクと関わっている。いずれにしても胎盤／胎児が健康に成長・発育するには、十分量の栄養・酸素補給が必要であり、それを支える血管・毛細血管の健全な発育が必要である。ここで決定的な役割を担っているのが、血管・リンパ系の新生・発育に必須である血管内皮細胞増殖因子（**VEGF**：vascular endothelial growth factor）と胎盤増殖因子（**PlGF**：placental growth factor）

という蛋白質である。これらのタンパク質は、共に胎盤に栄養を供給している血管の内皮細胞（血管の内壁を覆っている）の表面に存在する受容体（VEGFR-1という。Rはレセプターの略）に結合してその効力を発揮するのであるが、現在、子癇前症の本質的な原因として注目されているのは、両増殖因子とこの受容体との結合を阻害する物質の存在である。

　この阻害物質は、実は可溶性のVEGFR-1で**sVEGFR-1**と呼ばれ（sはsoluble　可溶性の意）、血中に浮遊している。その量が過剰になると、同じく血中に存在する上記2つの増殖因子（VEGF, PlGF）は、内皮細胞の表面に存在するVEGFR-1に接近・結合する前にsVEGFR-1との結合によって消費されてしまい、血管新生機能を発揮できなくなる（**図6**）。過剰なsVEGFR-1による阻害は胎盤血管系のみに留まらず、全身的な血管障害に発展し、さらには将来的な心血管病発生の危険性もはらんでいるという。

＜子癇前症の治療（sVEGFR-1対策）＞

　子癇前症の治療には、薬剤による高血圧のコントロールあるいはアスピリンを用いる血流の改善などが行われるが、sVEGFR-1のコントロールは困難な場合が多いようである。一方動物実験では興味深い結果が報告されている。

　Liら（2007）[3]はsVEGFR-1を産生するウイルスを作製し、それを妊娠ラットに静脈内投与して子癇前症のラットモデルを作製した。モデルではsVEGFR-1が増加しており、臨床的には血圧上昇と蛋白尿を認めた。このモデルに対し、不足した増殖因子を補うべく合成されたVEGF（VEGF$_{121}$）を皮下投与したところ、これらの症状は治療量依存的に改善した。また腎組織の病理検査では**腎糸球体**（血中の不要物・汚物を集め尿を作る場所）にみられた血管内皮細胞の障害が改善した。またsVEGFR-1の増加により、子癇前症に関連する多数の遺伝子に異変がみられたがVEGF治量によりその変化はほとんど元に戻った。

　また、Gilbertら（2010）[4]は、sVEGFR-1値が高くVEGF値が低い高血圧を示す妊娠ラットを用いて、合成VEGF（VEGF$_{121}$）の持続注入〔5日間〕を行い、その効果を検討した。その結果は明確で期待通りであった。高血圧は完全に

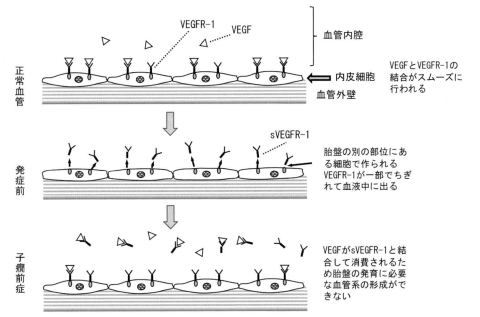

正常血管 VEGFR-1 VEGF 血管内腔

VEGFとVEGFR-1の結合がスムーズに行われる

内皮細胞
血管外壁

発症前 sVEGFR-1

胎盤の別の部位にある細胞で作られるVEGFR-1が一部でちぎれて血液中に出る

子癇前症

VEGFがsVEGFR-1と結合して消費されるため胎盤の発育に必要な血管系の形成ができない

図6 子癇前症の発症機序 　　　　　　　　　　　　　　　　　　　　©keikichi UCHIDA

正常化し、低下していた腎糸球体の濾過率や血流量の正常化、さらに VEGF レベルの正常復帰、sVEGFR-1 の減少も確認された。

　これらの動物実験の結果は、VEGF 投与が子癇前症に有効であることを明確に示したと考えてよいだろう。

いよいよリンパ系フィラリアの出番

　先に、ヒト寄生のフィラリアは狭苦しいリンパ管内に寄生するために、リンパ管の拡張・増殖をさせて生存スペースを確保することを書いたが、この作業に関わる物質とは、実は VEGF なのだ！フィラリア寄生により VEGF -A, -C, -D の3種類の VEGF が増加する。VEGF-C と -D は主としてリンパ系に関与し、-A は血管系に関与するとされる。なお VEGF -A は上記の動物実験にもちいられた合成 VEGF（VEGF 121）と同等とみなして良い。

　Bennurus ら（2010）[5] は、リンパ系フィラリア症の病理（血管・リンパ管の新生や肥大など）の研究の一環として、インド人の感染者を用い VEGF 等の血中濃度を測定した。その結果

は非常に興味深いものであった。研究対象者は（1）抹消血中にミクロフィラリアがみられるが無症状な感染者群、（2）フィラリア感染による慢性的なリンパ浮腫や象皮病をもっている患者群（フィラリア抗原陽性：体内にムシが存在することを示す）、（3）フィラリア非感染の健常者群の3群に分けられ、比較・検討された。その結果（1）、（2）群では（3）群に比べ VEGF -A, -C, -D が有意に増加していることが確認されたのである。ほぼ間違いなく、フィラリア感染による VEGF の産生増加によって、ムシの生存に必須なリンパ系の増殖・拡張が達成・維持される環境が出来上がっているのであろう。

　本論文では sVEGFR-1,2,3 の濃度も調べられたが、子癇前症は考慮されておらず、性別や妊娠などによる解析は行われていない（sVEGFR -1 は胎盤より分泌されるといわれている。**図6**）。

　さて持続的なフィラリア感染によって VEGF 増加が保たれるならば、子癇前症はどうなるのだろうか？？　フィラリア感染が特に多い熱帯地域などでは、子癇前症を予防している可能性はかなりあるのではないのか。その前にヒトを対象とした治療例を紹介しよう。

脚注＊1　栄養不良の一つにヨウ素（ヨード）の欠乏症がある。甲状腺が腫大し、時には巨大な**甲状腺腫**がみられる**（図5）**。かつて、エチオピアの山間部にはこれが蔓延している地域が有った（著者の思い出）。ヨード欠乏の妊婦は流産／死産のリスクが高いといわれている。

Thadhani ら[6] は子癇前症患者の血液中で増加している"悪者"sVEGFR-1 を選択的に吸着・除去するために、患者 3 名を対象に**アフェレーシス**＊2 という技術を利用する治療を試みた。その結果、sVEGFR-1 は減少し、蛋白尿の改善、血圧の安定化がみとめられた。また妊婦, 胎児ともに副作用は観察されなかった。さらに Trapiella-Alfonso L ら（2019）[7] は、改良されたアフェレーシスを利用した。注目されるのは、sVEGFR-1 を選択的に吸着する方法として磁性を有する小ビーズに結合させた VEGF が用いられたことである。VEGF は sVEGFR-1 に対し非常に強い結合力を有する（例えば胎盤増殖因子 PlGF の 10 倍以上）ので、効率よく sVEGFR-1 が回収でき、それらを磁力を利用しで集めれば容易に除去することができるのである。その結果は、大いに元気付けられるものであった。患者の血中 sVEGFR-1 量は 40％ も減少し、子癇前症の新しい治療法として期待されている。

これらの仕事は、フィラリアという悪者が医学の医の字も無かった時代に‘産婦人科医の仕事をしていた’可能性（本著者の夢）を大きく強めてくれた。

大昔の人類にとっては、正常な妊娠と健康な子孫をより多く残すということは最優先であり、

フィラリア感染が供給する VEGF の子癇前症に対する効果は、実際にクリティカルな意義があったのではないのか？　フィラリアにとっても唯一の宿主、ヒトの繁栄は必須である。膨大な年月を費やしたムシとヒトの生き残るための共進化・共同作業がもたらしてくれた成果であると思いたい。

もう一つ刺激的な論文を紹介したい。回虫というお馴染みの寄生虫がいる。世界で最もポピュラーなムシと言っていいだろう。これがフィラリアと共に妊婦に寄生していたらどうなるだろうか？　そんなことはいたる所にあったはずである。

カリフォルニア大の Blackwell ら（2015）[8] は、アマゾンの低地（ボリビア）に住むチマネ族女性 986 人を対象にして得られた 9 年間に渡るデータを用いて、寄生虫感染が出産に与える影響を調査した。その結果、回虫感染者では初産の年齢が低いこと、お産と次のお産との間隔が短いことが認められたのである **（図 7）**。感染者は若くて元気なうちに多くの出産をするということになるのだ（感染無しより生涯で 2 人多い）。ちなみに昔の平均寿命を示すと縄文・旧石器時代では 15 才前後、平安時代 30 才、安土桃山時代 30 代などと記されている〈ネットより得た情報〉。

＜ちょっと重要な追加＞象皮病、陰嚢水腫など耐

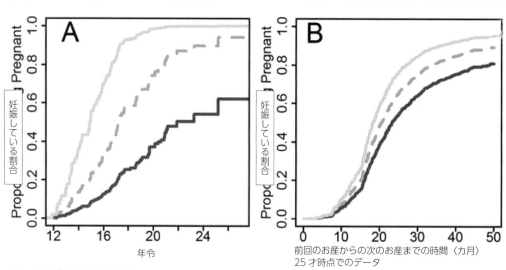

図 7　回虫が妊娠に与える影響
　　　灰色線：回虫感染者；点線：非感染者；黒線：鉤虫感染者
　　　　　　グラフはBlackwellら[8]の論文（Science, 2015）よりAAASの許可を頂いて転載。

え難いフィラリア病変は、成人以降のやや高齢者に発生する。ということは、平均寿命の短かった時代には、これらの症状は希であったことを示唆するだろう。フィラリア＝耐え難い悪病という認識は、現代人に特有のものかもしれない。ついでに3章ではトキソの抗癌作用と同時に、発癌に関する報告も紹介した（p.43）。自分はこの発癌の場合も同様に考えるべきだろうと思っている（トキソによる脳の悪性腫瘍発生は高齢者に多い）。

フィラリアに子癇前症を抑えてもらい、回虫のお陰で若くて元気なうちにより多く出産できる。何度も繰り返すが「ムシさん、有難う」そのものである。科学的な証拠無しで、これを信じて良いのか？　少なくとも科学的に明確に否定されてないならば、可能性は"十分"有りというのが自分の立場である。かなり我田引水な解釈であるが、ほとんどの科学研究の実施・継続は有意義・有益あるいは興味深い成果を精神的な支えとして続けられているのだ。残念ながら悪党と看做され、絶滅の対象である寄生虫は、ほとんど見捨てられており、その研究者も少ない。文明国のフィラリア研究者はムシより先に絶滅するかも……？？　これは言い過ぎだあ。

なお図7を見ると、鉤虫感染は回虫と逆の作用を示している。しかし回虫感染は鉤虫感染に比べて免疫学的により抗炎症的であり、また貧血、栄養障害などの症状も少ない。これらの要因が妊娠のスタート、維持に有利に作用するであろうという。

最後に子癇前症の原因に関するJenaら（2020）[9]のレビューに一言触れたい。200以上の参考論文を基に、様々な結果が幅広く紹介されており、これまで本書で述べてきた内容も各所に引用・記載されているが、Jenaらはs VEGFR-1が単なる"悪者"であるという考え方は正しくないことを指摘している。VEGFが過剰になった場合も子癇前症に似た症状を起こすことがあり、その時にはsVEGFR-1の増加がそれを防いでくれているというのである。結局、VEGFとsVEGFR-1は**互いに微妙なバランス**を

取り合っており、一方が極端に多すぎるという事態が病変の発生に関わる可能性があるらしい。子癇前症の発症プロセスは完全に解明されておらず、同じJenaら（2019）[10]の別のレビューでは、子癇前症の発生にはマクロファージも重要な関与をしていることを述べている。

なおVEGFとsVEGFR-1の微妙なバランスに関して、また勝手な自説を一つ。自分は、生きているフィラリアというムシがヒトの体内に住んでいることが重要で、ムシは刻々変化する体内環境を感知し、それに対応した反応（ムシとその宿主の保護）をすることが出来るのだろうと考えている。それが長年にわたる共進化の真髄だろう。一定量を定期的に与える薬剤投与では、必要に応じた濃度の微調整を行うことなど出来ない。

フィラリア感染は細菌感染症の重症化をおさえる！

ネズミのフィラリア *Litomosoides sigmodontis*（以後 **L.s.** とする）を用いた実験であるが、慢性フィラリア感染が細菌感染による敗血症（sepsis）を抑えるという論文がある（Gondorfら，2015[11]）。マウスの腹腔内に大腸菌を注入し、L.s. 感染のあるマウスと感染の無いマウスにおいて菌の影響を比較した。なおL.s. 成虫はマウスの胸腔に、ミクロフィラリアは血中に寄生している。

その結果、L.s. 感染群では非感染群と比較し、大腸菌が引き起こす低体温（症）などの急性症状が速やかに改善した（ヒトでも敗血症で体温低下が見られる）。同時にマウス腹腔内の細菌量の減少、細菌を食べる**マクロファージ**や好中球数の増加も観察された。さらに、血清中の炎症（促進）性サイトカイン（敗血症の発症に関与する）が有意に減少した。また、大腸菌の投与量を増やして実施した別の実験では、L.s. 感染マウスの死亡率に明確な低下が認められた（死亡率100%が50%へ）。

なお、2章でトキソプラズマの産生するプロフィリンがネズミの敗血症を阻止することが述

脚注＊2　**アフェレーシス** apheresis：体外循環の装置を用いて患者の血管から血液を取り出し、その中の有害な物質などを除去した後の"きれいになった"血液を患者の体内に戻す医療技術。

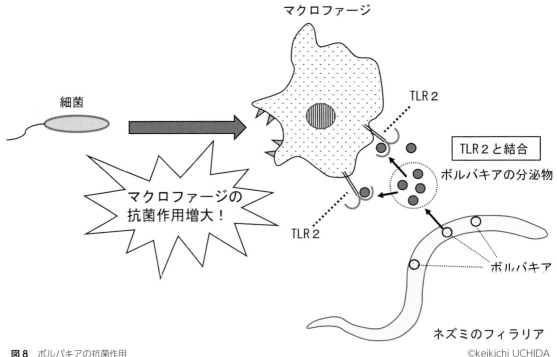

マクロファージ

細菌

マクロファージの
抗菌作用増大！

TLR 2

TLR 2と結合

ボルバキアの分泌物

TLR 2

ボルバキア

ネズミのフィラリア

図8 ボルバキアの抗菌作用

©keikichi UCHIDA

べられているが、フィラリアという線虫とプロフィリンとの関係を示唆する論文は、発見できなかった。

　これらの効果は、薬物を用いてマウスのマクロファージを選択的に除去することによって消去できたので、マクロファージの関与が必須であることが確認された。

　さらに遺伝子解析の結果、このマクロファージは抗菌作用が強いが、同時に強い炎症抑制作用を持つという特徴が見られた。このようにL.s.の慢性感染はマクロファージの機能を上手にコントロールしていることが示されたのである。ところがこのマクロファージを実際にコントロールしていたのはL.s. というフィラリアではなくて、実はフィラリアに寄生しているボルバキア（*Wolbachia*）という細菌であることが確認されたのである。すなわち薬物を用いてL.s. からボルバキアを除去したり、マクロファージの表面に存在しボルバキアからの"指示（分泌物）"を受け取るTLR2（Toll 様受容体2）という受容体（レセプター）が除去された場合には、L.s. 感染で得られた抗菌作用が消失することが実験により明らかにされたのである**（図8）**。

<人でも同様な効果が有るのか？>

　ボルバキアといえば、一般に節足動物（特に昆虫）に棲む細菌であると思われている。ところが、上記のようにネズミに寄生するフィラリアにも棲んでいた。そして驚くことに、ヒトにしか寄生できないフィラリア（バンクロフト糸状虫、マレー糸状虫など）にもボルバキアが住み着いていたのである（フィラリアは蚊によって媒介されているので、蚊体内のボルバキアが大昔に偶然に侵入・定着した可能性がある？？　素人の想像）。ヒトのフィラリア感染により、上記のような抗菌作用が認められたら大変なことである。残念ながら、上記のような実験結果を人で確認するのは困難である。しかし人でも効く'可能性あり'という論文が存在した。

　Panda M（2013）[12]らはインドのリンパ系フィラリア、バンクロフト糸状虫症流行地において、症状や検査所見に基づく89人の敗血症患者（全員入院者）を集め、フィラリア**抗原検出法***[3]により敗血症グループのフィラリア感染率を調べた。そして同地域の住民で敗血症の無いコントロール群のフィラリア感染率と比較した。その結果、敗血症患者のフィラリア感染率6.7%に対し、

対照住民の感染率は 42.2％ と明確な差を認めたのである。一面的な解釈であるが、Panda らは、フィラリア症に感染すると敗血症を起こさなくなるという結論に達し、現在実施されている世界規模のフィラリア症対策が成功した時には、敗血症の増加という有害な副産物が発生することを危惧している。今後の展開が注目される。

　一方、大小の傷が絶えない生活を続けていた原始人の時代を振り返ると、日々遭遇している細菌との戦いにおいて、フィラリア感染はどれほどのメリットが有ったのだろうか？　残念ながら知る由もない。

　Panda らの結果を、リンパ系フィラリア症流行地の現場における自分の経験に当てはめてみよう。フィラリア感染者の多くは無症状であるが、感染が進行すると、成虫の寄生部位であるリンパ系が機能不全を起こし、次第にリンパ液が貯留して、前出のリンパ浮腫がみられるようになる。途上国の流行地では、多くの人々が素足で農作業を行っているような環境がある。農作業中に発生する手足の傷などから細菌が侵入し、栄養豊富な貯留リンパ液に浸ると菌はどんどん繁殖して、急性の皮膚炎症、リンパ管・リンパ節炎が引き起こされる。そして悪寒戦慄ぉかんせんりっを伴うマラリアのような高熱が発生することがある。フィラリアの**熱発作**と言われ、これはまさしく敗血症の前症状である。ところが筆者の経験では、ひどい熱発作で動けなくなり寝込んでしまう人は少なくないが、びっくりすることに、4 - 5 日すると自然に回復して元気になる患者が多いのである。かつては「不思議だなあ、細菌感染で治療もしてないのに、なんでこんな事になるのだろう？」と思っていた。今は、「もしかして、フィラリア（正確にはボルバキア）の抗敗血症作用を目撃していたのではないのか？」と思っている。

フィラリアの細胞内に棲むボルバキアの活動

　フィラリアにとって、哺乳類の宿主は絶対必要

な棲み家である。宿主を病気で失わないための自己保身策として、フィラリアはボルバキアの抗菌作用を利用している可能性がある。前出のネズミのフィラリア（L.s.）に寄生しているボルバキアは、マクロファージの活性化（細菌を食べる）を促進してネズミの敗血症を抑えるが、この活性化は前ページで述べたようにネズミのマクロファージの表面にある TLR2 というレセプターにボルバキアの分泌物が結合することによって生じる。また、ショウジョウバエの例であるが、ハエの生殖系細胞内に感染しているボルバキアが、ハエの腸内細菌叢を変化させる（操作する）という（Simhadri ら，2017 [13]）。この場合、ボルバキアは腸管内に発見されなかった。細胞内寄生のボルバキアは生物学的機能を持つ様々な物質を分泌し、動物体内あちこちで活躍しているのである。

　ここで興味深い点は、ボルバキアは細胞外でもかなり活発な活動をしている可能性である。ボルバキアはカ、ハエなど宿主昆虫の卵細胞を通じて昆虫類の子孫に拡散していくが、ボルバキアが感染している受精卵が発育・成熟して雌の成虫となり、その生殖系（最終的には再び卵細胞）にボルバキアが侵入するまでの過程では、宿主の様々な臓器・組織の細胞に出入りする必要があるだろう。このような事情のためか、前出（7章の「昆虫をウイルスから守ってくれる！」を参照 p.103）のように、ボルバキアは培養液中（細胞外）で細胞侵入能力を維持したまま、少なくとも 1 週間は生存できるのである。

　Pietri ら [14] のレビューによれば、宿主の種類により実に様々な臓器・組織にボルバキアが集まり、そこ（細胞内）で増殖する（**図9**　フィラリアの例　次ページ）フィラリアの場合は表層の角皮の下層（角皮下層）、その左右にある側索そくさくの中心部を前後に貫く**泄泄管**[*4]、および**偽体腔**こう内の細胞に集まるという。これは大変なことだ！　フィラリアのボルバキアは泄泄管、腸管を通じて体外に排出されている可能性が有りそうだ。これをサポート（間接的）するデータとしては、Pietri らはハキリアリ、ショウジョウバエ、サシガメの仲間でボルバキアが糞中に存在する

脚注＊3　**抗原検出**：抗原が検出された場合は、生きているムシが存在することを示唆する。抗体の検出の場合はムシの生死にかかわらず感染が有る（有った）ことを示す。

脚注＊4　**泄泄管**：左右の泄泄管は頭部付近で合体して 1 個の排泄孔となり老廃物を体外に排出する。

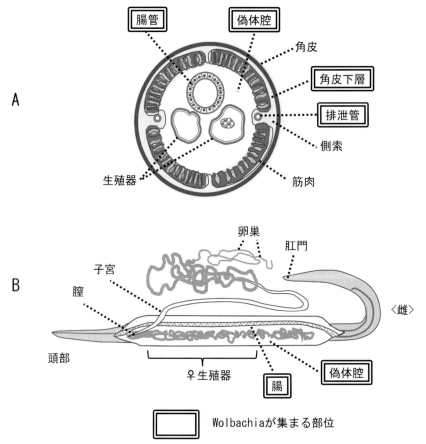

図9 フィラリアにおいて Wolbachia が集まっている場所（Pietri より）　　　©keikichi UCHIDA

ことを述べている。また昆虫同士の糞口感染（fecal-oral transmission）の可能性も示唆されている。

＜妄想のはじまり＞

　このように細胞外での生活力があるとすれば、ボルバキアは実質上、被感染動物の体内に広く分布し、必要に応じてすばやく細菌、ウイルスの感染／病変部の細胞に侵入・増殖して、より積極的な防御機能（単純に敗血症に有効という以上の効果）を発揮している可能性があるかも？？ ボルバキアは、昆虫細胞だけでなくネズミの細胞でも培養できる（Noda ら，2002 [15]）ので、もしかしたら L.s. 感染ネズミは体中ボルバキアだらけ？　様々な疾病から守られているのではないだろうか？？　　逆に副作用も有りそうだが……。

　フィラリアの場合は、またちょっと異なる面がある。雌フィラリア成虫はミクロフィラリア（Mf

と略す）を産出し、しばしば膨大な数の Mf が血液中にみられる。この Mf がボルバキアを持っているのだ！　ヒトの体もボルバキアだらけなのだと言えなくもない！　ミクロフィラリアが寿命（1-2 年）で死ねばボルバキアは細胞外に出て血中にばらまかれるだろう。これが何もしてないことはないだろう。きっと（その昔には）ヒトのためになることをしていたにちがいないと、自分は信じ込んでいる。

　我が親しき友、フィラリアに関することなので、ついつい深入りしてしまった。また身勝手な主張を繰り返して申し訳ありません。

　遅ればせながら、ここで重要な情報を追加いたします。**子癇前症**の治療に関する記述（p.111「いよいよリンパ系フィラリアの出番」）では、VEGF の治療効果が強調され、リンパ系フィラリアの感染によって、‘VEGF の産生が増加する’という説明をしましたが、実は VEGF 産生に関

してはフィラリア自体が関与するものと、フィラリア寄生のボルバキアが関与するものが存在します。

ボルバキアが関与する VEGF については、リンパ浮腫や陰嚢水腫などの症状悪化を促進させるとする有害情報が存在します（Babu ら，2012 [16]、Pfarr ら、2009 [17]）。また、抗生物質治療でボルバキアを除去すると血中の VEGF が減少し、フィラリアのリンパ浮腫が改善するという報告もあります（Debra ら、2006 [18]）。現実に起きていることは非常に複雑・深遠で、自分（ボケ老人）の限界をはるかに超えています。

フィラリアと自己免疫疾患

最初に‘シスタチン’という物質に再登場してもらおう。シスタチンは原虫のような単細胞生物からヒト（哺乳類）まで、ほとんどの生物が持っているタンパク質で、多くの種類が有り、その機能も大変複雑である。第 5 章では「寄生虫が分泌するシスタチンという物質」で、2 種類のネズミ寄生虫（*Nippostrongylus brasiliensis; Acanthocheilonema viteae* p.70-71）が産生するそれぞれのシスタチンが抗アレルギー効果を持つことが示されている。

今回は、まずヒトの寄生虫（特にフィラリア）が持つシスタチンが自己免疫疾患に及ぼす効果に関する論文から始めよう。

Yadav ら（2016）[19] は、ヒト寄生のフィラリアである**マレー糸状虫**（*Brugia malayi*）が産出するシスタチンの組換え蛋白を、ヒトの自己免疫病、関節リウマチのモデルであるネズミ（マストミスという種類）の腹腔内に投与し、その効果を調べた。その結果、関節炎の所見（関節部の腫れ、その他の臨床症状、病理検査による病変など）に明確な改善を認めた。また炎症性サイトカインの減少も明らかであった。

さらにヒトの寄生虫、日本住血吸虫のシスタチンは、マウスを用いた研究で、炎症性腸疾患、1 型糖尿病にも有効であった（Khatri らのレビュー，2020 [20]）。これらヒト寄生虫のシスタチンは、ヒトにも同様の効果を発揮する可能性が高いのではないだろうか。

<コメント>ちなみに同論文（Khatri ら）では、

日本住血吸虫のシスタチンが敗血症にも有効であることが述べられている。これも多分ヒトでも有効の可能性がある。しかし日本人にお馴染みの本吸虫は、「発癌の可能性が有るムシ」に分類されているのだ（3 章）。自分としては、本虫を有害・無益な虫として‘処分・抹殺’するのではなく、進化の過程において**人類の苦しみを軽減・除去してくれた可能性**を信じたい。

さて、ヒトにおいて、フィラリア感染は自己免疫疾患に対し、どんな効果を示すのだろうか。

Panda AK ら（2013）[21] は、インドの Odisha という地域で**関節リウマチ**の患者 207 人、健康なコントロール群 222 人を対象に、同地域で流行しているリンパ系フィラリアの感染率をフィラリア抗原を検出する方法を用いて比較した（顕微鏡によるミクロフィラリア検査も併用してある）。その結果、患者群では感染率 0%、コントロール群では 40% というビックリするような大きな差が認められた。動物実験では明確な効果が得られていたが、それに負けない結果がヒトで得られたのである。さらに、インドの Chennai で行われた Aravindhan ら（2010）[22] の研究では、**1 型糖尿病**患者（n = 200）のフィラリア感染率 0% に対し、糖尿病検査が正常な人（n = 562）のそれは 2.6% で、これも有意な（p = 0.026）差があった。両論文の著者らは、共にフィラリア感染による免疫抑制がこれらの自己免疫疾患を抑えたのであろうとしている。これはちょっと‘出来すぎ’という感じが無いでもないが……。　ちょっと失礼かも。

以上はシスタチンの効果であるとは明記されていない。しかしつい最近、**バンクロフト糸状虫**のシスタチンがマクロファージなどの表面に存在している TLR4（Toll 様受容体 4）と強く結合して炎症を抑える可能性が示された（Das ら、2021 [23]）。TLR4 は基本的に細菌の感染をすばやく察知してその防御に関わる機能が知られているが、関節リウマチ、SLE、全身性強皮症、その他の自己免疫疾患の発症・増悪にも関与するとされている（いずれも炎症促進が関与）。ところがバンクロフト糸状虫のシスタチンは全く逆に、強い抗炎症作用を示し、これらの自己免疫病を押さえ込む可能性があるというのである！

もしかしたら上記のインドで得られたフィラ

117

リア感染の抗リウマチ／抗１型糖尿病効果はシスタチンによってサポートされているのではないのだろうか？　ヒト寄生虫のシスタチン研究が進展し、増加中の自己免疫疾患の治療に用いられる日が来ることを祈りたい。

　ここでシスタチンの話は切り上げようと思ったが、良心が咎めるのでMukherjeeら（2017）[24]の別情報を紹介する。ヒトのバンクロフト糸状虫の幼虫であるミクロフィラリア（血液中に棲む）は、鞘しょうという薄い膜に包まれているが、この膜に存在する蛋白成分（シスタチンではない）は、シスタチンと同様に、マクロファージ表面のTLR4と結合する。ところが、その結果は上記の興味深い話とは全く逆で、マクロファージは炎症性サイトカインを分泌するようになり、抗炎症性のM2マクロファージは、炎症性のM1マクロファージに変換されてしまうのである。筆者らは、この膜蛋白がフィラリア症による様々な臨床症状（**図2, 3を参照**）に関与すると考えているのである。同じムシの持つ異なる蛋白が、まるで逆の効果を示す。免疫反応の複雑さは、寄生虫感染の意義付け（有害・無害／有効・無効など）の判定を困難にする可能性が高い。でも……。前出の我が＜コメント＞はそのまま維持したい。寄生虫がその宿主の生存をサポートするというデータは生物学的・進化学的な正当性があり、少なくともムシ・ヒトの共同が必須であった時期において重要な機能を果たしていたハズだ考えるからである。

＜リンパ系フィラリアの抗自己免疫作用をサポートする（？）追加データ＞
　自分のような素人には十分な理解はできないが、ビックリするような論文に遭遇した。リンパ系フィラリア症と関節リウマチ、１型糖尿病、全身性エリテマトーデス（SLE）など自己免疫疾患、および喘息（アレルギー疾患）に‘同時’に関連している１個の遺伝子が報告されていた（Mangano & Modiano, 2014 [25]）。
　人の遺伝子には22対の常染色体が有るが、その２番目に*CTLA4*と呼ばれるフィラリア関連の遺伝子が存在するという。個人によって変異があり、その遺伝子変異の種類によってリンパ系フィラリアに感染しやすいヒト、或いはしにくいヒト

が出来るなど、遺伝子が感染感受性に大きな影響を与えるらしい。ところが、同じ*CTLA4*遺伝子の変異が、関節リウマチや１型糖尿病など自己免疫疾患やアレルギーの発症や重症化などにも関与しているというのだ。直前にフィラリア感染が自己免疫疾患の予防・軽減に関わるという可能性を示したが、この“ムシ効果”に*CTLA4*遺伝子が関与しているのではないのか？　もしそうならば、はるか昔に、長い進化の過程を経て、ヒトはフィラリアとの共同作業を“完成”させていたということではないのか?!　何（十）万年も前、原始人に寄生するフィラリアは（現在は存在しないものも含め）、様々な免疫疾患を制御する**役割を担っていた**のでは？
　でも、フィラリア以外の様々な寄生虫が同様な効果を示していた可能性を考慮すると、リンパ系フィラリアだけが大きく取り上げられるという状況は、ちょっと納得がいかない。もしそれが正しいなら、我が親友フィラリアは多くの寄生虫の中でも格別な存在であったのかも……？
　素人がいきなり進化遺伝学の世界に紛れ込み、途方に暮れている。

アルツハイマー病にも効く？（本書最後の scientific dream）

　動脈や静脈などの脈管系は、生きるために必要な物質（酸素、栄養など）を短時間に体の隅々まで配送し、また炭酸ガスなど不要となったものを回収するという重要な役割を持っている。リンパ系は目立たないが、細胞間の隙間に溜まった不要“ゴミ”（壊れた細胞や細菌、ウイルスなども含む）の収集・処理に必須なシステムであり、あらゆる細胞が健康に生きるのを陰ながらサポートしている。ところが長い間、ヒトの脳にはリンパ系は存在しないとされていたという。一番大切な所に無いなんて、どうなってるの？？
　脳を含む中枢神経は**脳脊髄液**（**図10**左参照）に浸っているが、脳細胞が出したゴミは、まずこの脳脊髄液に運び込まれる。その後ゴミはどう処分されるのか？（静脈はもちろん機能している。）Louveauら[26]は、最近（2015）になってやっと脳を取り囲む**髄膜**[*5]にも通常のリンパ系が存在し機能していることを報告した。この髄膜リンパ

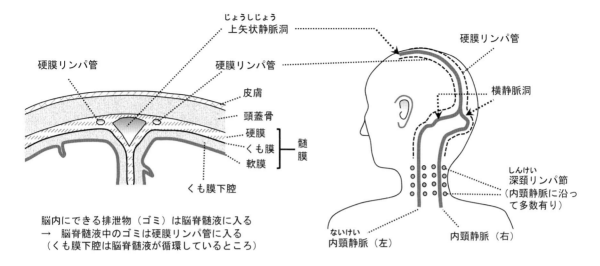

上矢状静脈洞（じょうしじょう）
硬膜リンパ管
硬膜リンパ管
硬膜リンパ管
皮膚
頭蓋骨
硬膜
くも膜　｝髄膜
軟膜
くも膜下腔
横静脈洞
深頸リンパ節（しんけい）
（内頸静脈に沿って多数有り）
内頸静脈（左）（ないけい）
内頸静脈（右）

脳内にできる排泄物（ゴミ）は脳脊髄液に入る
→　脳脊髄液中のゴミは硬膜リンパ管に入る
（くも膜下腔は脳脊髄液が循環しているところ）

硬膜リンパ管は左右に分かれて後頭部を下降し、
左右の深頸リンパ節と融合する

図10　脳硬膜のリンパ管　　　　　　　　　©keikichi UCHIDA

系が脳脊髄液中のゴミを吸い込んで処理してくれるのである。

　さて、さらに最近になって、この髄膜リンパ系の重要性が明らかにされた。Da Mesquitaら（2018）[27] は、髄膜リンパ管の内皮細胞を特異的に破壊してリンパ系が機能しなくなったマウスを作製し、脳細胞周辺の外液（細胞間の液や脳脊髄液）の移動・循環に及ぼす影響を調べた。その結果、脳脊髄液の髄膜リンパ系への排出抑制（不要・有害物が除去できない）、また脳脊髄液の脳内組織への灌流（かんりゅう）低下（必要な物質が脳組織に入りにくくなる）も示された。さらに髄膜リンパ系に障害があるマウスでは、認知障害（記憶、空間学習などの障害）が観察された（モリス水迷路を使用。2章の**図2**参照　p.22）。

　また別の実験では、髄膜リンパ管の内皮細胞は加齢によって障害が進行することも明らかとなった。そして我々が注目すべきは、生後20-24カ月の高齢マウスに **VEGF-C** を投与すると、上記のリンパ系の障害が著明に改善し、認知障害の改善も認められたのである。

　なお、本実験に用いられた高齢のモデルマウスは、リンパ管内皮細胞が傷害され、髄膜にはアミロイドβの顕著な蓄積があり、そこにはマクロファージが集まっていた。この所見は人のアルツハイマー病の病変と非常によく似たもので

あるという。ヒトのフィラリアが分泌しているVEGF-C（量は少ないかもしれないが四六時中、長年にわたり供給され続ける）が、これらの障害の改善に関わっているのではないか？現在、老人ボケが進行中の我が夢がさらに燃え上がる。

　ところでその昔、アルツハイマー病は存在したのか？　発症に強く関連している遺伝子とされるアポリポ蛋白E遺伝子の一つ ε4（エプシロン4）は、20万年前には既に存在していたという（武田ら、2011 [28]）。現在でも、ピグミー族（41％）など狩猟生活をする人々に多いといわれる。ラオスの少数民族では、その80％もがこの遺伝子を持っていたという報告もあった（翠川薫＜三重大学＞科学研究費報告書2018より）。しかし現時点において、このような部族集団でアルツハイマー病が多発しているということは無いようだ。何故だろう？？　発症には遺伝子だけではなく、食生活や高齢化なども含めた込み入ったプロセスが介在するようである。でも、もしかしたら大昔のリンパ系フィラリア症流行地にはアルツハイマー病 'もどき'の精神障害者が少なからず存在し、フィラリア（そしてその他の寄生虫）感染の"恩恵"をうけていたのではないのか……？

　明らかにサイエンスを逸脱したが、本書最後の 'scientific' dream としてお許しいただきたい。

脚注＊5　**髄膜**は軟膜、クモ膜、硬膜より成る。リンパ系が確認されたのは髄膜の最外側を構成する硬膜の中である。（かなり複雑であるが**図10**を参照）

参考文献

1. Tomimatsu T, Mimura K, Matsuzaki S, et al. Preeclampsia: maternal systemic vascular disorder caused by generalized endothelial dysfunction due to placental antiangiogenic factors. Int J Mol Sci 2019; 20: 4246.

2. Shahul, S, Tung A, Minhaj M, et al. Racial disparities in comorbidities, complications, and maternal and fetal outcomes in women with preeclampsia/eclampsia. Hypertens Pregnancy, 2015; 34(4): 506-515.

3. Li Z, Zhang Y, Ma JY, et al. Recombinant vascular endotherial growth factor 121 attenuates hypertension and improves kidney damage in a rat medel of preeclampsia. Hypertension 2007; 50: 686-692.

4. Gilbert JS, Verzwyvelt J, Colson D, et al. Recombinant VEGF$_{121}$ infusion loweres blood pressure and improves renal function in rats with placental ischemia-induced hypertension. Hypertension 2010; 55(2): 380-385.

5. Bennuru S, Maldarelli G, Kumaraswami VK, et al. Elevated levels of plasma angiogenic factors are associated with human lymphatic filarial infections. Am J Trop Med Hyg 2010; 83(4): 884-890.

6. Thadhani R, Kisner T, Hagmann H, et al. Pilot study of extracorporeal removal of soluble fms-like tyrosine kinase 1 in preeclampsia. Circulation 2011; 124: 940-950.

7. Trapiella Alfonso L, Alexandre L, Fraichard C, et al. VEGF (vascular endotherial growth factor) functionalized magnetic beads in a microfluidic device to improve the angiogenic balance in preeclampsia. Hypertension 2019; 74(1): 145-153.

8. Blackwell AD, Tamayo M, Beheim B, et al. Helminth infection, fecundity, and age of first pregnancy in women. Science 2015; 350(6263): 970-972.

9. Jena MK, Sharma NR, Petitt M, et al. Pathogenesis of preeclampsia and therapeutic approaches targeting the placenta. Biomolecules 2020; 10: 953.

10. Jena MK, Nayak N, Chen K, et al. Role of macrophages in pregnancy and related complications. Arch Immunol Ther Exp (Warsz) 2019; 67(5): 295-309.

11. Gondorf F, Berbudi A, Buerfent BC, et al. Chronic filarial infection provides protection against bacterial sepsis by functionally reprogramming macrophages. PLoS Pathog 2015; 11(1): e1004616.

12. Panda M, Sahoo PK, Mohapatra AK, et al. Decreased prevalence of sepsis but not mild or severe *P. falciparum* malalia is associated with pre-existing filaria infection. Parasites & Vectors 2013; 6: 203.

13. Simhadri RK, Fast EM, Guo R, et al. The gut commensal microbiome of *Drosophila melanogaster* is modified by the endosymbiont *Wolbachia*. mSphere 2017; 2(5): e00287-17.

14. Pietri JE, DeBruhl H & Sullivan W. The rich somatic life of *Wolbachia*. MicrobiologyOpen 2016; 5: 923-936.

15. Noda H, Miyoshi T & Koizumi Y. In vitro cultivation of *Wolbachia* in insect and mammalian cell lines. In Vitro Cell Dev Biol Anim 2002; 38: 423- 427.

16. Babu S, Anuradha R, Kumar NP, et al. Toll-like receptor- and filarial antigen-mediated, mitogen-activated protein kinese- and NK-κ-B-dependent regulation of angiogenic growth factors in filarial lymphatic pathology. Infection and Immunity 2012; 80(7): 2509-2518.

17. Pfarr KM, Debrah AY, Specht S, et al. Filariasis and lymphoedema. Parasite Immunol 2009; 31(11): 664-672.

18. Debrah AY, Mand S, Specht S, et al. Doxycycline reduces plasma VEGF-C/sVEGFR-3 and improves pathology in lymphatic filariasis. PLoS Pathog 2006; 2: e92.

19. Yadav RSP, Khatri V, Amdare N, et al. Immuno-modulatory effect and therapeutic potential of *Brugia malay* cystatin in experimentally induced arthritis. Ind J Clin Biochem 2016; 31(2): 203-208.

20. Khatri V, Chauhan N & Kalyanasundaram R. Parasite cystatin: Immunomodulatory molecule with therapeutic activity against immune mediated disorders. Pathogens 2020; 9(6): 431.

21. Panda AK, Ravindran B & Das BK. Rheumatoid arthritis patients are free of filarial infection in an area where filariasis is endemic: comment on the article by Pineda et al. Arthritis & Rheumatism 2013; 65(5): 1402-1406.

22. Aravindhan V, Mohan V, Surendar J, et al. Decreased prevalence of lymphatic filariasis among

subjects with type-1 diabetes. Am J Trop Med Hyg 2010; 83(6): 1336-1339.

23. Das NC, Gupta PSS, Biswal S, et al. *In-silico* evidences on filarial cystatin as a putative ligand of human TLR4. J Biomol Struct Dyn 2022; 40(19): 8808-8824.

24. Mukherjee Su, Mukherjee Sa, Maiti TK, et al. A novel ligand of Toll-like receptor 4 from the sheath of *Wuchereria bancrofti* microfilaria induces proinflammatory response in macrophages. J Infect Dis 2017; 215(6): 954-965.

25. Mangano VD & Modiano D. Host genetics and parasitic infections. Clinical Micribiology and Infection 2014; 20(12): 1265-1275.

26. Louveau A, Smirnov I, Keyes TJ, et al. Structural and functional features of central nervous system lymphatics. Nature 2015; 523(7560): 337-341.

27. Da Mesquita S, Louveau A, Vaccari A, et al. Functional aspects of meningeal lymphatics in ageing and Alzheimer's disease. Nature 2018; 560(7717): 185-191.

28. 武田雅俊, ラモン・カカベロス, 工藤喬ら. アポリポ蛋白Eと精神神経疾患. 精神神経学雑誌 2011; 113(8): 773-781.

病名 / 用語リスト（五十音順）

１．病名リスト

＜あ＞

アテローム性動脈硬化：6章 脚注3 p.79 参照。

アトピー性湿疹（皮膚炎）：5章 脚注6 p. 71 参照。

アニサキス症：テキスト p.49-50；3章 図8 p.50 参照。

アフリカ睡眠病：7章 脚注5 p.97 参照。

アルツハイマー病：高齢者の認知症を引き起こす脳疾患の一つ。進行性で無症状のまま病変が増悪し、多くは60歳以降に発症する。記憶や思考に問題が起き、徐々に悪化、最終的には日常生活も困難となる。脳組織には有害なアミロイドβの蓄積（斑状の老人斑を形成する）、神経細胞内にはタウ蛋白が繊維状に凝集する（p.57 図3 参照）。最終的に神経細胞は破壊され、脳は萎縮してしまう。現在、有効な治療はない。

１型糖尿病：自己免疫疾患の一つとされる。食物から得られ血中に入ったブドウ糖（グルコース）は、インスリンというホルモン（膵臓にあるβ細胞で作られる）によって、様々な細胞中に取り込まれ大切なエネルギー源として機能している。本症では自己免疫が関与してβ細胞が破壊され、インスリンの産生が障害されるので、グルコースは血液中に貯まって高血糖をおこし糖尿病となる。小児期より発症し、患者は一生にわたるインスリン補充が必要となる。

炎症性腸疾患：潰瘍性大腸炎とクローン病が含まれる。原因として自己免疫反応（自己の免疫細胞が腸の細胞を攻撃）の関与が考えられているが詳細は不明である。
- *** **潰瘍性大腸炎**は、20才代をピークに発症し大腸粘膜に炎症・潰瘍が発生して下痢、血便、腹痛などの症状がみられる。
- *** **クローン病**も若年者に多く大腸と小腸（特に小腸末端部）の粘膜に炎症、潰瘍が発生して腹痛、下痢、発熱、体重減少などの症状が見られる。

オンコセルカ症：人のフィラリア症。川に発生するブユが媒介する。川の近くに発生する眼病が特徴で河川盲目症 river blindness ともいわれる。フィラリア成虫は皮下に寄生し、小結節（こぶ）を作る。産出されたミクロフィラリアは皮下を移動し、特に死滅したときに激しい炎症反応を誘発して激しい掻痒そうよう（かゆみ）、様々な皮膚病変を引き起こす。上記の盲目はミクロフィラリアが目に侵入して発症したもの。患者のほとんどはアフリカで発生しており、イベルメクチンという駆虫薬が有る。

＜か＞

潰瘍性大腸炎 ulcerative colitis：病名リスト「炎症性腸疾患」を参照。

芽殖孤虫症がしょくこちゅうしょう：p.48 図7 参照。

関節リウマチ rheumatoid arthritis：自己免疫疾患の一つ。肩・肘・手・指・股また・膝・足など複数の関節が対称的に侵されることが多い。関節の腫脹や痛みがあり、関節の破壊・変形などは時間とともに悪化していくという。患者数は女性が多く男性のほぼ4倍あり、発症のピークは40〜60歳頃。

過敏性腸症候群 irritable bowel syndrome：軽度の腹痛、便秘、下痢などの症状が何カ月も持続するが、前出の炎症性腸疾患とは異なり潰瘍などは存在しない。腸の収縮運動が活発で知覚過敏があるため腹痛が引き起こされる。精神的ストレスも関与するという。

寄生虫妄想もうそう：p.84-85「（1）寄生虫妄想という病気」を参照。

強迫性障害：本人自身がささいな事と思っているのに、それが頭から離れず（強迫観念）異常な行動（強迫行為）をとってしまう精神的な障害。例えば、戸締りをした後、あるいは電気のスイッチを切った後などに、確認のため何度もチェックを繰り返す、手についたゴミが不潔・危険と感じ、丁寧な手洗いを繰り返すなどの行動をとるという病気である。

巨大結腸症・巨大食道症：共に病名リスト「シャーガス病」を参照。

クローン病 Crohn's disease：病名リスト「炎症性腸疾患」を参照。

枯草熱こそうねつ hay fever：5章 p.68 左テキスト参照。英語の hay は干し草のことなので花粉とは異なる。またおなじみのスギやヒノキなどの花粉症では、くしゃみ、鼻水、目の痒みなどの症状が出るが発熱 fever は、ほとんど無いので hay fever はこの点でも花粉症と一致しない。しかし様々な事情・経過を経て、現在では枯草熱は花粉症と同一と見做されているようである。

＜さ＞

子癇前症しかんぜんしょう：8章 p.109-110 参照。

自己免疫疾患（自己免疫病）：通常は異物として攻撃・排除されることは無い自己の細胞が抗原と見做され、抗体の攻撃を受けて発症する疾患群である。疾病としては、**全身性エリテマトーデス、関節リウマチ、１型糖尿病、多発性硬化症、橋本甲状腺炎**、その他が含まれる。上記の疾患は個別に病名リストに有り。

自閉症じへいしょう：次の「自閉スペクトラム症」を参照。

自閉スペクトラム症：幼小児にみられる神経の発達障害。他者とのコミュニケーションがうまくできず、こだわりが強く、日々同じような行動を繰り返す。知的障害や言語障害もみられる。男性に多い。しかし、正常児との明らかな境界は不明であるという。自閉症はこのスペクトラムの一つ。原因としては、遺伝的素因のほかウイルス感染の関与なども考えられている。

シャーガス病：主にラテンアメリカに分布。クルーズトリパノソーマが病原体である（生活史は「はじめに」の図7 p.8 参照）。感染初期（急性期）は通常無症状、ときに軽度の発熱、頭痛、筋肉痛、呼吸困難などがみられる。一部の患者は慢性化してムシが**消化管**や**心臓**などの筋肉中に侵入し、神経系を破壊して筋肉運動を阻害する。その結果、**巨大食道症**（嚥下困難、嘔吐などの症状）や**巨大結腸症**（腹痛、便秘、脱水症状など）、**心肥大**（不整脈、失神、心停止など）が発生する。

神経芽細胞腫しんけいがさいぼうしゅ（**神経芽腫**）：乳幼児の悪性腫瘍。発育途中の若い神経細胞が悪性化して塊となったもの。腫瘍発生の部位（腹部・胸部など）や転移先により様々な症状が出る。本腫瘍は3章 p.44 で**癌**として扱われている。一般には、悪性腫瘍は「癌」として扱われることが多いが、神経芽腫は専門的には癌ではなく肉腫という悪性腫瘍である。用語リストの「肉腫と癌腫（＝癌）の違い」を参照。

神経変性疾患：脳・脊髄の中枢神経が障害され、運動能力や認知能力などが障害される疾病群。高齢者に多くみられ、<u>パーキンソン病</u>（運動障害）、<u>アルツハイマー病</u>（認知障害）、その他を含む。「変性」は用語リストにあり。

水頭症すいとうしょう：神経系の中枢である脳・脊髄は脳脊髄液という液体（8章図10参照）に浸っている。

この液は脳内で産生され、静脈・リンパ管に吸収されて一定量を維持しているが、異常が生じて脳脊髄液が過剰になると、脳に強い圧力が加わり痙攣けいれん発作など様々な症状をおこす。小児では頭のサイズ（頭囲）の異常な拡大が見られる。

髄膜炎ずいまくえん：髄膜は頭蓋骨と脳組織の間にあり脳を保護している膜（8章 図10，p.119 参照）。髄膜炎はウイルスや細菌が血流に乗って髄膜に入り炎症を起こしたもの。発熱、頭痛、嘔吐、意識障害などの症状を呈する。

精神神経疾患：6章 脚注4 p.85 に統合失調症、躁うつ病、大うつ病、強迫性障害、自閉スペクトラムが記載されている。これらは個別に病名リストに出ている（大うつ病は「躁うつ病」の中にあり）。

セリアック病：遺伝性の病気で、麦類が含むグルテンというタンパク質を食して発症する。小腸粘膜に炎症が起きて吸収不良を起こし、下痢、腹痛などの症状がある。

全身性エリテマトーデス SLE（systemic lupus erythematosus）：自己免疫疾患の一つ。主に若年女性が罹患し、関節炎・関節痛が多い。さらに腎障害、心・肺障害、中枢神経系の障害による認知症など様々な症状が発生する。ユニークな症状として、鼻を中心に左右の頬に蝶の形をした紅い皮疹（蝶形紅斑ちょうけいこうはんという）ができることがある。
病名「自己免疫疾患（病)」も参照。

全身性強皮症きょうひしょう：自己免疫疾患の一つ。30-50代の女性に多い。ほとんどの場合、初発症状はレイノー症状（冷凍品などに手を触れると、突然指が真っ白になるなど）である。その後次第に皮膚の肥厚・硬化があらわれる。手指に始まり、手背、前腕、上腕へと拡大し、ときには胸部・体幹にまで至る。このため関節が動かなくなることもある。さらに内臓の障害もみられ、肺炎による呼吸器症状、腎障害なども発生する。

先天性白皮症はくひしょう（＝眼皮膚白皮症）：先天的な遺伝病で、メラニンという色素の欠乏により、皮膚、頭髪、眼が白っぽくなる。眼の場合、視覚障害が発生する。高齢では皮膚癌の発生がみられる。

先天性トキソプラズマ症：p.32「（1）先天性トキソプラズマ症」参照。

躁うつ病（双極性障害）：本症では、活発な躁状態と、無気力なうつ状態が繰り返えされる。躁状態では、睡眠もとらず元気いっぱいで、ギャンブルや浪費的な買物をしたり、性的に奔放になったりする。病気の自覚はない。
うつ状態では全く逆となり、精神的に落ち込んで自分は無価値な人間であると考える。なお、大うつ病（うつ病）では、純粋にうつ症状のみがみられる。

象皮病ぞうひびょう：8章「リンパ系フィラリア症の概要」、図4a（p.109）を参照。

＜た＞
大うつ病（うつ病）：病名「躁うつ病（双極性障害)」を参照。

多発性硬化症 multiple sclerosis：自己免疫疾患の一つ。発症にはウイルス感染、遺伝子、環境など様々な要因が関与し、脳、視神経、脊髄に多発性（まだら状）の硬い病変（瘢痕はんこん）ができる。視覚障害、感覚異常、運動障害が発生し、症状は悪化と寛解かんかい（軽減）を繰り返しながら次第に悪化する。後期には、排尿困難、尿失禁が発生する例が多いという。

チクングニア熱：蚊が媒介するウイルス病（チクングニア ウイルス）で熱帯亜熱帯を中心にみられる。発熱、

関節炎、発疹などの症状はデング熱によく似ており、区別は困難という。

デング熱：蚊によって伝搬される熱帯・亜熱帯のウイルス病（病原体：デングウイルス）。子供に多い。症状は高熱、頭痛、関節痛、発疹など。重症例では出血症状（吐血、皮下出血、血尿など）が見られ、デング出血熱という。

統合失調症：症状をまとめると以下のようである。
発症は 10 ～ 30 才代に多く、特徴的な症状として妄想（他人が自分に悪さをしているなど）、幻聴（声が聞こえてくるなど）、突然興奮して大声を出すなどがある。その一方で、無気力・抑うつ的な症状も認められる。さらに思考障害や行動異常などもみられる。また、自殺者が多い。かつての精神分裂病と同じ病気である。

糖尿病網膜症もうまくしょう：糖尿病で高血糖が持続すると、細小血管が損傷するが、眼球の網膜にある毛細血管系は、強い障害をうけて本症が発生する。重症化すると網膜に出血や剥離はくりが生じ、視力低下や失明を引き起こす。病名「網脈絡膜炎」に網膜の図あり。

＜な＞

熱帯性肺好酸球増多症 (tropical pulmonary eosinophilia)：肺の組織中に取り込まれているリンパ系フィラリアのミクロフィラリアに対するⅠ型アレルギー反応（5章 図2 p.66 参照）である。主症状は、夜間の咳き込み、呼吸困難、（喘息のように）ゼーゼー息を切らす症状である。ほとんどの場合、フィラリア治療薬の投与が有効である。

肉腫と癌腫（癌）：病名ではなく用語リストを参照。

＜は＞

敗血症：敗血症は、細菌感染に対する過剰な炎症反応（様々な「サイトカイン」が関与——用語リスト参照）が引き起こされ、多臓器を巻き込んだ重篤な病気で、患者が死亡することもある。悪寒発熱や意識低下、呼吸困難など様々な症状が発生するが、特に敗血症性ショックでは、多臓器不全、低血圧等がみられ重篤である。

肺塞栓（症）はいそくせん（しょう）：一般的に肺塞栓症とは、流血中にできた血液の塊が肺の動脈に詰まってしまう病気である。しかし、血液の塊以外の固形物（寄生虫も含む）が肺動脈を塞ぐことでも起こりうる。症状は息切れ、胸痛、失神など。一般に軽度のものが多いという。

バーキット リンパ腫：リンパ球（白血球の一種）に発生する悪性度の高い腫瘍。中枢神経系を含む全身に浸潤し、増殖が速く、患者は短期間で死亡する例が多い。なお発症にはエプスタイン - バー ウイルスが関与している可能性が有るという。アフリカに特に多く、首や下あごに腫れもの（こぶ）ができることが多い。アフリカ以外では散発的で、腹部症状が著明で腸閉塞などがみられるという。

パーキンソン病：様々な運動障害が主症状で、静止中に起きる ふるえ、動作緩慢、筋肉が固くなり動きづらい、姿勢の保持が出来ない（転倒する）などの症状がみられる。50 才以上に多い。原因は不明で、進行性の病変に対処する治療法も不十分である。

橋本甲状腺炎：自己免疫疾患の一つで、抗甲状腺抗体が作られる。甲状腺は のどぼとけ の下に位置する臓器で甲状腺ホルモンを分泌している。この障害で甲状腺機能低下症が発生し、疲労感や無気力、非常な寒がり、体重増加、記憶力低下、便秘など、女性では月経異常や不妊、流早産など様々な症状が出現する。また関節リウマチ、全身性エリテマトーデスなどの自己免疫疾患を併発することがある。

白血病：白血球に発生する血液癌。白血球は骨髄球系細胞（好中球など）とリンパ球系細胞（Ｂリンパ球、

Tリンパ球など）に分類され、骨髄性白血病やリンパ性白血病を起こす。また、がん細胞の増殖が非常に速い急性白血病と進行が遅い慢性白血病に分けられる。

ここでは一般的に、白血病を血液癌としたが、血液の悪性腫瘍は、癌ではなく**造血器悪性腫瘍**とするのが正しい。**用語**リスト「肉腫と癌腫（＝癌）のちがい」参照。

バンクロフト糸状虫症：病名「リンパ系フィラリア症」を参照。

ハンチントン病：遺伝性の脳疾患で30～50才くらいの発症が多い。運動障害、認知障害、精神障害が主症状。具体的には、本人がコントロールできない不随意運動（勝手に手先が動くなど）、うつ症状、無気力、易刺激性（すぐに不機嫌になる）、反社会的行動、統合失調症様の障害などである。進行すると歩行困難、言語（発声）障害、重症の認知障害などが現れ、寝たきり状態になる。

＜ま＞

マンソン孤虫症：3章 脚注7 p.49 参照。

慢性骨髄性白血病：病名「白血病」参照。

網脈絡膜炎もうみゃくらくまくえん：網膜もうまくおよび脈絡膜みゃくらくまく（右図）の炎症。

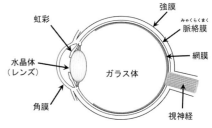

角膜　虹彩　強膜　脈絡膜　網膜　水晶体（レンズ）　ガラス体　視神経

©keikichi UCHIDA

＜や＞

幼虫移行症：3章 脚注8 p.49 を参照。

ヨード欠乏症：海から離れた内陸部や高山地帯に多い（8章図5 p.110 参照）。ヨードは甲状腺ホルモンの材料なので、その欠乏により当ホルモンの欠乏症が発生する。甲状腺肥大はその症状のひとつである。とくに欠乏症の妊婦より生まれた子供はクレチン病（先天性甲状腺機能低下症）をおこし、知能障害、発育障害がみられる。

＜ら＞

リーシュマニア症：病因となるリーシュマニア原虫はアジア、アフリカ、中南米に分布し、20種類ほどあって症状も複雑である。ここでは虫種を無視して異なる3種類の病型を紹介する。これらのリーシュマニア原虫はヒトが終縮主であり、サシチョウバエというグループのハエの吸血によって媒介される。

*** 皮膚リーシュマニア症では、ハエに刺されて数週～数カ月後に皮膚刺傷部に隆起が出来る（中に寄生虫がいる）。隆起は次第に大きくなり潰瘍を形成する。潰瘍は長期間（～数年）持続するが無痛で、自然治癒することが多い。最も多いタイプ。

*** 皮膚粘膜リーシュマニア症では、ハエに刺され一時的な皮膚潰瘍ができた後、長年月を経て鼻、口、のどの粘膜に潰瘍が出現し組織の破壊が起きる。ブラジルなどにみられる稀なタイプ。

*** 内臓リーシュマニア症では、ハエに刺されて数週～数カ月頃、あるいはさらに長年月を経て、熱発し肝臓や脾臓の肥大が出現する。また貧血が著明となる。このような患者は、適当な治療を受けないと症状が悪化し、死の転帰をとることがある。エイズ患者など、免疫機能が低下している場合には特に死亡率が高い。なお、症状が軽い / 無いというヒトも少なくない。

リンパ系フィラリア症：人のリンパ系フィラリアはバンクロフト糸状虫、マレー糸状虫、チモール糸状虫の3種類が存在するが、そのほとんど（感染者の90%）はバンクロフト糸状虫である。なおフィラリアと糸状虫は同じもの。8章「リンパ系フィラリア症の概要」p.108 参照。

＜わ＞

無し

２．用語リスト

{注意}
医学・生物学に関する用語は、奥が深く大変複雑なものが多い。本リストの内容は本書との関連を考慮したもので、限られたものである。
一般によく使用される英語の用語は、本リストでも英語のままでアルファベット順にリストの最後に提示している。

＜あ＞

アジュバント：分野により異なる意味がある。免疫学では免疫反応を活性化（賦活化）する薬物。5章「＃＃マウスのアレルギー」を参照（p.69）。

アデノシン三リン酸 ATP：筋肉運動などに要するエネルギーの基となる化学物質で、細胞内のミトコンドリアによって産生される。7章 脚注7 p.99 参照。

アナフィラキシー：p.66 を参照。

アフェレーシス：8章脚注2 p.113 参照。

アポトーシス apoptosis：3章脚注2 p.39 参照。アポプトーシス ということもある。

アミロイドβ：p.57 にタウ蛋白と共に説明あり（図もあり）。

遺伝子組換え（タンパク質）：遺伝子組換え蛋白質の作成は、遺伝子工学的手法により、大量に必要とするタンパク質の DNA（タンパク質の設計図）を大腸菌の DNA（プラスミドという特殊なタイプ）と融合させて行われる。この融合プラスミドを正常な大腸菌に導入し、菌の大量培養を行うことによって必要なタンパク質が大量に産生されるのである。

インスリン受容体：4章 p.55 および 用語「シナプス」参照。

壊死えし necrosis：細胞組織（癌組織も含む）の一部が死ぬこと。例えば3章 p.40 にある腫瘍細胞の壊死など。なお **腫瘍壊死因子** については用語リスト「サイトカイン」を参照。

エピジェネティクス：5章 p.73 の右下段で説明されている。

エピトープ（＝ 抗原決定基）：抗原蛋白質などの一部で抗体に認識される部位。

塩基配列：遺伝子を構成する DNA は4種類の**塩基**（A,T,G,C）が規則的に連なってできており、これを塩基配列という。この配列には DNA が様々な多くのタンパク質を作るための情報（設計図）がアレンジされている。

炎症性サイトカイン：用語「サイトカイン」参照。

オーシスト（oocyst 卵囊子らんのうし）：マラリア原虫などの生活史の中で、有性生殖によって受精した細胞（マラリアの虫様体）の周囲を厚い被膜・被殻（卵殻様）が包んだもの。虫様体はオーシスト内で、分裂増殖して感染性のスポロゾイトができる。1章 図6（p.13）参照。

オートファジー：p.58 の「（4）Mitophagy（マイトファジー）が Aβ エレガンス、タウ・エレガンスの症状を改善する」を参照。同時に 4 章脚注 7（p.59）も参照。

オビトラップ：7 章脚注 9（p.105）参照。

＜か＞

核小体（nucleolus）：4 章脚注 8　p.61 参照。

角皮かくひ：4 章 図 2 B　p.56 参照。クチクラ層ともいう。

活性酸素種（ROS: reactive oxygen species）：4 章脚注 6　p.59 参照。

感作かんさ：特定の抗原に対して過敏状態が作られること。同じ抗原の再侵入によってアレルギー症状が引き起こされる。p.66、5 章 図 2 を参照。

偽体腔ぎたいこう：p.62 図 7，p63 脚注 9 参照。

機能的磁気共鳴画像法 fMRI（functional magnetic resonance imaging）：用語「磁気共鳴画像法」を参照。

急増虫体 / 緩増虫体：2 章 p.20 左上段　参照。

共進化：異なる種類の生物が、敵味方から友好的な関係まで様々な生物関係を通じて、それぞれの種の生存に有利なように進化していく過程のこと。大変複雑であるが、本書における宿主・寄生虫関係の場合は、単純に両者のメリットが維持されるような進化が多いと思われる。

クラミジア：細胞内寄生性の細菌で、特にクラミジア・トラコマチスという種類は男子の尿道炎、女子の子宮頚管炎を起こし、性行為などで感染する。p.102 参照。

グラム陰性 / グラム陽性（細菌）：細菌の種類はグラム染色という方法で大別される。この染色法で赤く染まる細菌はグラム陰性菌、紫色に染まる菌はグラム陽性菌である。前者には大腸菌、サルモネラ菌など、後者には乳酸菌（ビフィズス菌を含む）などがある。

グリア細胞：p.57 のテキストを参照。

形質細胞：5 章「免疫とは（ⅰ）：抗原抗体反応・・・」p.64 参照。

血管透過性：血管とその周りを取り囲む組織との間では、水溶性の成分（糖、アミノ酸など）が出入りする。その透過性は血管側の状況、透過される物質の特性（分子サイズ）などにより影響される。

結節影：3 章脚注 9 p.49 参照。

原頭節げんとうせつ：3 章 図 5 p.42 を参照。

抗炎症性サイトカイン：用語「サイトカイン」参照。

抗原 / 抗体：抗原は、ウイルス，細菌、花粉、寄生虫などの"異物"の表面に存在する特殊な化合物（主に蛋白質）で、体内に入ると抗体が産生される。抗体は個々の抗原と特異的に結合（抗原抗体反応）して異物

の排除に関与する。抗体は免疫グロブリン immunoglobulin（Ig）とも言われ、本書では Ig G, Ig E, Ig M の 3 種類が記載されている。

抗原提示細胞：5 章「免疫とは（i）：抗原抗体反応による異物排除」p.64 参照。

好酸球：寄生虫の感染防御（5 章 図 3 p.67 参照）あるいはアレルギー疾患の発症（p.65-66 上段）に関与する細胞。

好中球：白血球の一種で、細菌などの異物に対して強い貪食どんしょく作用を示す。細菌感染症の防御に大切。

コラーゲン：動物の皮膚、骨・軟骨、腱けん（筋肉が骨と付着する部分）、血管などの様々な臓器・組織を作る繊維状のタンパク質。

＜さ＞

サイトカイン：サイトカインは受容体を介して細胞間の情報交換（特に免疫反応）に関与する多種多様なタンパク質で、総数は数百種類にも及ぶという。本書に登場するのはインターロイキン interleukin が 11 種類（IL-1, IL-4, IL-5, 以下 IL 略 -6, -10, -12, -13, -17, -21, -22, -33）、インターフェロン - ガンマ（IFN- γ）、腫瘍壊死因子 - アルファ（TNF- α）およびトランスフォーミング増殖因子 - ベータ（TGF- β）で、免疫に関与する様々な細胞によって産生・分泌される（5 章 図 4 も参照）。それらの機能は非常に複雑で免疫反応の調整（炎症の促進 / 抑制など）、抗ウイルス / 細菌作用、抗癌作用、細胞の増殖 / 抑制など多くの機能がみられる。例えば：

* ***** 炎症性サイトカイン**：IL-1, IL-6, TNF- α等が含まれる。体内に侵入したウイルスや細菌との戦い（炎症反応を起こす）、癌細胞との戦い（TNF- αの場合）などに関与する。ただし実際は非常に複雑で、例えば、IL-6 は細胞増殖の調節、遺伝子活性化、B 細胞の形質細胞への分化などにも関与するという。他の炎症性サイトカインとして IL-17、INF- γなどもある。
* ***** 抗炎症性サイトカイン**：IL-10 や TGF- βなどを含む。様々な炎症症状を抑制する働きを有するサイトカインである。また IL-12, IL-22 も抗炎症性である。

その他、寄生虫感染やアレルギーにかかわる IL-4, -5, -13 がある。また IL-33 はマウスの自己免疫疾患（脳脊髄炎 EAE）を抑制するという抗炎症作用を示す（p.78 左テキスト）一方で、喘息などのアレルギー症状を悪化させる（p.70）という炎症性の作用も存在し、複雑である。

なお、Th2 細胞が産生する Th2 サイトカインは IL-4, 5, 6, 10, 13 などで、寄生虫、アレルギーが関与する **Th2** 反応をおこす。これに関しては 5 章 脚注 5 p.69 を参照。

細胞傷害性 T 細胞（キラー T 細胞）：3 章 脚注 4（p.41）および 5 章図 1（p.64）参照。

杯さかずき細胞：消化、呼吸、泌尿、生殖などの器官の、内面を覆っている上皮細胞の中に存在する円柱状の上皮細胞。一個ずつ孤立しており、粘液を分泌する。これにより上皮細胞層は粘膜に覆われており細菌などの侵入が防がれている（7 章図 3）。参考のため用語「上皮細胞」を参照。

磁気共鳴画像法（MRI 検査：magnetic resonance imaging）：エックス線の代わりに磁場を利用する画像検査。脳、筋肉、肝臓など軟部組織の診断に特に有効。

* ***** 機能的磁気共鳴画像法**（functional MRI: fMRI）は脳の機能（活動の部位）を検査できる。例えば、読書中や計算中の脳で、どの部位が機能しているかを調べることができる。

シスト cyst（囊子のうし）：細胞や幼虫（多細胞）などが厚い袋状の膜で包まれて被囊されて保護されている状態で、環境の悪化に耐える場合、あるいは環境にかかわらず長い休眠生活を要する場合などに機能する。シスト中の旋毛虫幼虫は筋肉内で 40 年間も生存するという（p.38）。

自然抗体：7章脚注3 p.95 及び7章図5 p.96 を参照。

自然免疫（反応）：5章のはじめの「免疫とは：（1）抗原抗体反応による異物排除」を参照。

シナプス：神経細胞同士の情報伝達に必須な装置である。シナプスには情報（神経伝達物質：シナプス小胞の中）を受け取る受容体（レセプター）が存在し、これを介して情報が次の細胞に引き継がれる（図参照）。しかし、神経細胞のインスリン受容体の場合（p.55）は特殊で、シナプスに浸み込んだインスリンが特別に準備されたインスリン受容体に結合し、神経細胞の反応を開始させるようである。

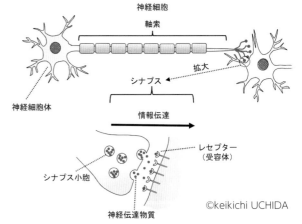

©keikichi UCHIDA

宿主しゅくしゅ：p.5 の脚注1 を参照。

樹状細胞：免疫反応で中心的な役割を持つ細胞。細菌など体内に侵入した異物は、樹状細胞内に取り込まれ、抗原の正確な識別が行われる。それに基づいて異物排除のプロセスが進行する。詳細は5章 図1 p.64 を参照。

樹状細胞ワクチン：3章 p.42 の Pinon-Zarate らの記載を参照。

腫瘍壊死ぇし因子（TNF-α：tumor necrosis factor-α）：用語「サイトカイン」（炎症性）を参照。

受容体（レセプター）：多くの場合、細胞の表面に存在する。様々な種類があり、大変複雑である。例えばホルモンのような情報伝達物質は血中を流れて標的細胞に達し、その表面にある受容体に結合してホルモン情報が伝えられる。神経系の受容体の場合は、用語「シナプス」の図を参照。

上皮細胞：皮膚の表面、あるいは血管、胃腸、胆管、尿管、気管、胆嚢たんのう、膀胱ぼうこうなど中に空間を持つ組織の内面は膜状の薄い細胞層によって覆われている。これが上皮細胞である（血管の場合は内皮細胞という）。右に腸管上皮細胞の例を図に示す。腸管内部には輪状のヒダが取り巻いているが、そのヒダを拡大したものが図（a）、それをさらに拡大したものが図（b）である。

障害調整生存年数（DALYs：disability-adjusted life years）：2章 脚注15 p.33 参照。

食細胞 phagocyte：動物体内を移動でき、侵入した細菌などの'食物'を食べて消化できる。マクロファージや好中球（白血球の一種）などを含む。また上記の樹状細胞も食細胞の一つで、細菌などの異物を取り込み、細菌の種類（特異抗原）や特徴などを確定する。

©keikichi UCHIDA

神経伝達物質：神経細胞の情報伝達に係る化学物質。例えば、セロトニン、ドパミン、アセチルコリンなど。シナプス小胞の中にみられる（用語「シナプス」の図参照）。

腎糸球体じんしきゅうたい：腎臓内に存在する球状の血液の濾過フィルターのこと。200万個もあるという。血中の老廃物・不要物が濾過され、尿として排出される。

浸潤影しんじゅんえい：3章脚注9 p.49 参照。

髄膜ずいまく：8章脚注5および図10 p.119 参照。

スポロゾイト：マラリア原虫やトキソプラズマなどの発育ステージの一つで、人への感染に係る。前者では蚊の吸血時にスポロゾイトが人に侵入する（1章 図6 p.13）。後者では猫の糞便中の卵嚢子（オーシスト）中にスポロゾイトが存在し、経口的にヒトに感染する（2章図1、p.19）。

制御性T細胞（Treg：regulatory T cell）：IL-10を産生し、過剰／異常な免疫反応（炎症反応）を抑制する細胞。アレルギーや自己免疫疾患の予防・抑制に重要。人の寄生虫が寄生を維持することも助けている（5章 p.66-67 参照）。

制御性B細胞（Breg：regulatory B cell）：上記 IL-10 というサイトカインを作り、炎症抑制の機能を持つ細胞は、上記の Treg 以外に、ここの Breg、その他が有る。5章 脚注11 p.71 を参照。

生検せいけん：3章脚注6 p.47 参照。

セルカリア：p.7の図4, 図5、および 1章図5 p.12 参照。

セロトニン作動性神経 ／ ドパミン作動性神経：セロトニンあるいはドパミンを神経伝達物質として持っている神経細胞。用語「シナプス」の図を参照。

組織標本：顕微鏡などを用いて病変部の異常を詳しく観察するために作成された人体組織などの標本。

相利共生そうりきょうせい：異なる種類の生物が長期にわたって接触を保ちつつ生活を続ける（寄生を含む）と、お互いの生存・発展にメリットを得られるような関係が生じて共生が維持されることがある。ヒトと寄生虫（我が友）の間にも存在する。

＜た＞

タウ蛋白：p.57にアミロイドβと共に説明されている。

単為生殖たんい：無脊椎動物では雌の卵細胞が受精無しに発育し、子として産出されることがある。生まれる子の性は、雌のみ、雄のみ、雌雄ともの場合がある。7章脚注8 p.103 参照。

短鎖脂肪酸：油脂の成分となる脂肪酸で、それを構成する炭素の鎖が特に短いもの（6個以下）をいう。種類、機能に関しては、7章 図1、2を参照（p.91,92）。

単包虫たんほうちゅう：単包虫は単包条虫（3章 図5、p.42）の幼虫形で中間宿主内で発育するボール状の構造物。中には多数の幼虫（原頭節）が入っている（図に写真あり）。

動物分類法：生物（特に微生物）の分類はかなり複雑である。ヒトと回虫を例に一般的な動物分類法を示す。人の学名は *Homo sapiens*、回虫の学名は *Ascaris lumbricoides* で、これらは属名と種名ぞくめい しゅめいを組み合わせて構成されており、イタリックで表現することになっている。

分類は 界 Kingdom ― 門 Phylum ― 綱 Class ― 目 Order ― 科 Family― 属 Genus ― 種 Species の7段階による。

ヒトの場合は　動物界　　脊索せきさく動物門　　哺乳綱　　サル目　　ヒト科　　ヒト属　　*sapiens* 種
　　　　　　　　　　　　　　　　　　　　　　　人の学名　*Homo sapiens*

回虫の場合は　動物界　　線形動物門　　双腺綱　　回虫目　　回虫科　　アスカリス属　*lumbricoides* 種
　　　　　　　　　　　　　　　　　　　　　　回虫の学名　*Ascaris lumbricoides*

トル様受容体 2 と 4（TLR2 / TLR4：Toll-like receptor2/4）：マクロファージなどの表面にあるレセプターで、細菌やウイルスなどに存在する目印（分子パターン）に素早く結合し、バイキンの排除に関与するTLR2 はグラム陽性菌に、TLR4 はグラム陽性菌に結合するという。なお 8 章図 8 ではボルバキアの分泌物が反応を開始させている。

＜な＞

肉腫にくしゅと**癌腫**がんしゅ（＝ 癌）のちがい：悪性腫瘍（固形がん）は上皮性腫瘍（癌、癌腫）と非上皮性腫瘍（肉腫）に分けられる。上皮性腫瘍とは、皮膚の表面や、臓器・組織にある中空の管の内壁を覆っている細胞に発生するもので、胃癌、肺癌、乳癌、子宮癌などを含む。非上皮性腫瘍とは筋肉、脂肪、骨・軟骨、末梢神経組織などの細胞に発生し、骨肉腫、横紋筋ぉうもんきん肉腫（心筋、骨格筋）、脂肪肉腫などを含む。悪性腫瘍のほとんどは癌腫で、肉腫は悪性腫瘍全体の 1% ほどしかないという。なお、固形がんではない血液の悪性腫瘍（白血病など：一般には血液癌などと言われる）は**造血器悪性腫瘍**に分類される。

熱ショックタンパク質：熱や化学物質、その他の様々なストレスに対して細胞を守ってくれるタンパク質。休みなく産生されるタンパク質をチェックし、損傷したタンパク質を修復するなどで多くのメリットがもたらされる。また病原体に対する免疫の強化、動脈硬化の予防、睡眠の改善などにも関与する。なお熱ショックタンパク質は入浴（熱刺激）で増加するという。

嚢子のうし：用語「シスト cyst」を参照。

ノルエピネフリン：血圧を上昇させ、活発な活動に適した体調をつくる。本書では、体内に蓄積された脂肪をエネルギー（熱）に変えて肥満を抑制させる効果が記されている。7 章 p.99 下川らを参照。

＜は＞

ハウスダスト：家屋にある 1mm 以下のゴミ（ほとんど見えにくい）。そこには、カビや細菌などのほか、花粉、小昆虫やダニなどの死骸やフンなど、さまざまなアレルゲンが含まれている。

皮膚プリックテスト：アレルギーのテスト
皮膚に抗原液を一滴たらし、専用の針を用い、出血しない程度に軽く皮膚を突いて抗原を皮膚に浸み込ませると，陽性ならば 15 分ほどで皮膚に膨疹ぼうしん（針を突いた部位を中心に皮膚が盛り上る）が出現する。膨疹のサイズにより反応の強さが評価される。

肥満細胞ひまん（マスト細胞 mast cell）：アレルギー反応における感作状態を作り、新たに侵入したアレルゲンと反応してヒスタミンなどを放出し、アレルギー発症に関与する。5 章 図 2 p.66 参照。

病理学（的）：病理学とは疾病の発生機序解明、診断などに関わる学問。患者、遺体などから得られる組織や細胞などを様々な機器を用いて詳細に検査する。

プラセボ（偽薬）効果：詳細は6章「プラセボ効果」p.83-84参照。

ペプチド：20種類あるアミノ酸が、多数結合して様々なタンパク質を形成するが、アミノ酸の数が少ない場合はタンパク質となれず、ペプチドとよばれる。結合しているアミノ酸数が概ね50個以下の場合が多い。

ヘルパーT細胞：樹状細胞が決定する様々な抗原に対応して、機能の異なるヘルパーT細胞が産生される。例えばTh2細胞はアレルギーを惹起するが、Tregは他のヘルパーT細胞の機能を抑制する。5章 図1（p.64）、図3（p.67）を参照。

変性：4章脚注5　p.57参照。

扁桃体へんとうたい：2章「## 脳病変の部位との関連」を参照。アーモンドの種子様の小さな神経細胞の集まり。脳内部、左右に1個ずつある。

補体ほたい complement：血中の蛋白質でC1からC9の9種類あり。共同で機能する。補体は抗原抗体反応の現場に集まり、最終的にC9のグループが細胞膜を破壊し、菌を殺す（右図参照）。

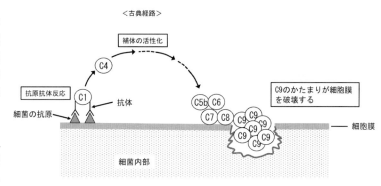

補体というタンパクはC1〜C9まで存在し、順次活性化される

©keikichi UCHIDA

ホモ / ヘテロ接合型（遺伝子型）：新生児は父と母より遺伝子を受け継ぐ。血液型の場合を例にすると、A型の児の遺伝子型はAAかAOであるが、前者（父母より同じ遺伝子Aを受け継いでいる）をホモ接合体、後者（父母より異なる遺伝子を受け継いでいる）を ヘテロ接合体という。AはOに対して優勢なので、血液型としては共にA型である。

＜ま＞

マクロファージ：細菌などの異物を貪食して処理する細胞（5章の脚注9を参照　p.71）。

ミトコンドリア：細胞内の小器官。重要な機能としてエネルギーの元となるATP（アデノシン三リン酸）の産生を行っており（酸素が必要）、心臓を含む筋肉の運動を支えている。そのほか細胞の恒常性（健康）を維持させるための様々な機能を持っている。

無性生殖：マラリアのメロゾイト（1章 図6 p.13）など、単細胞生物の発育ステージでは雌雄が存在せず、細胞分裂により増殖する。また多細胞の芽殖弧虫（3章 図7 p.48）では虫体の一部より出芽することによって繁殖する。

メタ解析：2章脚注16 p.33参照。

メモリーB細胞：5章図1 p.64参照。

目もく：動物分類学の用語。7章 脚注1 p.91参照。

モリス水迷路 Morris water maze： 2 章 図 2 p.22 参照。

<や>
有意差：p.15 脚注 4 参照

ユビキチン・プロテアソームシステム：4 章 p.62 の中段参照。

<ら>
卵嚢子らんのうし：用語「オーシスト」を参照。

リケッチア： 細胞内寄生性の細菌（総称）で、ダニ、ノミ、シラミによって媒介され、ヒトのリケッチア症（発疹チフス、ツツガムシ病など）を起こす。

リボソーム：4 章脚注 8 参照　p.61

レセプター： 用語「受容体」参照。

<わ>
和名：P.5 の脚注 2 参照。

<アルファベット順>
CD8 陽性制御性 T 細胞（CD8+ Treg）：7 章 脚注 2 p.93 参照。ここには CD4 + Treg もあり。

CT 検査（computed tomography コンピュータ断層撮影）： レントゲンのように X 線を用いるが、特殊な機器を用いて多くの断層写真（身体を輪切りにした写真）を撮り、コンピュータ解析をする。癌診断などに用いられる。

DNA/RNA： 生体内での蛋白質の産生は遺伝子（DNA）が持っている蛋白質情報（設計図）によって管理されている。DNA は細胞の核内に存在するが、そこでは蛋白質を作れないので、DNA の蛋白質情報はメッセンジャー RNA によって読み取られ核外に持ち出される。そこにはリボソーム（用語にあり）という蛋白質の合成装置が待ち構えており、設計図に従ってアミノ酸が結合され、目的とするタンパク質が合成される。なおアミノ酸結合に際し、トランスファー RNA（t-RNA）はアミノ酸の種類を 1 個ずつ認識して合成の現場に運ぶ役割をはたす。

IgE immunoglobulin E： アレルギーの発症（5 章 図 2 p.66 参照）や寄生虫感染阻止（5 章 図 3 p.67 参照）に関与する免疫グロブリン（抗体）。

IgM immunoglobulin M： 2 章 脚注 13 p.31：7 章 脚注 3 p.95 自然抗体参照。

IFN-γ：用語「サイトカイン」参照。

IL-10 interleukin-10： 代表的な免疫抑制サイトカイン。IL-10 は、様々な免疫細胞が分泌する（5 章 脚注 11 P.71 参照）。用語「サイトカイン」も参照。

in vitro / in vivo：7 章 p.100 本文の左下段に短い説明あり。

M2 マクロファージ：5 章 脚注 9　p.71 参照。

PCR polymerase chain reaction ポリメラーゼ連鎖反応（法）：生物の遺伝子（DNA）を複製・増殖させる方法。これにより血液などの検体中に微量に存在する生物（ウイルス、細菌、寄生虫など）の種類を確定（診断）したり、感染量の推定ができる。その他、様々な研究にも応用できる。

Rh 血液型：2 章　脚注 14 を参照（p.31）。

TGF-β transforming growth factor-β：抗炎症性サイトカイン。 用語「サイトカイン」 参照。

あとがき

　約50年前、新潟大学医学部を卒業後、長崎大学・熱帯医学研究所を経てエチオピアにおける天然痘撲滅計画に参加、その後、WHOの一員として南太平洋のサモア国においてフィラリア症の調査や集団治療に関わった。さらにアジア、アフリカの様々な国において寄生虫病の疫学調査、免疫診断などに参加した。この間、公衆衛生を学び、貧困問題などを経験し、悩み考える機会が多かった。そして今（76歳）、「ムシさん、ありがとう」を繰り返す自分がいる。

　でも、フィラリアは象皮病という目を覆いたくなるような症状を起こすことがある。「そんなことをするようなムシは人類の敵であり撲滅に値する。ムシさん、有難うなど不謹慎そのものだ！」と腹を立てる読者も少なくないだろう。

　現在、世界的に実施されているフィラリア症集団治療により、このムシが無くなった時には、それまで少なかった重症の細菌感染症（敗血症）が増加する可能性を危惧している論文を紹介した。フィラリア感染対策に取り組んでいる専門家の中には、長年無視されてきた顧みられない熱帯病に対し、やっと世界が一体となって取り組み始めたのに、「水を差すな」と腹を立てる人もいるだろう。医学、公衆衛生学、医療行政など様々な分野の専門家がそれぞれの立場にたって熱心に、信念をもって疾病対策に取り組んでいる事実・現実は認められなければならない。

　しかし今現在の自分の気持ちでは、文明人は身近な人々の生活・健康には大変敏感であるが、視野の外で生きる人々には配慮が不十分であると感じる。フィラリア症対策が敗血症を増加させる可能性があるならば、あるいは子癇による母子障害を引き起こす可能性があるならば、それが本当なのか、どれだけの被害/メリットが有るのか、そのような情報を真剣に収集すべきではないだろうか。

　と書きながら、昔の自分ならば「そんなこと無理だ。限られた時間と金を無駄にしてはいけない」と言っただろう。でも……今は……気が咎める。

　こんな事を書くと、この本の著者は気の弱い男と思われる人が多いだろう。でもちょっと待ってください。自分はかなり大胆でいい加減な男なのだ。この本の問題、欠点を見てみよう。

　格好良く「進化」と言う言葉を用いながら、根拠の曖昧な想像・空想を繰り返した。そこでは歴史的な時代が、原始時代とか大昔などいい加減な言葉でごまかされている。より具体化する知識が無かったからである。「そんなことで進化の話など出来るの？」「恥ずかしくないの？」という声が聞こえて来そうだ。

　寄生虫研究者としてもいい加減である。現存する寄生虫と病気を用いて効いた/効かないを論じ、その結果を古い時代にいきなり結び付けている。空想とか妄想とかの言葉で何とかすり抜けているが、そこでは重要な情報が無視されているのだ。すなわち"大昔"の世界で実際に起きていた生き物同士の複雑な関係が抜けている。

　原始人の時代には、今は存在しない寄生虫がいろいろいただろう。さらに未知のウイルスや細菌、ダニ、ノミ、シラミ等々の'病害生物'が多く、複雑な生物間反応が日常的に起きていたと思われる。そして生物のサバイバルに必要な遺伝子の変異などが頻繁に有ったのではないか？　もしそうならば、現在のスマートな実験（例えば清潔な環境で飼育されているネズミとムシのペアを用いる）で得られた科学的成果は、どのように過去と"科学的"に結びつけられるのか？？　（正直に言って途方に暮れてしまう）

　これでは本書はまるで信頼性の無いものになってしまう。自分が部分的にでも科学的な立場に立ってい

ることをどうして証明できるのか？　変な話、これをサポートしてくれるのが「ムシさん、ありがとう」なのである。

　あらゆる生物は"種"の維持のために、安全と食料（栄養源）の確保が必要であり、そのためには手段を選ばない。例えば、ヒトは生きるために細菌のお世話になっていることは明白である。特に目立つ腸内の細菌叢に対して、「バイキンさん、ありがとう」という言葉は科学的に十分認められるだろう。それにあやかって「ムシさん、ありがとう」の科学性を主張することは、それほど的外れではないだろう。少なくとも「ムシさん、ありがとう」に関する**議論**は科学的なものであると自分は信じている。

　別の角度から**議論**をすると、多くの現代人が'原始人'当時の遺伝子に操られているはずだ。原始人と同じ感覚・精神が人知れず機能しており、無意識な生体反応などは原始人と同じ部分が少なくないだろう。我々が論じてきた現代の免疫反応などとは別に、例えばフィラリアなどの侵入・感染で活性化する隠れたヒト遺伝子が存在し、ムシの種類を認識して"優しく"対応する一方、侵入したムシの側も"夢に見た"一生の棲み家に到着できた喜びを宿主に伝えるということが今日でも実際に機能しているのではないのか？　今後の遺伝学の発展に注目したい。

　現在では、交差点でも携帯電話を離せない若者が少なくない。とにかく膨大な時間を携帯と共に過ごしている。人間という生物は、ほぼ完全に自然（生物との密接な交流の場）を見捨てたのではないかと感じるほどである。核兵器や気候変動・自然災害（感染症なども含む）で人類が滅亡の危機に瀕する時が迫っているのでは……？　もちろん"AI"も怖い。

　そのような時代の葛藤・困難を乗り切るささやかな"技"の一つが「ムシさん、ありがとう」ではないだろうか。自然に目を向け、ロマンチストになりましょう。

　本書は、多くの方々のお世話になり、多大なご迷惑をかけつつ、自分の好き放題に作られた。
　とりわけ以下の４氏には、原稿を熟読し、プロの厳しいコメントを頂くと同時に、出版の後押しという形での精神的支えをいただきました。感謝×感謝
　　森田　公一 氏、北　潔 氏、平山　謙二 氏（以上長崎大学教授）、
　　高橋　優三 氏（岐阜大学名誉教授）

　また、古い友人、内田桂吉君には40個を越える絵を作るという重労働を担っていただきました。私がWHOに在籍していた時代、南太平洋サモアでフィラリア症対策のプロジェクトに参加した折、同じ場所で媒介蚊の研究をする彼と常に一緒に行動をともにしながら親しくなりました。あの懐かしい日々が目に浮かびます。

　みなさま、こんな奇人・変人を助けていただき、心より感謝いたします。

2024年3月20日　木村 英作

◆プロフィール

著者：木村 英作（きむらえいさく）

長崎大学客員教授（熱帯医学・グローバルヘルス研究科）

1972 年新潟大学医学部卒業。長崎大学熱帯医学研究所内科にて研修。翌 1973 年よりエチオピアの天然痘撲滅計画に参加（17 カ月間）。1978 年より WHO のプロジェクトでサモアにてフィラリア症研究・対策で活動。その後、長崎大学熱研寄生虫学部門助手、愛知医科大学医学部寄生虫学教授、大阪大学微生物病研究所特任教授を経て、2017 年より現職。

作図、イラストレーション：内田 桂吉（うちだけいきち）

客員教授（順天堂大学医学部一般教育・生物学研究室）

千葉大学理学部生物学科卒業。1972 年より 順天堂大学助手となり、以後衛生害虫を中心とする研究・教育を続ける。2011 年 3 月に同大学教授就任。その後特任教授を経て現職。2009 年には第 52 回日本衛生動物学会賞を受賞。

＊この書籍は、寄生虫学を学ぶ後進の研究者のために出版したもので、ビジネス目的ではありません。出版に際する費用を補填する意味もあり、有料販売とさせていただきました（著者）。

無視されている古き友、寄生虫を思い出そう
―大切な忘れ物の勉強―

発　行　日	初　版　2024 年 4 月 20 日
著　　　者	木村 英作
企　　　画	長崎大学 感染症研究出島特区
編　　　集	長崎文献社編集部
発　行　人	片山 仁志
編　集　人	川良 真理
発　行　所	株式会社 長崎文献社 〒 850-0057 長崎市大黒町3−1 長崎交通産業ビル 5 階 TEL. 095-823-5247　FAX. 095-823-5252 ホームページ https://www.e-bunken.com
印　刷　所	オムロプリント株式会社

本書をお読みになった
ご意見・ご感想を
お寄せください。

©2024 Eisaku Kimura, Printed in Japan
ISBN978-4-88851-407-1 C0047